大医生

食物相宜与相克

吃法决定健康

温梦霞 编著

 海峡出版发行集团
THE STRAITS PUBLISHING & DISTRIBUTING GROUP

福建科学技术出版社
FUJIAN SCIENCE & TECHNOLOGY PUBLISHING HOUSE

图书在版编目（CIP）数据

吃法决定健康．食物相宜与相克/温梦霞编著．
福州：福建科学技术出版社，2015. 11
ISBN 978-7-5335-4848-3

Ⅰ．①吃… Ⅱ．①温… Ⅲ．①食物养生－基本知识
Ⅳ．① R247.1

中国版本图书馆 CIP 数据核字（2015）第 206346 号

书　　名	吃法决定健康：食物相宜与相克	
编　　著	温梦霞	
出版发行	海峡出版发行集团	
	福建科学技术出版社	
社　　址	福州市东水路 76 号（邮编 350001）	
网　　址	www.fjstp.com	
经　　销	福建新华发行（集团）有限责任公司	
印　　刷	福州华悦印务有限公司	
开　　本	700 毫米 ×1000 毫米　1/16	
印　　张	15	
图　　文	240 码	
版　　次	2015 年 11 月第 1 版	
印　　次	2015 年 11 月第 1 次印刷	
书　　号	ISBN 978-7-5335-4848-3	
定　　价	42.00 元	

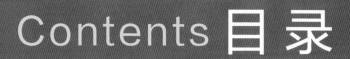

Contents 目录

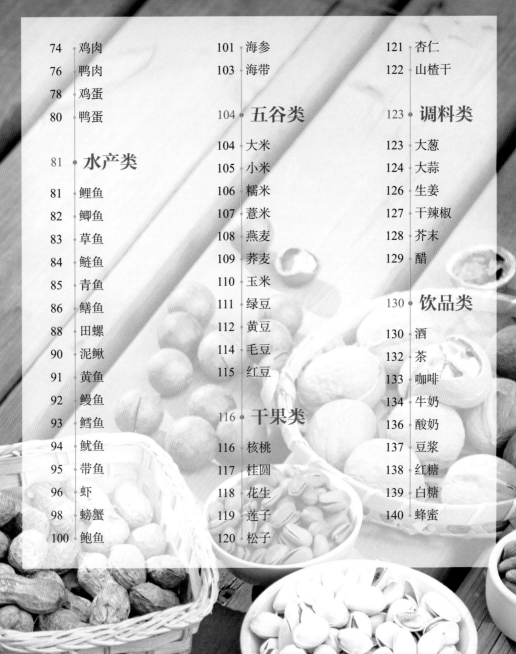

第二章 常用中药与食物的搭配宜忌

第三章 常见病饮食宜忌

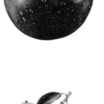

第四章 中医养生饮食宜忌

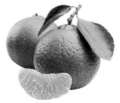

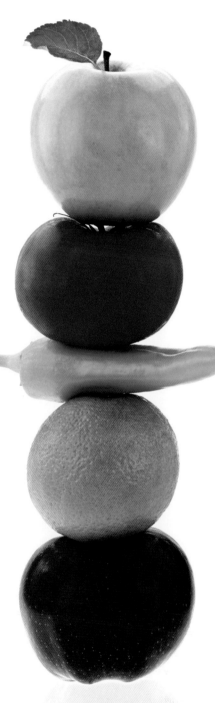

第五章 不同年龄阶段饮食宜忌

第六章 特殊人群饮食宜忌

编者公告

　　相宜相克知识一部分来源于人类几千年以来，在对食物营养和食物安全的艰难探索过程中积累下来的经验；一部分来源于现代营养学的研究。食物相宜或相克是在特定情况下（如特定的体质、超大量食用、实验室等）得出的结论，故书中提到的相宜相克知识仅供饮食安全参考。在日常饮食中，按照国家颁布的《中国居民膳食指南》，做到科学饮食与均衡营养，会更益健康。

食物烹调宜忌一览表

◎ 菜肴勾芡宜看时间

给菜肴勾芡的最佳时间是菜九成熟时，如果过早会使芡汁发焦，过迟会使菜受热时间长，失去脆嫩的口感。勾芡的菜肴用油量也不宜太多，否则芡汁不易附着在原料上。

◎ 米洗净后宜稍静置再烹煮

将米淘洗干净后，稍微静置，使米的淀粉颗粒在加热前吸收水分而膨胀。这样做不仅缩短糊化时间，同时促进淀粉糊化完全，煮出的米饭松软清香，不易夹生，还能缩短烹煮时间。如果米淘洗干净后，再经过浸泡，效果更佳，同时，需将浸泡的水一起入锅炊煮，以避免米中可溶性营养素的损失。但浸泡时间不宜太长，否则易发馊。

◎ 蒸馒头宜用凉水

人们在蒸馒头时，习惯于把水烧开后再上笼，其实这样做不好。因为馒头放于蒸笼后会急剧受热，使里外受热不均，容易夹生，而且这样蒸馒头所需的时间也较长。如果锅里放入凉水馒头就上笼，温度逐渐上升，馒头受热均匀，即使发酵欠佳，也可以在温度缓慢上升中得到改善。另外，这样蒸出的馒头也好吃。

◎ 宜用冷水浸泡鱼片

鱼片要用冷水浸泡一会儿，可去除鱼肉的皮下脂肪，浸泡出血液、色素、腥臭异味，以及碎肉屑。鱼片经过冷水浸泡，质地软嫩，色泽洁白，清爽利落，腥臭异味减轻。但浸泡的时间不宜过长，一般5～10分钟即可。

◎ 宜小火煮牛奶

煮牛奶时要先将锅烧热再倒入牛奶。先用小火，待锅热后再改用大火，奶沸腾时再搅动，改用小火。这时锅边虽已沾满奶汁，但不容易糊锅，而且易洗刷。

❌ 蔬菜忌烧煮过烂

蔬菜如果烧煮时间过长，其中的很多水溶性的维生素便会遭到破坏。如果长期吃烧煮时间过长的蔬菜，会导致体内部分维生素缺乏。即使吃再多的蔬菜，也于事无补。

❌ 炒青菜忌加醋

烹调青菜时，如果加入酸性佐料，会使其营养价值大减。因为青菜中的叶绿素在酸性条件下加热极不稳定，其中的镁离子可被酸中氧离子取代而生成一种暗淡无光的脱镁叶绿素，营养价值大大降低。

❌ 烧肉过程中忌加冷水

肉类、骨头中含有大量蛋白质和脂肪，若在烧煮过程中加冷水，汤的温度突然发生变化，蛋白质和脂肪会迅速凝固，使得肉、骨表面的空隙骤然收缩，不易烧酥，汤味也会减退。

❌ 炒菜、做汤时忌早放味精

味精加热时间太久、温度过高，容易变质。在60~90℃的溶液中，味精的溶解度最高，也就是鲜味最足；在100℃时可随水蒸气而挥发，造成浪费；若超过130℃，即变质为具有致癌性的焦谷氨酸钠。所以炒菜及做汤时均宜在起锅前或之后加入味精。

❌ 烧鱼、虾忌多加料酒

烧鱼、虾时料酒放多了并不好。这是因为鱼、虾中含有大量蛋白质，而酒的主要成分是一种有机溶剂，当它与蛋白质分子接触时，便进入到蛋白质分子中间，破坏其结构。如果加入过多料酒，或者加入酒精含量高的白酒，会将大部分蛋白质破坏，那些被破坏的蛋白质胶体就会脱水分解，鱼、虾吃起来就会没有弹性，口味不佳。

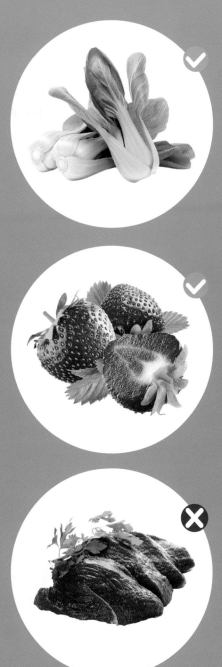

第一章

食材搭配 宜忌

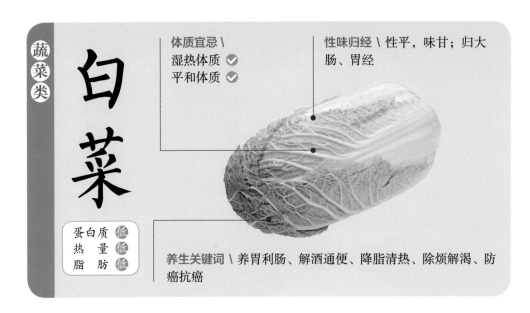

蔬菜类

白菜

体质宜忌 \
湿热体质 ✓
平和体质 ✓

性味归经 \ 性平，味甘；归大肠、胃经

蛋白质 低
热 量 低
脂 肪 低

养生关键词 \ 养胃利肠、解酒通便、降脂清热、除烦解渴、防癌抗癌

✓ 白菜+牛肉　健脾开胃、补益精血

相宜指数 ▓▓▓░░

白菜与牛肉搭配食用，荤素互为补充，营养丰富，不仅能健脾开胃，还能益精血，尤其适用于体弱者。

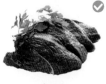

牛 肉

✓ 白菜+猪肉　滋阴润燥

相宜指数 ▓▓▓░░

白菜与猪肉搭配食用，不仅营养丰富，还可滋阴润燥，对营养不良、大便干结等有一定的辅助食疗作用。

✓ 白菜+羊肉　补气益血、健脾补肝

相宜指数 ▓▓░░░

白菜与羊肉搭配食用，不仅可以为人体提供丰富的营养，还能补气益血、健脾补肝，从而增强人体的免疫力。

✓ 白菜+豆腐　清肺热、通小便、止痰咳

相宜指数 ▓▓▓▓░

白菜与豆腐同食，可为人体提供丰富

的营养，并能补中、消食、通便利尿、清肺热、止痰咳，可有效改善大便干结、小便不利、痰多肺热等。

✓ 白菜+鲫鱼　促进营养的吸收

相宜指数 ▓▓▓░░

鲫鱼可补阴血、通血脉、补体虚，还有益气健脾、利水消肿、通络下乳、祛风湿病痛之功效。鲫鱼与白菜搭配同食，有利于营养物质的消化吸收。

✓ 白菜+大枣　清热润燥

相宜指数 ▓▓▓░░

白菜与大枣搭配食用，营养更加丰富，具有清热润燥功效，对胃热肠燥、气管炎、便秘等有一定的辅助食疗功效。

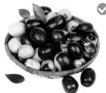

大 枣

✓ 白菜+鳜鱼　有益健康

相宜指数 ▓▓▓░░

白菜含有多种营养物质，是人体生理

活动中所必需的维生素、矿物质及食用纤维素的重要来源。将其与鳜鱼一同食用，对人体的补益效果更强。

☑ 白菜+板栗　强身健体

相宜指数 ▨▨▨▢▢

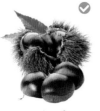

白菜具有养胃通便、利水除燥的功效；板栗有丰富的营养价值，含有大量淀粉和丰富的蛋白质、脂肪、维生素。白菜和板栗同食有强健身体的作用，尤其适合体质虚弱者食用。

板栗

☑ 白菜+虾皮　滋阴清肺、清热解毒

相宜指数 ▨▨▨▨▢

白菜与虾皮搭配食用，营养更加丰富，可滋阴清肺、清热解毒、润肠开胃，并可有效预防动脉粥样硬化、结肠癌等。故二者适宜搭配同食。

☑ 白菜+鲤鱼　增强体质、消除水肿

相宜指数 ▨▨▨▨▢

白菜与鲤鱼二者搭配食用，可为人体提供丰富的营养，对体质虚弱、妊娠水肿者有一定的辅助食疗作用。

☑ 白菜+青椒　促进胃肠蠕动

相宜指数 ▨▨▢▢▢

青椒具有强烈的刺激作用，与白菜搭配同食可以促进肠胃蠕动，帮助消化，日常生活中可以经常这样搭配食用。

✖ 白菜+兔肉　诱发腹泻或呕吐

相忌指数 ■■■□□

兔肉性凉，易致腹泻；白菜可通便。故二者搭配同食易引起腹泻或呕吐。

✖ 白菜+动物肝脏　破坏维生素C

相忌指数 ■■■□□

白菜中所富含的维生素C极易被动物肝脏中的铜离子破坏，所以二者不宜搭配同食。

人群宜忌

☑ 一般人均可食用，尤其适于心血管疾病患者
✖ 脾胃虚寒、大便溏稀者

✖ 慢性肠胃炎患者
✖ 肠胃功能不佳者

烹调宜忌

☑ 白菜切成丝状炒制，更容易熟，还可以减少水分流失。

✖ 烹调时，不宜用水长时间烧煮或氽烫，否则易损失水分。

选购宜忌

☑ 选购白菜时，要注意从质感和色泽两方面进行判断。从质感上来说，宜选择外观结实、紧密，并且具有重量感的白菜；从色泽上来看，宜尽量挑选叶片完整，色泽洁白，叶梗没有黑色斑点的白菜。

储存宜忌

☑ 常温下，白菜宜置于通风处保存，可存放5天左右；若置于冰箱中冷藏则保存时间稍长，大多为7～10天，存储时要注意避免窜味。

圆白菜

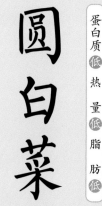

蛋白质 低　热量 低　脂肪 低

体质宜忌 \
气虚体质 ✅
湿热体质 ✅

性味归经 \ 性平，味甘；归脾、胃经

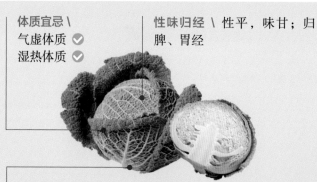

养生关键词 \ 补肾强骨、填髓健脑、健胃强身、防癌抗癌、延年益寿

✅ **圆白菜+虾皮**　增强碘的吸收

相宜指数 ▮▮▮▮▯

圆白菜中含有少量致甲状腺肿大的物质，会干扰甲状腺对碘的利用。与含碘丰富的海产品，如与虾皮同食，则会补充碘吸收的不足，对身体有益。

✅ **圆白菜+虾仁**　强身健体、防病抗病

相宜指数 ▮▮▯▯▯

圆白菜富含维生素及微量元素等，可增强机体免疫力，与虾仁搭配食用，能强身健体、防病抗病，对动脉粥样硬化、胆结石及肥胖症等有一定的辅助食疗作用。

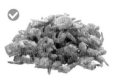

虾仁

✅ **圆白菜+西红柿**　益气生津

相宜指数 ▮▮▯▯▯

✅ 圆白菜与西红柿同食，具有益气生津的功效，对于身体疲乏、心烦口渴、不欲饮食等有一定的辅助食疗功效。

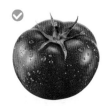

西红柿

✅ **圆白菜+黑木耳**　补肾壮骨、填精补脑

相宜指数 ▮▮▯▯▯

圆白菜与黑木耳搭配食用，可增强机体免疫力，不仅能补肾壮骨、填精健脑，还能健脾通络，可改善消化道溃疡、久病体虚、痿软乏力、耳鸣健忘等。

❌ **圆白菜+动物肝脏**　营养流失

相忌指数 ▮▮▮▯▯

圆白菜含有丰富的维生素C，如果与动物肝脏一起食用，维生素C易被肝脏中的铁、铜等离子氧化，使营养成分流失。

人群宜忌

- ✅ 胃及十二指肠溃疡患者
- ✅ 糖尿病患者
- ✅ 容易骨折的老年人
- ✅ 胆结石患者
- ✅ 动脉硬化患者
- ❌ 脾胃虚寒者
- ❌ 眼部充血者
- ❌ 甲状腺肿大或术后患者

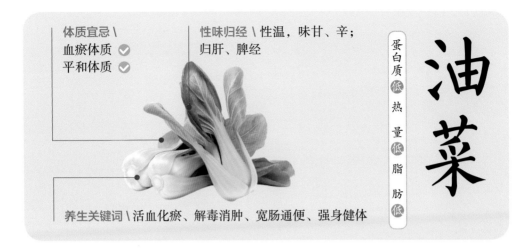

体质宜忌 \
血瘀体质 ✓
平和体质 ✓

性味归经 \ 性温，味甘、辛；
归肝、脾经

油菜

蛋白质 低 热量 低 脂肪 低

养生关键词 \ 活血化瘀、解毒消肿、宽肠通便、强身健体

✓ 油菜+香菇　利肠胃、开胸膈

相宜指数 ▓▓▓▓▓□

油菜与香菇均含 ✓
有纤维素，二者搭配食
用，不仅可利肠胃、
开胸膈、壮筋骨、降
血脂，还能减少脂肪
的吸收。

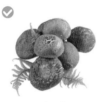

香 菇

✓ 油菜+豆腐　清肺止咳、生津润燥

相宜指数 ▓▓▓▓□□

油菜和豆腐都含有丰富的营养，二
者搭配食用，既可清肺止咳，又能生津润
燥、清热解毒，补益功效显著。

✓ 油菜+虾仁　补肾壮阳

相宜指数 ▓▓▓□□□

油菜中含有丰富的维生素，如果与
含钙丰富的虾仁搭配食用，不但能补肾壮

阳，还有利于人体对钙的吸收和利用。

✓ 油菜+鸡翅　补肝润肤

相宜指数 ▓▓□□□□

油菜中含有大量的维生素C和胡萝卜
素，鸡翅中含有丰富的胶原蛋白，这两种
营养素搭配在一起对强化肝脏及美化肌肤
非常有效。

✗ 油菜+胡萝卜　降低营养

相忌指数 ▓▓▓▓□□

油菜中富含维生素C，如果与胡萝卜
一起食用，易被胡萝卜中的维生素C分解
酶所破坏，从而使营养价值降低。

✗ 油菜+动物肝脏　影响矿物质的吸收

相忌指数 ▓▓▓□□□

油菜中富含维生素C，若与动物肝
脏一起食用，维生素C会被动物肝脏中的
铜、铁离子氧化而失去功效。

人群宜忌

✓ 产后瘀血腹痛的女性
✓ 丹毒、肿痛脓疮患者
✓ 口腔溃疡患者
✓ 甲状腺结节患者

✗ 小儿麻疹患者
✗ 狐臭患者
✗ B族维生素缺乏患者

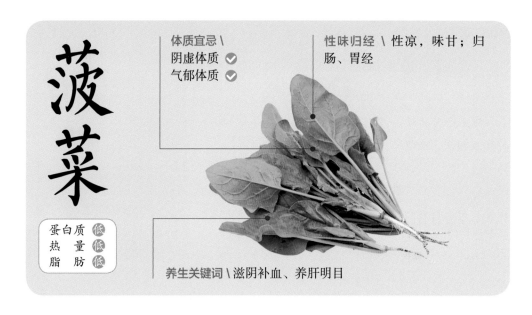

菠菜

体质宜忌 \
阴虚体质 ✔
气郁体质 ✔

性味归经 \ 性凉，味甘；归肠、胃经

蛋白质 低
热　量 低
脂　肪 低

养生关键词 \ 滋阴补血、养肝明目

✔ **菠菜+鸡蛋** 提供营养、增强体质

相宜指数 ▰▰▰▱

菠菜与鸡蛋搭配食用，可为人体提供丰富的营养，可帮助贫血、久病体虚、营养不良者增强体质。

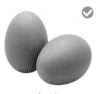

鸡蛋

✔ **菠菜+猪血** 养血止血、敛阴润燥

相宜指数 ▰▰▰▱

菠菜与猪血搭配食用，不仅能养血止血，还能敛阴润燥。对于改善血虚肠燥、贫血及出血等有显著功效。

✔ **菠菜+胡萝卜** 疏通血管

相宜指数 ▰▰▰▰

菠菜与胡萝卜二者搭配食用，可减少胆固醇在血管壁上的沉积，使心脑血管保持畅通，从而有效改善心脑血管等方面的疾病。

✔ **菠菜+大米** 养血润燥

相宜指数 ▰▰▱▱

菠菜与大米二者搭配食用，具有养血润燥的辅助食疗作用。适用于痔疮、高血压、便秘等患者及年老体弱者。

✔ **菠菜+虾皮** 滋阴润燥、补肝明目

相宜指数 ▰▰▰▱

虾皮有补肾壮阳的功效；菠菜不仅营养价值极高，还是护眼佳品。二者同食，可滋阴壮阳、养肝明目。

✔ **菠菜+花生** 补血养血

相宜指数 ▰▰▰▱

菠菜的补血功效主要与其富含的类胡萝卜素、抗坏血酸有关，而花生红衣中的油脂有一定的凝血止血功效。因此二者同食可补血养血。

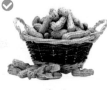

花生

✔ **菠菜+猪肝** 养肝明目、补血养血

相宜指数 ▰▰▰▱

菠菜与猪肝同食，不仅能为人体提供丰富的营养，还能补肝、养血、明目，对

贫血、夜盲症及出血等患者的辅助食疗效果显著。

✅ 菠菜+腐竹　滋补身体

相宜指数 ▮▮▮▯

菠菜中含有较多的叶酸和铁，是改善老年贫血的辅助食疗良品；腐竹含有大量磷脂，对血管有一定的保护作用。

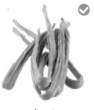

腐竹

❌ 菠菜+豆腐　易形成结石

相忌指数 ▮▮▮▯

菠菜中含有大量草酸，而豆腐因为是用卤水或石膏制成，所以含有大量的钙。当菠菜与豆腐一同搭配食用时，豆腐中的钙易与菠菜中的草酸结合生成草酸钙，形成不溶于水的结石。

❌ 菠菜+鳝鱼　导致腹泻

相忌指数 ▮▮▮▯

菠菜与鳝鱼性味不相协调。前者性冷而滑，可下气润燥；后者性大温，多脂。二者搭配同食容易导致腹泻，影响人体的健康。

❌ 菠菜+牛奶　破坏钙的吸收

相忌指数 ▮▮▯▯

菠菜中所含草酸较多，易与牛奶中的钙结合成不溶性钙盐，不能被人体吸收，也会非常不利于人体健康，所以食用菠菜时最好不要喝牛奶。

❌ 菠菜+黄瓜　阻碍维生素C的吸收

相忌指数 ▮▮▮▯

菠菜中含有丰富的维生素C，若与黄瓜同食，极易破坏人体对维生素C的正常吸收，造成营养物质的流失，故菠菜与黄瓜不宜同食。

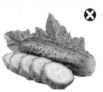

黄瓜

人群宜忌

- ✅ 痔疮、便血、习惯性便秘患者
- ✅ 坏血病患者
- ✅ 高血压、贫血患者
- ✅ 糖尿病患者
- ✅ 夜盲症患者
- ❌ 皮肤粗糙、过敏、松弛者

- ❌ 尿路结石患者
- ❌ 肠胃虚寒者
- ❌ 肾功能衰弱者
- ❌ 肾炎患者
- ❌ 肾结石患者

🔥 烹调宜忌

✅ 菠菜宜氽烫后再烹制，口感更佳，并可以降低草酸含量。

❌ 菠菜进行烹煮的时间忌过长，否则其中的维生素C容易遭到破坏，降低其营养价值。

❌ 菠菜的根具有通血脉、开胸膈等作用，不宜弃根食用。

🏠 储存宜忌

✅ 将菠菜用淋湿的报纸包好，装入塑料袋，放在冰箱里，一般可保鲜两天。

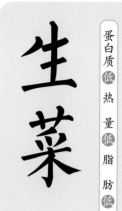

生菜

蛋白质 低 热 量 低 脂 肪 低

体质宜忌 \
气郁体质 ✓
平和体质 ✓

性味归经 \ 性凉，味甘、苦；
归胃、小肠经

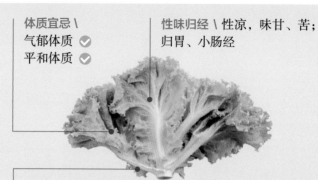

养生关键词 \ 利五脏、通经脉、清胃热、镇痛催眠、减肥
瘦身、降低胆固醇

✓ 生菜+兔肉　促进营养物质的消化与吸收

相宜指数 ▌▌▌▌▌

　　生菜有利五脏、通经脉、开胸膈、利气、坚筋骨、白牙齿、明耳目、通乳汁、利小便的功效；兔肉是高蛋白、低脂肪的健康食品。二者同时食用可促进营养物质的消化和吸收。

✓ 生菜+大蒜　清热解毒、提高免疫力

相宜指数 ▌▌▌▌▌

　　大蒜具有很强的杀菌能力；生菜中含有丰富的维生素。二者同时食用有清热解毒的作用，能有效地提高人体的免疫力，

对人体健康大有益处。

✓ 生菜+豆腐　排毒养颜

相宜指数 ▌▌▌▌▌

　　豆腐含有丰富的蛋白质，且容易被人体吸收；生菜中含有大量的维生素，营养比较丰富。二者同时食用有排毒养颜之功效，非常适合爱美的年轻女性食用。

✗ 生菜+醋　破坏生菜的营养物质

相忌指数 ▌▌▌▌▌

　　生菜有通经顺气、坚骨、洁齿明目等功效，醋可能会破坏生菜的营养物质，因此不宜同食。

人群宜忌

✓ 哺乳期女性
✓ 肥胖者
✓ 失眠患者
✓ 高胆固醇患者

✓ 自主神经功能紊乱者
✗ 尿频患者
✗ 胃寒者

🖑 烹调宜忌

✓ 宜尽量缩短生菜的烹调时间，避免破坏其富含的维生素C。
✓ 生菜上可能有农药残存，烹调前，可用清水多泡几分钟，或用微波炉消毒。

🏠 储存宜忌

✓ 为防止生菜干燥，可用保鲜膜包好放在冰箱中，以保证生菜的新鲜。
✗ 因生菜对乙烯较为敏感，在储存时忌与苹果、香蕉、梨等接触。

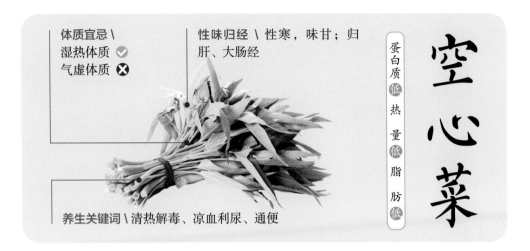

体质宜忌 \
湿热体质 ✅
气虚体质 ❌

性味归经 \ 性寒，味甘；归肝、大肠经

蛋白质 低 热量 低 脂肪 低

空心菜

养生关键词 \ 清热解毒、凉血利尿、通便

✅ 空心菜+白萝卜　缓解便秘

相宜指数 ■■■□□

空心菜中粗纤维素的含量较丰富，这种纤维是由纤维素、半纤维素、木质素、胶浆及果胶等组成，可通便解毒，与白萝卜同食效果更佳，适合痔疮患者食用。

白萝卜

✅ 空心菜+大蒜　缓解寒性

相宜指数 ■■■□□

空心菜性寒，凉拌或清炒时放点大蒜能改善其寒凉属性。

❌ 空心菜+牛奶　影响钙吸收

相忌指数 ■■■□□

空心菜会影响牛奶中钙的消化吸收，故不可同食。

❌ 空心菜+枸杞子　易腹泻

相忌指数 ■■■□□

二者同食，容易引起腹泻、腹胀，故不宜同食。

人群宜忌

✅ 糖尿病患者
✅ 高胆固醇患者
✅ 高脂血症患者
✅ 高血压患者

✅ 便秘者
❌ 体质虚弱者
❌ 脾胃虚寒者
❌ 大便溏泄者

⚘ 烹调宜忌

✅ 空心菜宜大火快炒，以避免营养大量流失。

🛒 选购宜忌

✅ 选购空心菜时，要以色正、鲜嫩、茎条均匀、无枯黄叶、无病斑、无须根者为优。

❌ 失水萎蔫、软烂、长出根的为次等品，不宜购买。

🏠 储存宜忌

✅ 空心菜不耐久放，如想保存较长的时间，可选购带根的空心菜，放入冰箱中冷藏可维持5～6天。

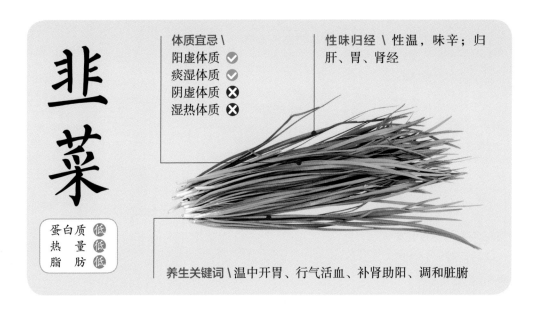

韭菜

体质宜忌 \
阳虚体质 ✓
痰湿体质 ✓
阴虚体质 ✗
湿热体质 ✗

性味归经 \ 性温，味辛；归肝、胃、肾经

蛋白质 低
热 量 低
脂 肪 低

养生关键词 \ 温中开胃、行气活血、补肾助阳、调和脏腑

✓ **韭菜+豆芽** 补虚、通便、解毒

相宜指数 ▮▮▯▯▯

韭菜与豆芽二者搭配食用，不仅能解除人体内的热毒，还有补虚通便的效果，尤其适用于肥胖患者。

✓ **韭菜+虾仁** 驱虫杀菌

相宜指数 ▮▮▮▯▯

韭菜如果与虾仁同食，可以为人体提供丰富的营养，不仅对夜盲症、干眼病、便秘等有辅助食疗作用，还可以驱虫杀菌。

✓ **韭菜+鸡蛋** 补肾壮阳、行气止痛

相宜指数 ▮▮▮▮▯

韭菜能温中、下气、补虚、调和脏腑、益阳，与鸡蛋搭配同炒，相得益彰，可以起到补肾、行气、止痛等作用。

✓ **韭菜+平菇** 通肠和胃、增进食欲

相宜指数 ▮▮▮▯▯

韭菜与平菇二者搭配食用，可为人体提供更丰富的营养，既能增强体力及机体免疫力，又可促进胃肠蠕动、增进食欲，适用于心脑血管疾病、肥胖症、消化不良等患者。

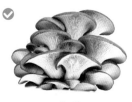

平菇

✓ **韭菜+鲫鱼** 促进健康

相宜指数 ▮▮▮▯▯

韭菜中的硫化物具有降血脂的作用，适用于缓解心脑血管和高血压疾病；鲫鱼中含有多种生物活性物质，营养丰富。故二者同食对身体有益。

✓ **韭菜+豆腐** 增强性功能、清热消肿

相宜指数 ▮▮▮▮▯

韭菜与豆腐营养都很丰富，二者搭配既可增强体力、提高性功能，又能清热散瘀、消肿利尿，对阳痿早泄、遗精遗尿、阳气不足、大便干燥有辅助食疗效果。

✗ **韭菜+蜂蜜** 导致腹泻

相忌指数 ▮▮▮▮▮

韭菜若与蜂蜜同食，韭菜中含有的维生素C易被蜂蜜中的铜、铁离子氧化而降低作用。另外，韭菜富含纤维素，可通便；蜂蜜性滑，通肠，二者同食，有可能会导致腹泻。

❌ **韭菜+白酒**　加重出血症状

相忌指数　▰▰▱▱▱

韭菜性温、味辛，可壮阳活血；白酒性大热，味辛、微苦，可产生大量热量，使血管扩张，易引发大出血症状。如果生韭菜与白酒一起食用，对出血性疾病患者极为不利。

❌ **韭菜+牛奶**　影响钙吸收

相忌指数　▰▰▱▱▱

韭菜富含草酸，易与牛奶中的钙相结合而形成不易吸收的草酸钙。故二者同食，不仅会降低营养成分，而且会影响钙的吸收，对人体健康无益。

❌ **韭菜+牛肉**　易引发上火症状

相忌指数　▰▱▱▱▱

韭菜性味温辛，可行气活血、温中开胃，但过量食用易导致腹泻，与牛肉同食还易引发上火症状，故二者不宜同食。

❌ **韭菜+南瓜**　破坏维生素C

相忌指数　▰▰▱▱▱

韭菜含有丰富的维生素C，和南瓜一同炒制时，南瓜中的维生素C分解酶会破坏韭菜中的维生素C，所以二者不宜一同烹调。

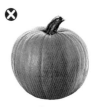

南瓜

❌ **韭菜+羊肉**　引起燥热、心烦

相忌指数　▰▱▱▱▱

韭菜、羊肉都属于温性食品，虽然都可散寒补阳，但若同时食用反而会引起燥热、心烦，所以二者最好不要同时食用。

人群宜忌

- ✅ 阳痿患者
- ✅ 高脂血症患者
- ❌ 阴虚火旺者

- ❌ 胃肠虚弱但体内有热者
- ❌ 溃疡患者
- ❌ 眼疾患者

♨ 烹调宜忌

✅ 韭菜在未烹调前，切口处与空气接触后会增加本身的特殊气味。所以，韭菜宜在准备烹调时再清洗、切碎，这样能让烹制出来的菜肴散发出浓烈的韭菜香味。

✅ 韭菜含硫化物，遇热易挥发，且加热过久会变软，因此宜急火快炒。

🛒 选购宜忌

✅ 适宜选择叶直、鲜嫩翠绿者，因为这样的韭菜往往营养素含量较高。另外，韭菜分为阔叶和窄叶两种，阔叶韭菜香味清淡，口感鲜嫩；而窄叶韭菜香味较浓郁，外形不太好看。

🏠 储存宜忌

✅ 韭菜在室温下容易变黄、腐烂，所以储存时应当用纸巾包好后放入塑料袋里，再置于冰箱低温保鲜。一般可以保存3天左右。

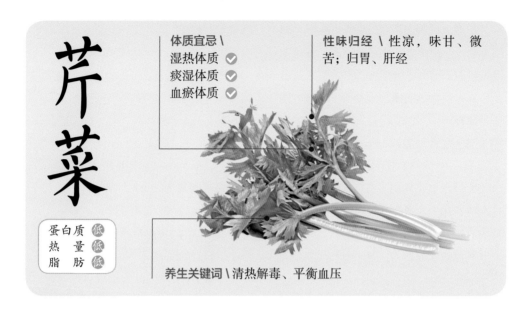

芹菜

**体质宜忌 **
湿热体质 ✓
痰湿体质 ✓
血瘀体质 ✓

**性味归经 ** 性凉，味甘、微苦；归胃、肝经

蛋白质 低
热　量 低
脂　肪 低

**养生关键词 ** 清热解毒、平衡血压

⊘ **芹菜+西红柿** 健胃消食

相宜指数 ▮▮▮▮

芹菜与西红柿搭配食用，不仅能为人体提供更为丰富且均衡的营养，还具有一定的健胃消食作用，对高血压、高血脂及冠心病等有很好的辅助食疗功效。

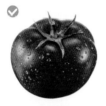

西红柿

⊘ **芹菜+牛肉** 滋补健身

相宜指数 ▮▮▮▮

芹菜含有大量的膳食纤维，如果与牛肉搭配食用，就会增加营养价值，从而在不增加体重的前提下，起到良好的滋补、健身、壮骨的作用。

⊘ **芹菜+羊肉** 强身壮体

相宜指数 ▮▮▮▮

芹菜的钙、磷含量较高，有镇静和保护血管的作用，又可增加骨骼营养；羊肉营养丰富，有强壮身体的作用。二者搭

配，特别适合正在生长发育的儿童。

⊘ **芹菜+虾米** 补充营养、减肥瘦身

相宜指数 ▮▮▮▮

芹菜富含纤维素，与虾米搭配食用，不仅能为人体提供丰富的营养，还可加快人体新陈代谢，达到一定的减肥功效。

⊘ **芹菜+大枣** 延缓衰老、补血养精

相宜指数 ▮▮▮▮

芹菜与大枣都含有丰富的铁质，二者如果搭配食用，不仅能滋润皮肤、抵抗衰老，还有补血养精的作用。

⊘ **芹菜+花生** 降压、抗衰老

相宜指数 ▮▮▮▮

芹菜与花生搭配食用，具有改善心脑血液循环、延缓衰老的功效，还可有效缓解高血压、动脉粥样硬化等。

⊘ **芹菜+核桃** 降压、益肝、补肾

相宜指数 ▮▮▮▮

芹菜与核桃二者搭配食用，不仅能降压，还可补肝益肾，适用于肾精亏损导致

的肝阴虚、肝阳上亢引起的头晕头痛、脾胃虚弱及便秘、咳嗽、小便不利等。

✅ 芹菜+藕　调经养血、改善心情

相宜指数 ▭▭▭▭▭

常吃芹菜有利于人体吸收所需的营养；食藕则可补血。鲜藕生食味甘性寒，有凉血、清热等作用；藕煮熟则味甘性温，有健脾开胃、止泄等作用。二者同食可缓解郁闷心情、调理经血。

藕

✅ 芹菜+豆腐　增强人体抵抗力

相宜指数 ▭▭▭▭▭

豆腐中含有丰富的蛋白质，且蛋白质的比例非常合理，有利于人体消化，具有清热、益气、和胃等功效；而常吃芹菜，对于及时吸收、补充营养及维持正常的生理机能大有帮助。二者同食对增强人体抵抗力大有益处。

❌ 芹菜+黄瓜　破坏维生素C

相忌指数 ▭▭▭▭▭

芹菜若与黄瓜一起食用，黄瓜中的维生素C分解酶会分解芹菜中的维生素C，从而破坏营养成分。故二者不宜同食。

❌ 芹菜+蛤蜊　导致腹泻

相忌指数 ▭▭▭▭▭

芹菜如果与蛤蜊一起食用，不仅芹菜中的B族维生素会被分解，而且还可能导致腹泻，对人体健康产生一定损害，故二者不宜一同食用。

❌ 芹菜+南瓜　导致腹胀

相忌指数 ▭▭▭▭▭

南瓜含有"气化酶"，若煮得不熟，酶未完全失去活力，食后易胀气；而芹菜含较丰富的膳食纤维和维生素C，性凉、不易消化。二者同食易致腹胀。

❌ 芹菜+鸡肉　降低营养价值

相忌指数 ▭▭▭▭▭

芹菜鲜香爽脆，其中含有丰富的维生素C，而鸡肉中则含有大量的蛋白质，二者同食会降低营养价值，不利于人体健康，所以二者不宜同食。

❌ 芹菜+兔肉　导致脱发

相忌指数 ▭▭▭▭▭

兔肉味甘，性寒，不宜冷食，若与芹菜同食可能会导致脱发。所以，日常生活中尽量不要让兔肉和芹菜同时出现在餐桌上，以免损害人体健康。

❌ 芹菜+黄豆　影响铁的吸收

相忌指数 ▭▭▭▭▭

黄豆中含有丰富的铁质，而芹菜中富含膳食纤维，膳食纤维会影响人体对铁质的吸收，不利于人体健康，因此二者最好不要一同食用。

人群宜忌

- ✅ 高血压患者
- ✅ 糖尿病患者
- ✅ 高血脂患者
- ✅ 头晕头痛、面红耳赤者
- ✅ 小便不利、尿血、小便混浊者
- ✅ 缺铁性贫血患者
- ✅ 更年期综合征女性
- ❌ 血压偏低者
- ❌ 腹泻便溏者

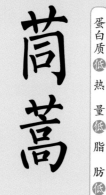

茼蒿

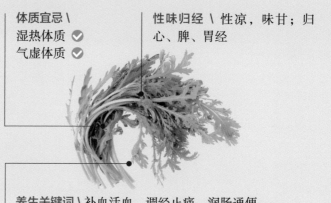

蛋白质 低 热量 低 脂肪 低

体质宜忌 \
湿热体质 ✓
气虚体质 ✓

性味归经 \ 性凉，味甘；归心、脾、胃经

养生关键词 \ 补血活血、调经止痛、润肠通便

✓ 茼蒿+鸡蛋　促进维生素A的吸收

相宜指数 ▓▓▓░░

茼蒿含有丰富的维生素A、胡萝卜素，与鸡蛋同食，可以大大提高人体维生素A的吸收利用率。

✓ 茼蒿+大米　安心神、和脾胃

相宜指数 ▓▓░░░

茼蒿具有宁心安神、疏肝理气的作用。与大米同食，可安心神、和脾胃，适用于缓解神经衰弱、头晕目眩、睡眠不安、食欲不振、消化不良等。

✓ 茼蒿+猪心　安神养胃

相宜指数 ▓▓▓░░

茼蒿与猪心同食，可用于辅助治疗神经衰弱、脾胃不和等。

✓ 茼蒿+蜂蜜　润肺、化痰、止咳

相宜指数 ▓▓░░░

茼蒿与蜂蜜同食，可增强蜂蜜的润肺功效，适用于痰多、咳嗽者食用。

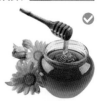

蜂蜜

人群宜忌

✓ 咳嗽痰多者
✓ 脾胃虚寒者
✓ 记忆力低下者
✓ 习惯性便秘患者

✓ 小便不畅者
✗ 大便溏稀或腹泻患者
✗ 崩漏女性

○ 烹调宜忌

✓ 适用于茼蒿的烹饪方法为氽烫和凉拌。

✓ 烹调时应以大火快炒，以防出水软化和失去香气，出锅前若加少许拍碎的大蒜瓣，香气会格外诱人。

🏠 储存宜忌

✓ 茼蒿最好即买即食，如若需保存，则可以放在阴凉、避光处存放，或置于冰箱中保存，但保存时间不宜过久，最好不要超过3天。

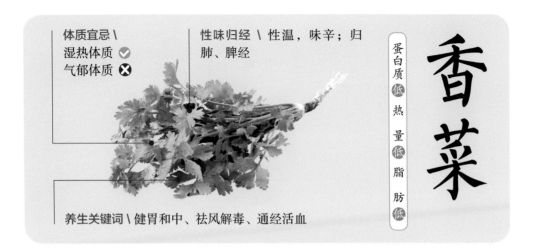

体质宜忌 \
湿热体质 ✅
气郁体质 ❌

性味归经 \ 性温，味辛；归
肺、脾经

蛋白质 低 热 量 低 脂 肪 低

香菜

养生关键词 \ 健胃和中、祛风解毒、通经活血

✅ 香菜+牛肉　补脾健胃、通便消积

相宜指数 ▰▰▰▱▱

牛肉性平味甘，有补脾胃、强筋骨的作用。与香菜同食可补脾健胃、消除水肿、通大小肠积气，适用于消化不良、食欲不振、积食腹胀等。

✅ 香菜+鳝鱼　促进消化吸收

相宜指数 ▰▰▰▱▱

鳝鱼的营养价值很高，含有丰富的维生素B$_1$、维生素B$_2$、烟酸及人体所需的多种氨基酸等。同香菜搭配食用能刺激胃肠蠕动，促进营养物质消化吸收。

✅ 香菜+狗肉　补益脾胃、改善体虚

相宜指数 ▰▰▱▱▱

狗肉可用于缓解虚弱症，如尿溺不尽、四肢厥冷、精神不振等；香菜有健胃消食的作用。二者搭配有补益脾胃、改善

体虚的作用，多用于病后调补。

✅ 香菜+腐竹　解热、镇静

相宜指数 ▰▰▰▱▱

香菜有健胃、通大肠、利尿之功效，能促进血液循环；腐竹富含的B族维生素可舒缓情绪。二者同食可解热、镇静。

✅ 香菜+鳖肉　增强造血功能

相宜指数 ▰▰▰▱▱

鳖肉含有易于吸收的铁，还含有天然形态的对铁吸收有重要作用的维生素B$_{12}$、叶酸、维生素B$_6$等。鳖肉同香菜一起食用，可以改善人体的造血功能。

❌ 香菜+黄瓜　破坏维生素C

相忌指数 ▰▰▰▱▱

香菜中含有丰富的维生素C；黄瓜中含有维生素C分解酶会破坏香菜中的维生素，使其失去原有的营养价值。

人群宜忌		
✅ 流行性感冒患者	❌ 慢性皮肤病患者
✅ 食欲不振、纳呆腹胀患者	❌ 产妇
❌ 因热毒壅盛而非风寒外来所致的疹出不透者	❌ 病后初愈者

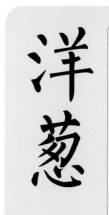

洋葱

蛋白质 低　热量 低　脂肪 低

**体质宜忌 **
痰湿体质 ☑
血瘀体质 ☑
气郁体质 ☑

性味归经 \\ 性温，味辛；归心、脾、胃经

养生关键词 \\ 降低血压、预防感冒、增强免疫力

☑ **洋葱+羊肉**　增强免疫力

相宜指数 ▨▨▨▨□

　　洋葱含有一种叫硒的抗氧化剂，能使人体产生大量维持人体免疫功能所需的谷胱甘肽。与羊肉同食可增强人体免疫力。

☑ **洋葱+鲫鱼**　抗衰老、净血液

相宜指数 ▨▨□□□

　　鲫鱼含有丰富且优质的蛋白质，同时富含锌。与洋葱同食可清血，降低胆固醇，抗衰老。

☑ **洋葱+牛肉**　促进吸收、强壮身体

相宜指数 ▨▨▨□□

　　洋葱具有缓解糖尿病的作用，其所含的半胱氨酸，能延缓细胞的衰老。与牛肉

同食可促进吸收、强壮身体。

☑ **洋葱+鹅肉**　抗氧化

相宜指数 ▨▨□□□

　　洋葱中含有黄酮类天然化学抗氧化剂，而鹅肉也具有抗癌美容、抗衰老的作用，抗氧化作用明显，故与洋葱搭配适宜。

☑ **洋葱+苹果+茶叶**　降糖、保护心脏

相宜指数 ▨▨▨□□

　　苹果、洋葱和茶叶中含有大量的黄酮类天然化学抗氧化剂，三者同时食用，具有保护心脏的功效。此外，对糖尿病患者也有益。

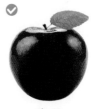

苹果

人群宜忌

☑ 高血压、高血脂、糖尿病、动脉硬化患者
☑ 急慢性肠炎、痢疾患者
☑ 消化不良、胃酸不足者

✗ 皮肤瘙痒患者
✗ 眼病患者
✗ 脾胃虚弱者

♦ 烹调宜忌

☑ 切洋葱前宜将刀放入冷水里浸泡一会儿，再切洋葱，以避免刺激眼睛。

🏠 储存宜忌

☑ 洋葱适宜放在室内通风处并置于网状袋中保存，以便保证干燥、不发芽。

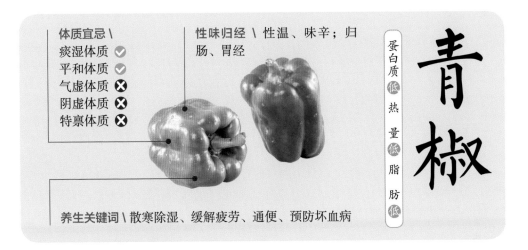

体质宜忌 ＼
痰湿体质 ✅
平和体质 ✅
气虚体质 ❌
阴虚体质 ❌
特禀体质 ❌

性味归经 ＼ 性温、味辛；归肠、胃经

蛋白质 低 热 量 低 脂 肪 低

青椒

养生关键词 ＼ 散寒除湿、缓解疲劳、通便、预防坏血病

✅ 青椒+肉类 促进消化

相宜指数 ▮▮▮▯▯

肉类中含有丰富的蛋白质和脂肪，与青椒同食可促进消化。

✅ 青椒+鳝鱼 开胃、降血糖

相宜指数 ▮▮▯▯▯

鳝鱼含蛋白质、磷、铁等成分，糖尿病患者每天吃60～90克鳝鱼可降血糖。与青椒同食，降血糖的同时还可开胃爽口。

✅ 青椒+苦瓜 营养全面

相宜指数 ▮▮▮▯▯

✅ 青椒中维生素C的含量较丰富；苦瓜含有多种生物活性物质。二者同食营养全面，而且还具有美容养颜的作用。

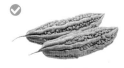

苦瓜

✅ 青椒+空心菜 降压、止痛、消炎

相宜指数 ▮▮▯▯▯

空心菜和青椒同时食用不但味道鲜美，还具有降血压、止痛消炎的作用，是保健佳品，适宜经常搭配同食。

人群宜忌

✅ 老少皆宜
✅ 贫血者
❌ 咳喘患者
❌ 咽喉肿痛患者

❌ 食管炎患者
❌ 痔疮患者
❌ 溃疡患者

🍳 烹调宜忌

✅ 炒青椒时宜大火快炒，以减少营养成分的流失，也可保持其原有的色香味。

❌ 炒青椒时不宜用酱油，否则菜色会变暗，味道也不够清香。

❌ 青椒忌剖为两半后直接冲洗，这样累积在凹陷的果蒂上的农药，不易洗掉，须先去蒂再清洗。

🛒 选购宜忌

✅ 青椒以色泽油绿、肉厚细嫩、气味清香、味辣略甜者为优。

茄子

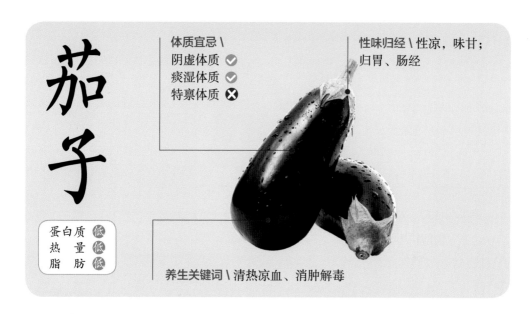

**体质宜忌 **
阴虚体质 ✓
痰湿体质 ✓
特禀体质 ✗

**性味归经 ** 性凉，味甘；
归胃、肠经

蛋白质 低
热 量 低
脂 肪 低

**养生关键词 ** 清热凉血、消肿解毒

✅ **茄子+黄豆** 通肠顺气、润燥消肿

相宜指数 ▮▮▮□

茄子有消肿解毒、防止出血等作用；
黄豆含有丰富的
人体所需营养
素，有益气养
血、健脾利肠等
作用。二者同食
可通气顺肠、润燥消肿。

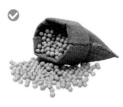

黄豆

✅ **茄子+猪肉** 抗病毒

相宜指数 ▮▮□□

猪肉中含有丰富的蛋白质和脂肪，与
茄子一同食用可增强人体抗病毒能力。日
常生活中可常将猪肉与茄子搭配食用。

✅ **茄子+羊肉** 改善心血管疾患

相宜指数 ▮▮▮□

从中医角度讲，羊肉性温、无毒，入
脾、肾两经，为益气补虚、温中暖下之佳
品；茄子富含可保护心血管的芦丁。二者
同时食用可预防心血管疾病。

✅ **茄子+兔肉** 保护心血管

相宜指数 ▮▮▮□

现代医学研究认为，兔肉是高蛋白、
低脂肪、低胆固醇的食品，还富含卵磷
脂，肉质细嫩易消化常食可保护血管壁，
若同茄子搭配食用可以保护心血管。

✅ **茄子+狗肉** 预防心血管疾病

相宜指数 ▮▮▮□

茄子富含的维生素E可抗衰老，也可
提高毛细血管的抵抗力，预防出血；狗肉
对缓解心脑缺血性疾病、调节血压有一定
益处。故二者同时食用可有效地预防心血
管疾病的发生。

✅ **茄子+牛肉** 强身壮体

相宜指数 ▮▮▮□

茄子中富含芦
丁，能预防心血管
疾病的发生；牛肉
营养丰富，能增强
机体免疫力。二者

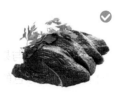

牛肉

同时食用可以强壮身体。

✅ **茄子+大蒜** 降低胆固醇

相宜指数 ▅▅▅▅□□

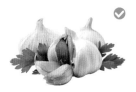

大蒜

茄子吸油性强，加大蒜可以解油腻，增进食欲。二者同食，可减少油脂的吸收，降低胆固醇，经常食用，可以起到一定的防癌抗癌的作用。

✅ **茄子+豆腐** 通便，预防慢性病

相宜指数 ▅▅□□□

茄子可以清热解毒、活血利尿；豆腐中含有丰富的植物蛋白。二者搭配食用，可以促进胃肠蠕动、通便，同时还可以预防慢性病。

✅ **茄子+鹌鹑肉** 呵护心血管

相宜指数 ▅▅▅□□

现代医学研究认为，鹌鹑肉中蛋白质含量高，脂肪、胆固醇含量极低，而且富含芦丁、卵磷脂、多种氨基酸等，若同茄子搭配食用可预防心血管疾病。

❌ **茄子+墨鱼** 引起消化不良

相忌指数 ▅□□□□

墨鱼性极寒，一两只吃下肚就可能会引起消化不良；茄子性寒凉，脾虚、消化不良者不宜过多食用。

❌ **茄子+蟹** 导致消化不良、脾胃受损

相忌指数 ▅▅▅□□

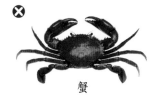

蟹

茄子和蟹均属于寒性食物，若二者同食会使食物难以消化而郁积于腹中，从而伤害肠胃，对人体健康产生极大的损害，故二者不宜一同食用。

人群宜忌

- ✅ 发热患者
- ✅ 咯血、便秘患者
- ✅ 高血压、动脉硬化患者
- ✅ 坏血病患者
- ✅ 皮肤紫斑症患者

- ❌ 腹泻患者
- ❌ 皮肤疮疡患者
- ❌ 眼病患者
- ❌ 孕妇
- ❌ 关节炎患者

☿ 烹调宜忌

✅ 做茄子时宜降低烹调温度，这样不仅能减少吸油量，还可以有效地保持茄子的营养价值。

🛒 选购宜忌

✅ 在茄子的萼片与果实连接的地方，有一个白色略带淡绿色的带状环，也称茄子的"眼睛"。"眼睛"越大，茄子越嫩，适

宜选购。

🏠 储存宜忌

❌ 茄子在低温中易有寒害发生，所以不宜保存过久，用保鲜膜包好之后最多可在冰箱中冷藏3天。

❌ 切开的茄子不宜放置于空气中，应该立即用清水浸泡，以避免茄子发黑。

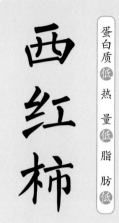

西红柿

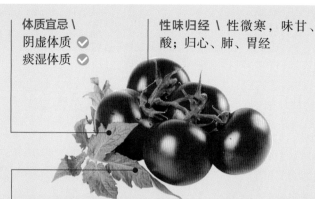

蛋白质 低 热量 低 脂肪 低

体质宜忌 \
阴虚体质 ✓
痰湿体质 ✓

性味归经 \ 性微寒，味甘、酸；归心、肺、胃经

养生关键词 \ 润肺生津、健胃消食、养阴凉血、增进食欲

✓ **西红柿+菜花**　预防心血管疾病

相宜指数 ▰▰▱▱▱

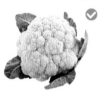

菜花

西红柿和菜花都含有丰富的维生素，可清理血液中的杂物，故二者同食能有效预防心血管疾病。

✓ **西红柿+鲫鱼**　有益健康

相宜指数 ▰▰▱▱▱

西红柿营养丰富，含有多种维生素和矿物质。与鲫鱼一同搭配食用，对身体的补益功效更为显著。

✗ **西红柿+猪肝**　抑制维生素C的吸收

相忌指数 ▰▱▱▱▱

西红柿含有丰富的维生素C，与猪肝一同食用，会破坏维生素C。

✗ **西红柿+虾**　导致中毒

相忌指数 ▰▰▰▰▱

西红柿中含有丰富的维生素C，而维生素C容易与虾体内的砷化合物发生反应，从而改变砷的状态，引发中毒症状，故二者不宜一起食用。

✗ **西红柿+蟹**　导致腹泻

相忌指数 ▰▰▱▱▱

蟹性寒，容易伤及肠胃，与西红柿同食易引起腹泻，所以二者不宜同食。如果因此而导致腹泻，可以尝试用藕节止泻，效果比较显著。

人群宜忌

✓ 肝炎患者	✓ 牙龈出血者	✗ 多动症小儿
✓ 发热口干、暑热烦渴者	✓ 胆固醇代谢不良者	✗ 有痛经史且处于月经期间的女性
✓ 食欲不振者	✗ 尿路结石患者	
✓ 维生素C缺乏症患者	✗ 关节炎患者	✗ 胃寒者

♨ **烹调宜忌**

✓ 烧西红柿时宜稍加醋，以便于破坏西红柿中的有害物质西红柿碱。

🛒 **选购宜忌**

✓ 选购时，以果实饱满圆润、硬实有弹性，表皮无伤疤的西红柿为宜。

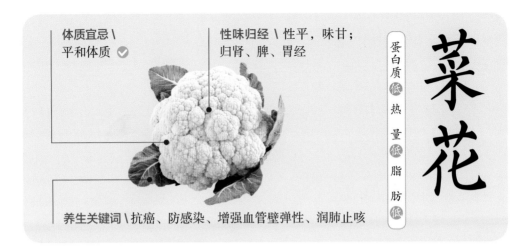

体质宜忌 \ 平和体质 ✓

性味归经 \ 性平，味甘；归肾、脾、胃经

蛋白质低 热量低 脂肪低

菜花

养生关键词 \ 抗癌、防感染、增强血管壁弹性、润肺止咳

✓ 菜花+玉米 　调理脾胃、润肤、抗衰老

相宜指数 ████

菜花配以玉米同食，不仅能益胃、健脾、补虚，还可以润肤美容、延缓衰老，适用于脾胃虚弱、少食消瘦、脘痞胸闷、黄疸水肿等。

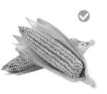

玉米

✓ 菜花+鸡肉 　补肝解毒、益气壮骨、延缓衰老

相宜指数 ████

菜花与鸡肉搭配食用，不但可以益气壮骨、延缓衰老，而且还能增强肝脏的解毒功能，提高免疫力，可有效改善消化道溃疡、感冒和坏血病等。

✓ 菜花+鸡蛋 　健脾开胃、美颜、止血

相宜指数 ██

菜花与鸡蛋搭配食用，可以健脾开胃、抗衰养颜，同时还能够促进止血及皮损愈合。

✓ 菜花+猪肉 　强身健体、滋阴润燥

相宜指数 ████

菜花配以猪肉，可为人体提供丰富的营养，从而起到强身健体、滋阴润燥的作用，对

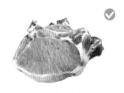

猪肉

体虚乏力、阴虚干咳等有一定的辅助食疗效果。

✗ 菜花+动物肝脏 　降低营养

相忌指数 ██

菜花中含有丰富的纤维素，与动物肝脏同食可能会降低机体对营养的吸收利用率。

人群宜忌

✓ 消化不良、食欲不振患者
✓ 大便干结患者
✓ 癌症患者
✓ 肥胖者

✓ 备孕女性
✗ 尿路结石患者
✗ 甲状腺功能失调者

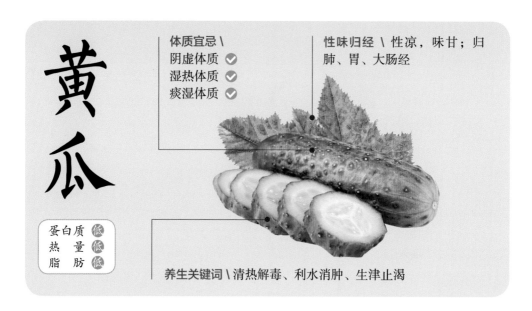

黄瓜

**体质宜忌 **
阴虚体质 ✅
湿热体质 ✅
痰湿体质 ✅

**性味归经 ** 性凉，味甘；归肺、胃、大肠经

蛋白质 低
热 量 低
脂 肪 低

**养生关键词 ** 清热解毒、利水消肿、生津止渴

✅ **黄瓜+黑木耳** 减肥瘦身

相宜指数 ▮▮▯▯

黄瓜与黑木耳二者搭配食用，不仅能补虚养血、平衡人体营养，还具有减肥功效，对肥胖症的辅助食疗效果显著。

✅ **黄瓜+大蒜** 减肥瘦身、清热止渴、健胃消食

相宜指数 ▮▮▮▯

黄瓜与大蒜搭配食用，既可降低胆固醇，又可清热止渴、健胃消食、减肥轻身。糖尿病、高血脂、心脑血管疾病、肥胖症等患者可常食。

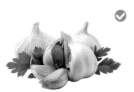

大蒜

✅ **黄瓜+豆腐** 清热解毒、利尿消肿、止泻镇痛

相宜指数 ▮▮▯▯

黄瓜与豆腐均含有丰富的营养，二者搭配食用，既可清热解毒、消肿利尿，又可止泻镇痛。适用于高血压、肥胖症、癌症、水肿、咽喉肿痛、烦渴等。

✅ **黄瓜+猪肉** 清热润燥

相宜指数 ▮▮▮▯

黄瓜与猪肉搭配食用，不仅能清热解毒，还可滋阴润燥，对消渴烦热、阴虚干咳、体虚乏力、便秘等有比较显著的辅助食疗效用。

✅ **黄瓜+黄花菜** 调节情绪

相宜指数 ▮▮▮▯

黄花菜富含卵磷脂，对增强和改善大脑功能有重要作用，对注意力不集中、记忆力减退、自主神经紊乱等有特殊疗效，配合黄瓜食用可改善不良情绪。

✅ **黄瓜+鲤鱼** 利水消肿、调和脾胃、安胎下乳

相宜指数 ▮▮▮▯

黄瓜若与鲤鱼搭配食用，可为人体增加营养、降低胆固醇，还能健脾开胃、利尿消肿、安胎下乳，对水肿、高血压、高

血脂、肥胖症及孕产妇等尤为适用。

✅ 黄瓜+土豆　维持健康

相宜指数 ▉▉▉□□

土豆有和胃、健脾、益气、消炎、解毒等功效，且富含淀粉及纤维素；黄瓜中含有丙醇二酸，可抑制碳水化合物转为脂肪。故二者同食营养丰富，有利于保证身体健康。

土豆

✅ 黄瓜+乌鱼　健脾理气

相宜指数 ▉▉▉□□

黄瓜可起到一定的减肥功效，乌鱼富含蛋白质、多种维生素和氨基酸，有健脾利水的功效，二者同食可健脾理气。

✅ 黄瓜+鱿鱼　均衡营养

相宜指数 ▉▉□□□

黄瓜含有丰富的维生素，鱿鱼含有大量的优质蛋白质和微量元素，二者同时食用可为人体提供更加全面、均衡的营养，有利于促进人体健康。

❌ 黄瓜+虾　引发痢疾

相忌指数 ▉▉▉▉□

黄瓜与虾营养都很丰富，但二者一同食用，会在人体内发生复杂的化学反应，有可能会引发痢疾，对健康十分不利。所以二者不宜同食。

❌ 黄瓜+西红柿　降低营养

相忌指数 ▉▉▉□□

西红柿富含维生素C，易被黄瓜中含有的维生素C分解酶所破坏。故二者若同食会降低营养价值，不利于人体健康。

❌ 黄瓜+花生　抑制消化功能

相忌指数 ▉▉▉▉□

黄瓜性寒味甘，花生多油脂。一般来讲，如果寒性食物与油脂相遇，就会增加该食物的滑利之性，抑制消化系统功能正常发挥，从而可能会导致腹泻发生。

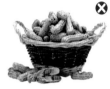

花生

❌ 黄瓜+菜花　破坏营养成分

相忌指数 ▉▉▉□□

菜花中维生素C的含量比较丰富，若菜花与黄瓜同食，菜花中的维生素C将会被黄瓜中的维生素C分解酶所破坏。

人群宜忌

- ✅ 高血压患者
- ✅ 高血脂患者
- ✅ 动脉粥样硬化患者
- ✅ 糖尿病患者
- ✅ 肥胖者
- ✅ 饮酒过量者
- ✅ 高热病人
- ❌ 脾胃虚弱者
- ❌ 腹痛腹泻者
- ❌ 肺寒咳嗽者
- ❌ 肝病患者

🛒 选购宜忌

- ✅ 宜挑选嫩的，硬邦邦的黄瓜。
- ❌ 瓜条肚大、尖头细脖者多为发育不良或存放时间过长的老瓜，不宜选购。

🏠 储存宜忌

- ✅ 保存黄瓜时，先将其表面的水分擦干，再放入密封保鲜袋中，封好袋口后，放入冰箱冷藏即可。

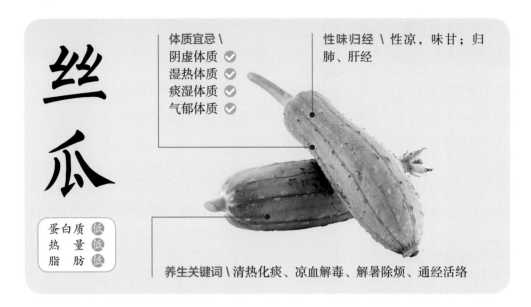

丝瓜

体质宜忌 \
阴虚体质 ✓
湿热体质 ✓
痰湿体质 ✓
气郁体质 ✓

性味归经 \ 性凉，味甘；归肺、肝经

蛋白质 低
热　量 低
脂　肪 低

养生关键词 \ 清热化痰、凉血解毒、解暑除烦、通经活络

✓ **丝瓜+毛豆**　调便秘、通筋骨、增乳汁

相宜指数

丝瓜与毛豆搭配食用，可增加营养，提高蛋白质、钙、铁、维生素C、胡萝卜素等营养成分的吸收能力，从而增强机体抵抗力，维持血管和肌肉的正常功能。对便秘、口臭、筋骨疼痛等有一定的缓解作用，并能促进乳汁分泌。

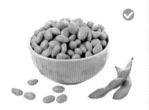

毛豆

✓ **丝瓜+鸡蛋**　滋阴润燥、养血通乳

相宜指数

丝瓜若与营养丰富的鸡蛋一起食用，既可解暑凉血、润肤美容，又能清热解毒、滋阴润燥、养血通乳，适用于缓解热毒、咽痛、目赤、消渴、烦热等。

✓ **丝瓜+菊花**　增强抵抗力、美肤养颜

相宜指数

丝瓜与菊花搭配食用，既可祛风化痰、清热解毒、凉血止血，又能增强机体抵抗力。此外，二者同食，美肤养颜效果极其显著。

✓ **丝瓜+猪肉**　有益健康

相宜指数

丝瓜药用价值很高；猪肉中富含多种人体所需的营养成分，有润肠胃、生津液、补肾气、解热毒的功效，与丝瓜同食对人体很有益处，平时不妨多吃。

✓ **丝瓜+猪蹄+香菇**　养血通乳、润肤

相宜指数

丝瓜与猪蹄、香菇三者同食，不仅能养血通乳，而且还可以润肤养颜，尤其适用于产后贫血、乳汁不下、免疫力低下等，三者可共同炖汤食用，效果更佳。

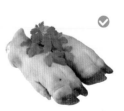

猪蹄

✅ **丝瓜+鸭肉** 清热祛火、调理肠胃

相宜指数 ▮▮▮▯▯

鸭肉既可补充人体所需水分，又可滋阴，并可清热止咳。和丝瓜同时食用可以起到清热祛火、滋养肠胃的作用。

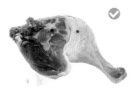

鸭肉

✅ **丝瓜+虾米** 止咳、强身健体

相宜指数 ▮▮▮▯▯

丝瓜与虾米搭配食用，能通乳、解毒，还能滋肺、补肾，对肺虚咳嗽、身体疲倦、腰膝酸软等有显著的缓解作用。

❌ **丝瓜+菠菜** 引起腹泻

相忌指数 ▮▮▮▮▯

丝瓜可以清热泻火、凉血解毒；菠菜性凉，有润燥、止渴、通肠胃的功效。若二者同食，会引起腹泻，影响人体健康，所以二者不宜同食。

❌ **丝瓜+芦荟** 损伤肠胃

相忌指数 ▮▮▮▮▮

丝瓜性凉，芦荟也是性寒之物，故二者搭配同食易引起腹痛、腹泻，对肠胃造成一定伤害，从而对人体健康产生损害。故二者不宜同食。

❌ **丝瓜+黄瓜** 损失营养

相忌指数 ▮▮▮▯▯

丝瓜中富含维生素C，易被黄瓜中含有的维生素C分解酶所破坏，使得其中的营养成分大量损失，从而降低了营养价值，对人体健康无益。故二者不宜同食。

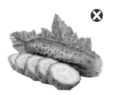

黄瓜

人群宜忌

✅ 热病期间身热烦渴、咳喘者
✅ 痰多、肠风痔瘘患者
✅ 产后乳汁不通的女性
✅ 百日咳患者
✅ 咽喉炎患者

✅ 哮喘患者
✅ 夏季疖肿者
❌ 脾胃虚寒、大便溏稀者
❌ 胃下垂患者

♀ 烹调宜忌

✅ 丝瓜适宜现切现煮，这样可以避免营养随水分流失。

✅ 烹制丝瓜时应尽量注意保持清淡，油宜少用，可勾薄芡，这样才能保留丝瓜香嫩爽口的特点。

🛒 选购宜忌

✅ 质地较硬、表皮鲜嫩翠绿、没有刮伤或变黑，即为优质丝瓜，可以选购。

❌ 手捏起来比较软或表皮有黑色条纹的丝瓜不宜选购。

🏠 储存宜忌

✅ 保存丝瓜宜先去蒂，再用纸包起来，置于冰箱中冷藏。这样不仅可以防止水分流失，同时还可以延缓丝瓜的老化，使丝瓜长时间保持翠绿色。

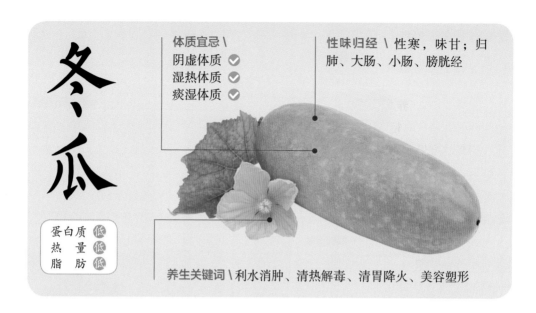

冬瓜

**体质宜忌 **
阴虚体质 ✓
湿热体质 ✓
痰湿体质 ✓

**性味归经 ** 性寒，味甘；归肺、大肠、小肠、膀胱经

蛋白质 低
热　量 低
脂　肪 低

**养生关键词 ** 利水消肿、清热解毒、清胃降火、美容塑形

✓ **冬瓜+芦笋** 保健功效显著

相宜指数 ▰▰▱▱▱

　　冬瓜与芦笋的营养价值都很高，二者若搭配食用，不仅清凉爽口，还具有良好的保健功效，如清热利尿、解毒生津、降压降脂、防癌抗癌。

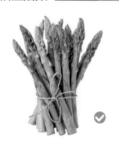

芦笋

✓ **冬瓜+香菇** 增强体质

相宜指数 ▰▰▱▱▱

　　冬瓜若与香菇搭配同食，不仅能利尿消肿、清热解毒，还可补脾益气、养胃强身、降压防癌，从而增强人体机能，并改善人体体质。

✓ **冬瓜+鸡肉** 美容美体、清热利尿

相宜指数 ▰▰▰▱▱

　　冬瓜与鸡肉二者搭配同食，既可补中益气、清热利尿、消肿减肥，又能排毒养

颜、美体纤体，辅助食疗功效十分显著。

✓ **冬瓜+火腿** 减肥、利尿

相宜指数 ▰▰▰▱▱

　　冬瓜与火腿搭配食用，可以为人体提供丰富的蛋白质、脂肪、维生素C和钙、磷、钾、锌等微量元素，还有一定的减肥功效，对小便不利等有缓解功效。

✓ **冬瓜+鳖肉** 生津止渴、散热解毒

相宜指数 ▰▰▰▱▱

　　冬瓜与鳖肉搭配同食，可润肤明目、生津止渴、除湿利尿、散热解毒，还具有一定的减肥功效，在日常生活中不妨多吃一些。

✓ **冬瓜+海带** 美容美体、防病强身

相宜指数 ▰▰▰▱▱

　　冬瓜与海带二者搭配同食，既能延年益寿、减肥美容，又可祛

海带

脂降压、清热利尿，适用于高血压、冠心病、糖尿病、高血脂、水肿以及肥胖症等。

✔ **冬瓜+黑木耳** 养血驻颜、红润肌肤

相宜指数 ▨▨□□□

冬瓜具有促进新陈代谢、排出毒素的功效；黑木耳中铁的含量则较为丰富，常吃有养血驻颜

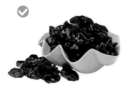

黑木耳

的功效，可促使肌肤红润。故二者搭配食用，美容效果更佳。

✖ **冬瓜+鲫鱼** 导致脱水

相忌指数 ▨▨▨□□

鲫鱼，性平味甘，可和胃补虚、消肿解毒、利水通乳，但若与冬瓜同食很可能

会使身体严重脱水，因为冬瓜也具有利水的功效。

✖ **冬瓜+醋** 降低营养价值

相忌指数 ▨□□□□

冬瓜中含有多种维生素和矿物质，醋则会破坏冬瓜的营养物质，降低营养价值。所以二者不宜同食。

✖ **冬瓜+红豆** 导致尿量增多

相忌指数 ▨▨□□□

红豆中含有蛋白质、维生素B_1、维生素B_2、烟酸、钙、铁等营养成分，有消脂减肥的功效；

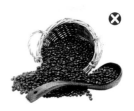

红豆

冬瓜性凉利水。二者同食会使尿量增多，可能会出现脱水现象。

人群宜忌

✔ 癌症患者	✔ 动脉硬化患者	✖ 久病体弱者
✔ 糖尿病患者	✔ 冠心病患者	✖ 久病滑泄者
✔ 脚气病患者	✔ 高血压患者	✖ 手足冰冷者
✔ 肾病患者	✔ 妊娠水肿女性	
✔ 肥胖者	✔ 肝硬化腹水患者	

烹调宜忌

✔ 冬瓜既可以素炒食用，也可以用于煲汤，口味以清淡爽口为宜。

选购宜忌

✔ 在选购时，宜选择皮薄细嫩、外形完整、表皮有一层粉末的冬瓜。

储存宜忌

✖ 贮藏冬瓜注意不宜碰掉冬瓜表面上的

白霜，因为它不但能防止外界微生物的侵害，还能减少瓜肉内水分的蒸发。另外，冬瓜忌直接着地，最好用干草铺垫。

医师叮咛

冬瓜皮不要轻易扔掉，其具有良好的养生保健、缓解病痛的功效。具体做法是：取冬瓜皮30克、蜂蜜少许，以水煎服，可有效改善咳嗽症状。

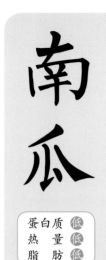

南瓜

体质宜忌 \
气虚体质 ✅
阳虚体质 ✅
痰湿体质 ✅

性味归经 \ 性温，味甘；归脾、胃经

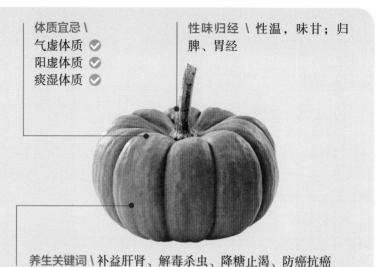

蛋白质 低
热　量 低
脂　肪 低

养生关键词 \ 补益肝肾、解毒杀虫、降糖止渴、防癌抗癌

✅ **南瓜+芦荟** 美白纤体、抗衰老

相宜指数 ▮▮▮▮▯

南瓜如果与芦荟搭配食用，可为人体提供丰富的营养，还能美白、抗衰老、减肥，有效地促进人体健康。

✅ **南瓜+大枣** 补中益气

相宜指数 ▮▮▮▮▯

南瓜若与大枣搭配食用，不仅营养丰富，还可补中益气、收敛肺气，对糖尿病、胃溃疡等尤为适用。

✅ **南瓜+莲子** 抗"三高"及慢性病

相宜指数 ▮▮▮▮▯

南瓜如果与莲子搭配同食，可以增强人体机能，对糖尿病、冠心病、高血压、高血脂、肥胖症及便秘等均有一定辅助食疗功效。

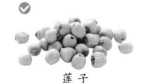

莲子

✅ **南瓜+绿豆** 降糖生津

相宜指数 ▮▮▮▯▯

南瓜可补中益气，并且富含维生素，是一种高纤维食品，能降低血糖。绿豆有清热解毒、生津止渴的作用，与南瓜同食有很好的保健作用。

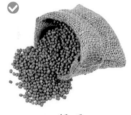

绿豆

✅ **南瓜+猪肉** 减肥消脂

相宜指数 ▮▮▮▮▯

南瓜中富含果胶，可延缓肠道对碳水化合物和脂质的吸收，有减肥降脂的作用。二者同食，可使减肥效果更加显著。

✅ **南瓜+山药** 提神补气、滋补全身

相宜指数 ▮▮▮▮▯

南瓜为高纤维食品，有强大和全面的保健功效；山药是比较好的补气食物。二者同食，可提神补气，为滋补佳品。

❌ **南瓜+菠菜** 降低营养价值

相忌指数 ▮▮▯▯▯

南瓜中含有维生素C分解酶，若与富含维生素C的菠菜一起食用，维生素C会被分解、破坏，而南瓜的营养价值也会有所降低。

❌ **南瓜+红薯** 导致腹痛、腹胀、胃酸

相忌指数 ▮▮▮▯▯

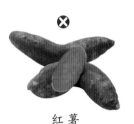

红薯

南瓜和红薯均属于易滞气食物，如果不煮熟便食用，会引起腹胀。若二者同食，这种不良作用相互助长，会致使肠胃气胀、腹痛、吐酸水等。

❌ **南瓜+羊肉** 导致腹胀、便秘

相忌指数 ▮▮▮▯▯

南瓜和羊肉都是显性之物，同食易引发腹胀、便秘。另外，患有感染性疾病和发热症状者不宜食用，以防病情恶化。

❌ **南瓜+醋** 降低南瓜的营养价值

相忌指数 ▮▮▮▯▯

醋中含有丰富的醋酸，南瓜中含有丰富的营养素，二者同时食用，会破坏南瓜中的营养物质，降低其营养价值。

❌ **南瓜+带鱼** 损害健康

相忌指数 ▮▮▮▯▯

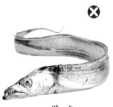

带鱼

带鱼富含优质蛋白质、不饱和脂肪酸，还含有丰富的DHA和维生素A以及维生素D，是很好的滋补佳品。但与南瓜同食，会产生一系列复杂的化学反应，对身体不利。

人群宜忌

✅ 糖尿病、动脉硬化患者	✅ 下肢溃疡患者	❌ 气滞湿阻者
✅ 前列腺肥大患者	✅ 肥胖者	❌ 下痢胀满者
✅ 胃黏膜溃疡患者	✅ 中老年便秘者	❌ 产后痧痘者
✅ 蛔虫病患者	❌ 脚气患者	
	❌ 黄疸患者	

♀ 烹调宜忌

✅ 煮南瓜时，因外皮含有大量营养，宜带皮食用，这样做同时还可在烹调时避免煮得过烂，保持口感。

✅ 煮南瓜前，应将局部表皮有溃烂或切开后有酒精味的部分处理掉，而后再进行烹调。

❌ 不宜切碎弃汁做馅用，切碎弃汁会损失大量水溶性维生素，使营养价值降低。

◎ 不宜一次性烹调食用过多，容易引起上火及腹胀。

🛒 选购宜忌

✅ 相同体积的南瓜，宜选择重量较重，且外形完整、表面无黑点者。

🏠 储存宜忌

✅ 储存南瓜宜置于阴凉通风处，这样可保存1个月以上。

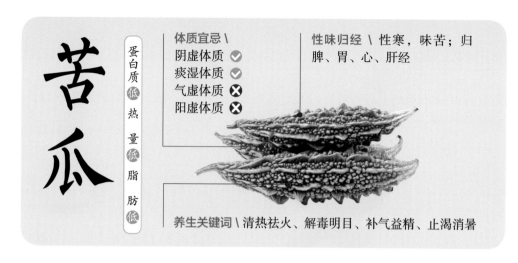

苦瓜

蛋白质 低　热量 低　脂肪 低

**体质宜忌 **
阴虚体质 ✅
痰湿体质 ✅
气虚体质 ❌
阳虚体质 ❌

**性味归经 ** 性寒，味苦；归脾、胃、心、肝经

**养生关键词 ** 清热祛火、解毒明目、补气益精、止渴消暑

✅ 苦瓜+猪肉　清热解毒、补肾明目

相宜指数 ▊▊▊▊▊▊▊▊▊▊▊

苦瓜与猪肉搭配同食，可清热解暑、明目解毒、健脾补肾，对身热烦渴、暑痛、眼结膜炎等病症有辅助食疗效果。

✅ 苦瓜+胡萝卜　改善皮肤粗糙

相宜指数 ▊▊▊▊▊▊▊▊▊▊▊

苦瓜营养丰富，特别是含有丰富的维生素C，常食可使皮肤变得细嫩；胡萝卜含有大量的维生素A、维生素C，同食可起到美肤功效。

✅ 苦瓜+茄子　改善心血管疾患

相宜指数 ▊▊▊▊▊▊▊▊▊▊▊

茄子和苦瓜都是心血管疾病患者的保健佳品，二者同食可互相促进营养物质的吸收，有心血管方面疾病的患者在日常生活中不妨多吃些。

✅ 苦瓜+鹌鹑蛋　降压、降脂、降糖、润肤

相宜指数 ▊▊▊▊▊▊▊▊▊▊▊

苦瓜被称为"植物胰岛素"，能够促进碳水化合物的代谢；而中医认为，鹌鹑蛋有强身健脑、降脂降压、丰肌泽肤等功效。搭配食用，特别适用于糖尿病患者。

❌ 苦瓜+豆腐　降低营养价值

相忌指数 ▊▊▊▊▊▊▊▊▊▊▊

苦瓜含有较多的草酸，易与豆腐中的钙结合形成草酸钙，不仅会降低营养价值，还易患结石症，不利于人体健康。

人群宜忌

✅ 糖尿病患者	❌ 畏寒虚弱者
✅ 急性痢疾患者	❌ 脾虚湿盛气滞者
✅ 癌症患者	❌ 胸闷患者
✅ 中暑发热者	❌ 孕妇

♻ 烹调宜忌

✅ 苦瓜表面呈凹凸状，特别容易残留农药，烹调前宜清洗干净，可先泡水。

🛒 选购宜忌

✅ 苦瓜以表面颗粒大者为佳，颗粒越大、越饱满，表示瓜肉越厚。

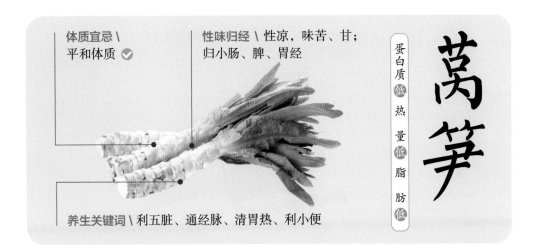

体质宜忌 \ 平和体质 ✓

性味归经 \ 性凉，味苦、甘；归小肠、脾、胃经

养生关键词 \ 利五脏、通经脉、清胃热、利小便

蛋白质 低 热量 低 脂肪 低

莴笋

◎ 莴笋+蒜薹　改善高血压

相宜指数 ▮▮▯

莴笋含钾量较高，对高血压、心脏病患者有利。蒜薹中富含的维生素C，有降血脂、预防动脉硬化的作用。二者配炒可改善高血压症状。

◎ 莴笋+黑木耳　降"三高"、通血管

相宜指数 ▮▮▯

莴笋具有降血压、促消化等功效；黑木耳有滋肾养胃、软化血管、降脂减肥等作用。二者搭配对"三高"、心血管病有改善作用。

◎ 莴笋+胡萝卜　促进消化

相宜指数 ▮▯▯

常吃莴笋可增强胃液和消化液的分泌，胡萝卜中含有丰富营养。二者同食有利于营养的吸收，且可促进消化。

✗ 莴笋+蜂蜜　损伤肠胃

相忌指数 ▮▮▯

蜂蜜性平，富含蜡质，具有润肠通便作用；莴笋是性冷之物。二者同食，对肠胃有损害，易致腹泻。

✗ 莴笋+乳酪　导致消化不良

相忌指数 ▮▯▯

莴笋性寒，乳酪为高脂食物。二者同食，可能会导致消化不良，易引起腹痛、腹泻等，所以二者不宜同食。

人群宜忌

◎ 自主神经功能紊乱患者
◎ 小便不利患者
◎ 产后缺乳或乳汁不通的女性
◎ 醉酒者

✗ 眼病患者
✗ 痛风患者
✗ 脾胃虚弱、腹泻便溏者

🛒 选购宜忌

◎ 以表面洁净、无锈点，无黄叶、烂叶，质地脆嫩、不抽薹、不弯曲者为佳。

🏠 储存宜忌

◎ 莴笋宜置于冰箱冷藏，先用纸将莴笋包好再装入保鲜袋，可保存3～4天。

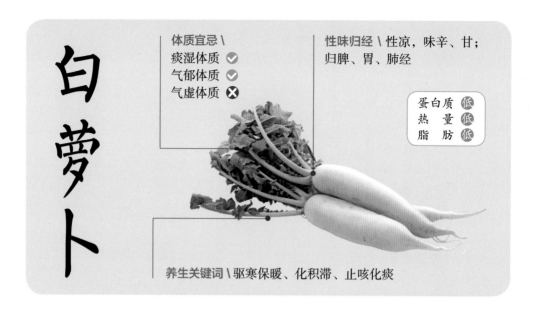

白萝卜

**体质宜忌 **
痰湿体质 ✓
气郁体质 ✓
气虚体质 ✗

**性味归经 ** 性凉，味辛、甘；
归脾、胃、肺经

蛋白质 低
热 量 低
脂 肪 低

**养生关键词 ** 驱寒保暖、化积滞、止咳化痰

✓ **白萝卜+羊肉** 助阳补精、顺气消食

相宜指数 ▮▮▮▯▯

白萝卜和羊肉营养都非常丰富，若二者搭配一起食用，不仅能够减少心脑血管疾病的发生，还可以助阳补精、顺气消食，尤其适用于肾虚体弱者。

✓ **白萝卜+金针菇** 提高记忆力、健胃消食

相宜指数 ▮▮▮▯▯

白萝卜可清肺化痰、顺气消食，金针菇则具有降低胆固醇、健胃益气、益智补脑的功效。二者搭配食用，对消化不良、记忆力低下及心脑血管等有一定的辅助食疗作用。

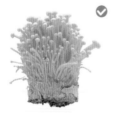

✓

金针菇

✓ **白萝卜+猪肉** 健脾胃、解酒、理气血

相宜指数 ▮▮▮▮▯

白萝卜若与猪肉同食，能生津开胃、化痰顺气、解酒、消毒、健脾胃、润肌肤，对胃满腹胀、食积不化、饮酒过量、便秘等有比较明显的改善功效。

✓ **白萝卜+牛肉** 调和五脏、补气养血

相宜指数 ▮▮▮▯▯

白萝卜与牛肉搭配食用，可补五脏、益气血，对消化不良、营养不良、消渴、虚损羸瘦、腰膝酸软等有比较显著的缓解与改善效果。

✓ **白萝卜+鸡肉** 促进营养吸收

相宜指数 ▮▮▯▯▯

鸡肉有温中益气、补精填髓、益五脏、补虚损之功效；白萝卜味辛甘、性凉，可缓解食积胀满、痰嗽失音、吐血、消渴、痢疾等。二者同食有利于营养物质的消化吸收。

✓ **白萝卜+豆腐** 促进消化

相宜指数 ▮▮▮▯▯

白萝卜与豆腐搭配食用，有助于增强消化能力，促进机体对营养物质的吸收。

✔ **白萝卜+大米**　止咳化痰、消食利膈

相宜指数 ■■□

白萝卜与大米搭配食用，不仅可以止咳化痰，还能消食利膈，适用于痰多咳喘、胸膈烦闷、食积饱胀等患者。

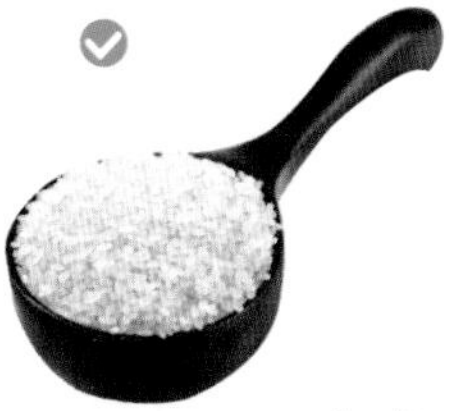

大米

✖ **白萝卜+动物肝脏**　破坏维生素C

相忌指数 ■□□

动物肝脏中含有铁、铜等离子，易破坏白萝卜中所含的维生素C，从而降低其营养价值。

✖ **白萝卜+柑橘**　诱发甲状腺肿大

相忌指数 ■■□

白萝卜在体内会生成一种抗甲状腺物质。柑橘被分解后也可抑制甲状腺。二者若经常同食，易诱发甲状腺肿大。

✖ **白萝卜+黄瓜**　破坏维生素C

相忌指数 ■□□

黄瓜中含有一种维生素C的分解酶，可能会破坏白萝卜中的维生素C，故二者不宜同食。

✖ **白萝卜+黑木耳**　导致皮炎

相忌指数 ■□□

白萝卜中含有多种酶类；黑木耳中含有大量的生物活性物质。二者搭配同食会发生复杂的生物化学反应，很可能导致皮炎的发生，对人体健康极为不利，故二者不可同食。

✖ **白萝卜+梨**　诱发甲状腺肿大

相忌指数 ■■■

人体在摄入萝卜后会产生硫氰酸盐，并代谢成抗甲状腺物质。若同时食用梨，梨中的类黄酮在肠道被分解，转化成羟苯甲酸及阿魏酸，会加强硫氰酸盐抑制甲状腺的作用，可能诱发甲状腺肿大。

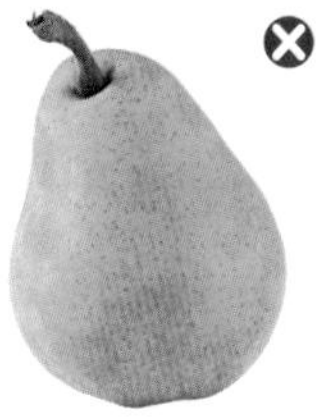

梨

人群宜忌

- ✔ 头屑多、头皮痒者
- ✔ 咳嗽者
- ✔ 鼻出血者
- ✔ 大便不畅者
- ✔ 胃胀烧心者
- ✔ 痫疾患者
- ✖ 胃及十二指肠溃疡、慢性胃炎患者
- ✖ 单纯甲状腺肿患者
- ✖ 先兆流产、子宫脱垂的女性
- ✖ 阴盛偏寒体质者
- ✖ 脾胃虚寒者

🛒 选购宜忌

✔ 选购时，以叶片新鲜不枯萎、外表洁净光滑，无裂痕、无须根，用手指轻弹有清脆声的白萝卜为佳。

✖ 不宜去皮食用。白萝卜所含的钙大部分集中在皮内，如果去皮食用，会损失其营养成分。

🏠 储存宜忌

✔ 白萝卜宜用纸张包好，再放入冰箱冷藏，保存时间约为1周。

✖ 白萝卜储存前不宜用水冲洗，冲洗后应尽快食用。

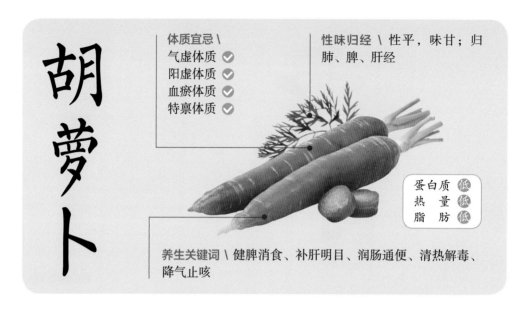

胡萝卜

**体质宜忌 **
气虚体质 ✓
阳虚体质 ✓
血瘀体质 ✓
特禀体质 ✓

**性味归经 ** 性平，味甘；归肺、脾、肝经

蛋白质 低
热　量 低
脂　肪 低

**养生关键词 ** 健脾消食、补肝明目、润肠通便、清热解毒、降气止咳

⊘ **胡萝卜+牛肉**　滋养脾胃、强壮身体

相宜指数 ▮▮▯

胡萝卜与牛肉搭配同食，可补中益气、滋养脾胃、化痰息风，还能强筋健骨、防病抗癌，功效显著，可常吃。

⊘ **胡萝卜+猪肝**　养肝明目

相宜指数 ▮▮▯

胡萝卜与猪肝搭配食用，不仅能补血养血，而且能养肝明目，对因维生素A缺乏导致的夜盲症有较好的辅助食疗作用。

⊘ **胡萝卜+羊肉**　补气养血、固肾壮阳

相宜指数 ▮▮▯

胡萝卜与羊肉搭配同食，可为人体提供丰富的营养，既能补血益气，又能固肾壮阳，对身体虚弱、阳气不足、阳痿及性冷淡患者的辅助食疗效果显著。

⊘ **胡萝卜+狗肉**　补肾壮阳、调理脾胃

相宜指数 ▮▮▮

胡萝卜营养丰富，狗肉能健脾壮阳，滋补能力强。二者若搭配食用，不仅可温补脾胃，而且能益肾助阳，对胃寒喜暖、消化不良、肾虚阳痿等尤为适用。

⊘ **胡萝卜+兔肉**　强身健体、气血双补

相宜指数 ▮▮▯

胡萝卜与兔肉相配食用，可生血补气、强身健体，对久病体弱、气短乏力等均有比较显著的辅助食疗效果。

⊘ **胡萝卜+菊花**　清热解毒、养肝明目

相宜指数 ▮▮▯

胡萝卜若与菊花搭配食用，营养丰富，可清热解毒、养肝明目、补血抗癌，并能预防早衰及白内障等。

⊘ **胡萝卜+紫菜**　止咳化痰、排毒理气

相宜指数 ▮▮▮

胡萝卜与紫菜搭配共同食用，不仅有利于清肺热、止咳化痰，还有助于排毒、解暑、理气化积。

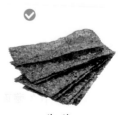

紫菜

◎ 胡萝卜+豆芽　补益全身

相宜指数 ▮▮▯▯▯

胡萝卜富含多种营养物质，豆芽富含纤维素。二者搭配对人体健康有益处。

◎ 胡萝卜+山药+黄芪　补虚强身

相宜指数 ▮▮▮▯▯

胡萝卜、山药有健胃功效，黄芪则可以补脾益气，三者同食可增加营养、补虚强身。

◎ 胡萝卜+圆白菜　抑制癌细胞的产生

相宜指数 ▮▮▮▮▯

胡萝卜富含胡萝卜素，圆白菜含有抗氧化剂，可抑制癌细胞的产生，对癌症患者有利。

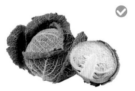

圆白菜

◎ 胡萝卜+蜂蜜　预防和缓解便秘

相宜指数 ▮▮▯▯▯

胡萝卜含有果胶，可促进排毒；蜂蜜则有润肠通便的功效。二者同食，可预防和缓解便秘。

✖ 胡萝卜+山楂　破坏维生素C的活性

相忌指数 ▮▮▯▯▯

胡萝卜与山楂同食，胡萝卜中所含的维生素C分解酶会加速山楂中维生素C的氧化，降低其营养价值。

✖ 胡萝卜+白酒　损害肝脏

相忌指数 ▮▮▮▯▯

胡萝卜若与白酒一起食用，胡萝卜中丰富的胡萝卜素与酒精就会一同进入人体，容易在肝脏中产生毒素。故二者不宜同食。

✖ 胡萝卜+醋　破坏胡萝卜素

相忌指数 ▮▮▯▯▯

胡萝卜含有大量 β-胡萝卜素，能在体内转化为有利于人体的维生素A，而醋会破坏胡萝卜中的胡萝卜素，不利于人体吸收。

人群宜忌

◎ 心脏病、中风、高血压及动脉粥样硬化患者
◎ 感冒时咳嗽多痰或慢性气管炎痰多患者
◎ 饮食过饱引起消化不良者
◎ 脘腹癥闷胀满者
◎ 急性菌痢患者
✖ 体弱多病者

🛒 选购宜忌

◎ 选购时，宜选形状坚实、呈现浓橙色、表面光滑的胡萝卜。

🏠 储存宜忌

◎ 要使胡萝卜久藏而不会失去其本身的风味，应先把残留的绿茎、萝卜叶除净，然后用纸巾包裹起来，再放进冰箱冷藏保存，大约可保存1个月。

✖ 冷藏胡萝卜时，不宜将胡萝卜与苹果、梨等水果放在一起，因为这些水果会散发出一种叫做乙烯的物质，这种物质容易使胡萝卜变味。

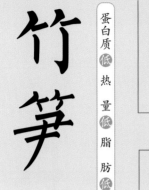
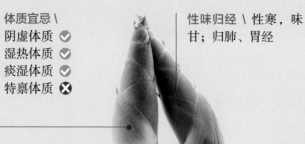

竹笋

蛋白质 低 热量 低 脂肪 低

**体质宜忌 **
阴虚体质 ✅
湿热体质 ✅
痰湿体质 ✅
特禀体质 ❌

**性味归经 ** 性寒，味甘；归肺、胃经

**养生关键词 ** 开胃健脾、宽胸利膈、润肠通便、开膈豁痰、解油腻、解酒

✅ **竹笋+鸡肉**　健脾胃、填精髓

相宜指数 ■■■□

竹笋配鸡肉有利于暖胃、益气、补精、填髓，还具有低脂肪、低糖、高纤维的特点，适合于体态较胖者。

✅ **竹笋+鸽肉**　调理脾胃

相宜指数 ■■□□

竹笋中的膳食纤维有促进肠胃蠕动的功能；鸽肉含有丰富的蛋白质，较低的脂肪。二者搭配适用于脾胃功能不佳者。

✅ **竹笋+猪肉**　降低血糖

相宜指数 ■■□□

猪肉和竹笋均适合糖尿病患者食用，能有效降低血糖。故高血糖患者可常食。

❌ **竹笋+红糖**　损害健康

相忌指数 ■■■□

竹笋中含有多种丰富的氨基酸，其中的赖氨酸与红糖在加热的过程中易形成赖氨酸糖基，这种物质对人体的伤害极大，故不可将二者搭配同食。

❌ **竹笋+山楂**　破坏维生素C

相忌指数 ■■□□

竹笋中含有大量的维生素C分解酶，若与山楂搭配同食，维生素C分解酶易破坏山楂中的维生素C，降低营养价值，故二者不宜同食。

山楂

人群宜忌

✅ 动脉硬化、高血压、糖尿病患者	✅ 外感风热或肺热咳嗽者	✅ 小便不利者
✅ 肥胖患者	✅ 痰多色黄者	❌ 食道静脉曲张患者
✅ 癌症患者	✅ 水肿及腹水者	❌ 上消化道出血患者
		❌ 尿路结石患者

🔥 **烹调宜忌**

✅ 靠近笋尖部的地方宜顺切，下部宜横切，这样烹制时不但易熟烂，而且更入味。

🛒 **选购宜忌**

✅ 笋呈大枣核形、皮黄，肉呈淡白色、新鲜水嫩，无外伤者为佳品，宜选购。

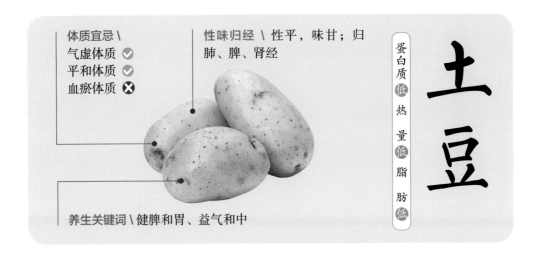

体质宜忌 \
气虚体质 ✅
平和体质 ✅
血瘀体质 ❌

性味归经 \ 性平，味甘；归
肺、脾、肾经

养生关键词 \ 健脾和胃、益气和中

土豆

蛋白质低 热量低 脂肪低

✅ 土豆+牛肉　补脾益气

相宜指数 ▣▣▣▣□

土豆有健脾利胃、益气和中的功效；牛肉可补中益气、健脾胃。二者搭配食用，补脾益气功效更佳。

✅ 土豆+大米　提高氨基酸的利用率

相宜指数 ▣▣□□□

土豆是低热量、低蛋白、含有多种维生素的健康食品。与大米同食，可提高氨基酸的利用率。

✅ 土豆+豆角　调理肠胃、止吐止泻

相宜指数 ▣▣▣□□

豆角可调理消化系统、消除胸膈胀满。豆角配土豆可防止急性肠胃炎、腹泻等。

✅ 土豆+芹菜　降压、健脾、除湿

相宜指数 ▣▣▣▣□

土豆营养丰富，且蛋白质接近动物性蛋白，与芹菜同食可健脾、除湿、降压。

❌ 土豆+柿子　不易消化

相忌指数 ▣▣▣▣□

土豆易使人的胃产生大量盐酸，如果同时吃柿子，柿子在胃酸的作用下会产生沉淀，难以消化。

❌ 土豆+香蕉　导致面部长斑

相忌指数 ▣▣▣▣□

土豆有降低胆固醇的功效，适宜糖尿病和心血管病患者食用，但与香蕉同食易导致面部生斑。

人群宜忌

✅ 脾胃气虚者
✅ 营养不良者
✅ 胃及十二指肠溃疡患者
✅ 乳腺癌、直肠癌等患者

❌ 糖尿病患者
❌ 关节炎患者
❌ 尿频者

🛒 选购宜忌

✅ 宜选购外皮光滑、形状丰满者。

❌ 不可挑选外皮发绿或发芽的土豆。

🏠 储存宜忌

✅ 土豆常温保存，并应与苹果摆放在一起，抑制土豆发芽。

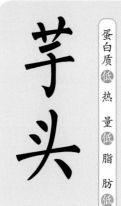
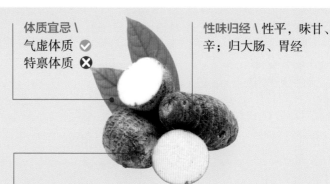

芋头

蛋白质 低 热量 低 脂肪 低

体质宜忌 \
气虚体质 ✓
特禀体质 ✗

性味归经 \ 性平，味甘、辛；归大肠、胃经

养生关键词 \ 补中益气、美容养颜、乌发美发、增进食欲、促进消化

✓ **芋头+牛肉** 强身健体

相宜指数 ▰▰▰▱▱

芋头所含的矿物质中氟的含量较高，有洁齿防龋、保护牙齿的作用；牛肉营养丰富，与芋头同食可增强机体免疫力、强壮身体。

✓ **芋头+大米** 促进营养吸收

相宜指数 ▰▰▱▱▱

芋头中有一种天然的多糖类高分子植物胶体，有促进消化的作用，并能增强人体的免疫功能。与大米搭配同食能促进营养物质的吸收。

✓ **芋头+羊肉** 分解脂肪

相宜指数 ▰▰▰▱▱

中医认为，芋头有益胃宽肠、通便解毒、补益肝肾、散结和调节中气、化痰的功效。与羊肉同食可以促进脂肪的分解和营养物质的吸收。

✓ **芋头+猪肉** 保健身体、降糖生津

相宜指数 ▰▰▱▱▱

芋头含丰富的淀粉，具有生津、健肠、止泻等功效；猪肉也具有滋阴生津的功效，同食对保健和预防糖尿病有较好的功效。

✗ **芋头+香蕉** 损伤脾胃

相忌指数 ▰▰▰▰▱

芋头与香蕉不适合一同食用。因为二者一同食用会引起胃部不适，造成胃部胀痛，对胃部有极大的伤害，故二者不宜同食。

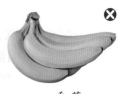

香蕉

✗ **芋头+鹌鹑肉** 损害健康

相忌指数 ▰▰▱▱▱

芋头与鹌鹑肉不宜一同食用。若二者一同食用会对人体不利，影响身体健康。

人群宜忌

✓ 淋巴结肿大患者	✓ 便秘患者	✗ 湿疹患者
✓ 良性肿瘤患者	✗ 糖尿病患者	✗ 过敏性鼻炎患者
✓ 乳腺增生女性	✗ 皮肤易过敏者	
✓ 癌症患者	✗ 胃胀患者	

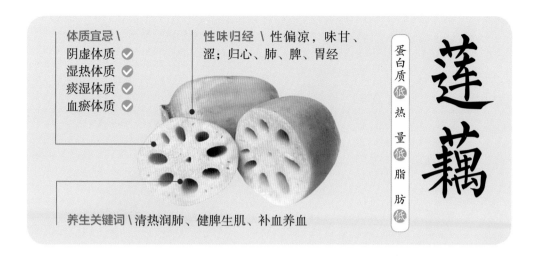

体质宜忌 \
阴虚体质 ✓
湿热体质 ✓
痰湿体质 ✓
血瘀体质 ✓

性味归经 \ 性偏凉，味甘、涩；归心、肺、脾、胃经

蛋白质 低 热量 低 脂肪 低

莲藕

养生关键词 \ 清热润肺、健脾生肌、补血养血

✓ **莲藕+莲子** 补肺益气、除烦止血

相宜指数 �

莲藕有止血作用；莲子自古就是滋补佳品，可滋阴除烦。二者搭配同食可以起到补肺益气、除烦止血的作用。

✓ **莲藕+糯米** 补中益气、补血养血

相宜指数 ▮▮

莲藕是一种药用价值很高的食物，而糯米所含的营养成分很丰富。二者搭配同食可以起到补中益气、养血的作用。

✓ **莲藕+乌梅** 开胃消食、止泻凉血

相宜指数 ▮

乌梅可以开胃、帮助消化、消除腹中瘀积，与莲藕一同食用能起到开胃消食、止泻凉血的作用，对人体有益。

✓ **莲藕+百合** 补益脏腑

相宜指数 ▮▮

莲藕具有健脾开胃、养血生肌之功效；百合营养丰富，含有秋水仙碱等生物碱及维生素，可润肺止咳、清心安神。二者同食可补益脏腑，对人体健康有益。

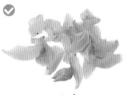

百合

人群宜忌

✓ 吐血、口鼻出血、咯血、尿血等患者
✓ 高血压、糖尿病患者
✓ 肝病患者

✓ 便秘患者
✓ 脾胃气虚、食欲不振者、缺铁性贫血患者
✗ 脾胃虚寒者

◊ 烹调宜忌

✓ 将莲藕处理干净后置于沸水中浸泡一会，有利于去除其苦涩味。

✗ 莲藕可生食、烹食、捣汁饮或晒干；煮藕时忌用铁器，以免引起食物发黑。

🛒 选购宜忌

✓ 莲藕宜挑选外皮呈黄褐色，肉肥厚而白的，注意无损伤、无腐烂、无锈斑、不干缩、未变色，顶端的"鹦哥头"越小越好。避免挑选发黑、有异味的莲藕。

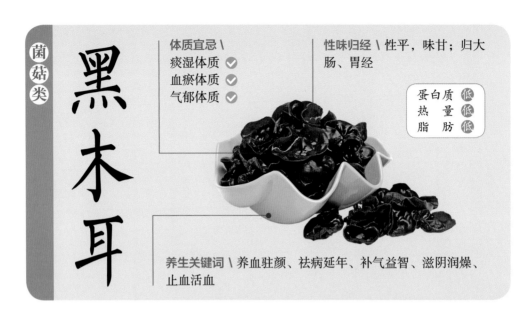

菌菇类

黑木耳

**体质宜忌 **
痰湿体质 ✓
血瘀体质 ✓
气郁体质 ✓

**性味归经 ** 性平，味甘；归大肠、胃经

蛋白质 低
热　量 低
脂　肪 低

**养生关键词 ** 养血驻颜、祛病延年、补气益智、滋阴润燥、止血活血

✓ **黑木耳+黄瓜**　有益健康

相宜指数 ▮▮▮▯▯

黄瓜可抑制体内的糖转化为脂肪，有减肥的功效；黑木耳具有健体、和血作用，并可平衡营养。故二者同食对人体有益。

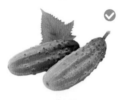

黄瓜

✓ **黑木耳+墨鱼**　缓解缺铁性贫血

相宜指数 ▮▮▮▯▯

中医认为，墨鱼性寒、味咸，有止血、收敛、益胃通气、调经、美容之功效；黑木耳富含铁。故二者同食可缓解缺铁性贫血。

✓ **黑木耳+章鱼**　美容养颜

相宜指数 ▮▮▮▯▯

黑木耳中含有丰富的铁，对缺铁性贫血、胆肾结石、癌症和心血管疾病有很好的疗效。配合章鱼食用，还有美容养颜的

作用。故二者适宜搭配同食。

✓ **黑木耳+鲫鱼**　润肤养颜、抗衰老

相宜指数 ▮▮▯▯▯

二者均为脂肪含量低、蛋白质含量高的食物，很适合减肥者和年老体弱者食用。另外，鲫鱼、黑木耳还含有较高的核酸，常吃有润肤、抗衰老作用。

✓ **黑木耳+豆腐**　补益全身

相宜指数 ▮▮▮▮▯

黑木耳可益气、养胃润肺、凉血止血、降脂减肥；豆腐有益气、生津、润燥

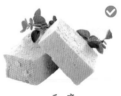

豆腐

等作用。二者同食后补益效果更显著。

✓ **黑木耳+猪腰**　补肾、补虚

相宜指数 ▮▮▮▯▯

猪腰有补肾利尿的作用；黑木耳有益气、润肺、养血、养容的作用。二者同食对久病体弱、肾虚腰痛有很好的缓解作

用。故二者适宜搭配同食。

◎ **黑木耳+海带**　清热解毒、补气生津

相宜指数　▮|▮|▮|□|□

　　海带含有碘，可缓解碘缺乏而引起的病症；豆腐富含人体所需的多种营养成分，与海带同食有清热解毒、补气生津作用。故二者适宜搭配同食。

◎ **黑木耳+豆角**　降"三高"

相宜指数　▮▮▮|□|□

　　豆角可健脾解渴、补肾止泻，黑木耳能益气养胃、凉血止血、降

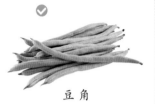

豆角

脂减肥，故二者同食对高血压、高血脂、糖尿病均有改善作用。

◎ **黑木耳+红糖+生姜**　补血暖身

相宜指数　▮▮▮|□|□

　　黑木耳与红糖制作成饮品饮用有补血

的功效，还能促进末梢血液循环。若同时加入3～5片生姜同煮，更有暖身的效果。

✖ **黑木耳+麦冬**　引发胸闷

相忌指数　▮▮▮|□|□

　　黑木耳有滋润强壮、润肺补脑、补血活血、镇静止痛等功效，是天然的滋补剂。而麦冬也有滋阴润肺、清心除烦、益胃生津的功效。但黑木耳与麦冬同食会引发体内化学反应，易引起胸闷症状。

✖ **黑木耳+田螺**　消化不良

相忌指数　▮▮▮|□|□

　　黑木耳和田螺均含有多种生物活性物质，搭配同食会产生复杂的化学反应，导致消化不良，所以最好不要同食。

✖ **黑木耳+茶**　降低铁的吸收率

相忌指数　▮▮|□|□|□

　　黑木耳中含有铁质，人体严重缺铁会引起贫血。黑木耳与含有鞣酸的茶搭配同食，就会降低人体对铁的吸收。

人群宜忌

◎ 久病体弱者
◎ 腰膝酸软、肢体麻木等患者
◎ 贫血、高血压、脑血栓患者
◎ 癌症患者

✖ 各种出血症患者，如痔疮出血、血痢便血、小便淋血、女性崩漏、月经量大等
✖ 孕妇

♨ 烹调宜忌

◎ 黑木耳适宜以熟食为主，以促进人体对其中具有降脂功效的黑木耳多糖的吸收和利用。

◎ 黑木耳在烹调前应以温水或烧开的米汤泡发，使黑木耳肥大松软。泡发后要清洗干净再进行烹调。

🛒 选购宜忌

◎ 黑木耳朵大适中、朵面乌黑但无光泽、朵背略呈灰白色者为上品，可以多选购一些。

🏠 储存宜忌

◎ 黑木耳的储存应该注意防潮，最好装在塑料袋内，并密闭冷藏保存。

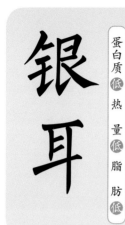

银耳

蛋白质 低　热量 低　脂肪 低

体质宜忌 \
阴虚体质 ✓
气郁体质 ✓

性味归经 \ 性平，味甘；归肺、胃、肾经

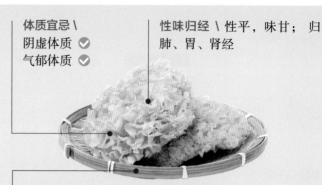

养生关键词 \ 润肺生津、滋阴养胃、益气和血、补肾益精、强心健脑

✓ **银耳+莲子**　滋阴清热

相宜指数 ▮▮▮▮▮

银耳可滋阴清热，长期食用可祛除面部的黄褐斑、雀斑；莲子能除内热，解毒，养心安神。二者搭配，非常适用于女性食用。

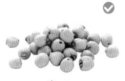

莲子

✓ **银耳+鱿鱼**　延缓衰老

相宜指数 ▮▮▮▮

银耳具有抗癌、抗衰老等疗效；鱿鱼有调节血压、保护神经纤维、活化细胞、延缓衰老的作用。二者搭配，适用于中老年人食用。

✓ **银耳+冰糖**　润肤养颜

相宜指数 ▮▮▮▮

银耳富含天然植物性胶质，加上它的滋阴作用，长期服用可以润肤，与冰糖同用有祛斑美白、润肤养颜的功效。

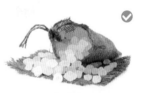

冰糖

人群宜忌

✓ 高血压患者
✓ 慢性支气管炎患者
✓ 咽喉干燥者
✓ 营养不良、产后体虚者

✗ 出血患者
✗ 外感风寒者
✗ 性功能障碍者

🔥 **烹调宜忌**

✓ 银耳一般需要用温水泡发4小时以上才能烹调，而且还要去掉呈淡黄色的部分。淡黄色是变质的表现，食用之后可能会引起中毒。

🛒 **选购宜忌**

✓ 选购银耳时，以淡黄色、根部颜色略深者为佳。

✓ 优质银耳气味清香、无斑点、无碎渣，适宜。

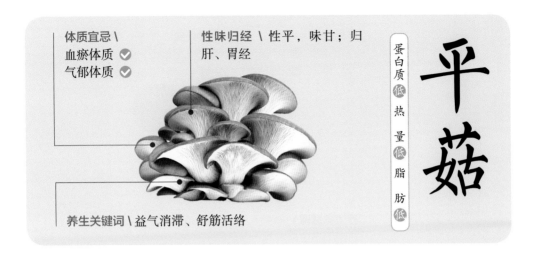

体质宜忌 \
血瘀体质 ✅
气郁体质 ✅

性味归经 \ 性平，味甘；归肝、胃经

蛋白质 低 热 量 低 脂 肪 低

平菇

养生关键词 \ 益气消滞、舒筋活络

✅ **平菇+豆腐** 舒张血管、促进血液循环

相宜指数 ▮▮▮▯▯

豆腐富含植物蛋白，平菇有提高人体免疫力的功效，二者同食会起到舒张小血管、促进血液循环的作用。

✅ **平菇+蛋清** 保健全身

相宜指数 ▮▮▮▮▯

平菇补气益胃，蛋清滋阴润燥，二者同食对人体的保健功效极佳。且因为这种食物搭配组合不含胆固醇，故很适合中老年人食用。

✅ **平菇+青豆** 强身健体

相宜指数 ▮▮▮▯▯

平菇可补气益胃，青豆可补脾益气、清热解毒、强身安神。二者搭配同食，植物蛋白含量高，营养更加丰富全面，保健功效更强。

✅ **平菇+猪肉** 补脾益气、润燥化痰

相宜指数 ▮▮▮▯▯

平菇富含易被人体吸收的蛋白质、各种氨基酸、多种维生素等，与猪肉搭配同食具有补脾益气、润燥化痰及较强的滋补功效，适合于热咳、痰多、胸闷、吐泻等患者食用。

✅ **平菇+西蓝花** 改善身体虚弱状况

相宜指数 ▮▮▮▯▯

平菇含有多种营养成分及菌糖、甘露醇糖、激素等，具有改善人体新陈代谢、增强体质、调节自主神经功能等作用。平菇与西蓝花搭配食用，可作为体弱者的营养食品。

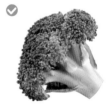

西蓝花

人群宜忌

✅ 慢性胃炎患者
✅ 胆结石患者
✅ 肥胖者
✅ 癌症患者

✅ 高血压、高血脂、动脉硬化患者
✅ 冠心病患者
✅ 体质虚弱者

✅ 消化系统疾病患者
✅ 心血管疾病患者
✅ 更年期女性
❌ 菌类食品过敏者

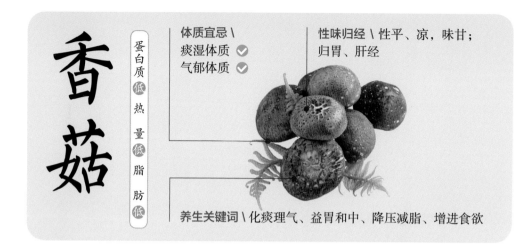

香菇

蛋白质 低 热量 低 脂肪 低

体质宜忌 \
痰湿体质 ✓
气郁体质 ✓

性味归经 \ 性平、凉，味甘；
归胃、肝经

养生关键词 \ 化痰理气、益胃和中、降压减脂、增进食欲

✓**香菇+菜花** 利肠胃、开胸膈、壮筋骨、降血脂

相宜指数 ▮▮▯

香菇降压减脂、益胃和中；菜花能够清血管，阻止胆固醇氧化，防止血小板凝结成块。因此二者同食可利肠胃、开胸膈、壮筋骨，并有较强的降血脂作用。

✓**香菇+毛豆** 降"三高"

相宜指数 ▮▮▯

香菇中含有三十多种酶，有抑制血液中胆固醇升高和降低血压的作用；毛豆可以提供丰富的B族维生素。二者同时食用可降低"三高"。

✓**香菇+油菜** 防癌抗癌

相宜指数 ▮▯▯

油菜含植物激素，能促进酶的形成，对致癌物质有吸附和排斥作用；香菇有补肝血、降血脂等作用。故将油菜与香菇搭配食用有预防癌症的功效。

✘**香菇+驴肉** 诱发心绞痛

相忌指数 ▮▮▮

香菇中含有丰富的钾、钙等营养物质，还含有核糖类物质，可抑制肝脏内胆固醇升高，促进血液循环，并可降血压、滋养皮肤。但与驴肉同食会引发体内化学反应，易诱发心绞痛。

人群宜忌

✓ 高血压、高血脂、高胆固醇患者
✓ 单纯疱疹病毒、巨细胞病毒症患者

✘ 脾胃寒湿气滞患者
✘ 痛风患者
✘ 尿酸过高者
✘ 顽固性皮肤瘙痒症患者

◊ **烹调宜忌**

✘香菇无论是鲜品还是干品，都不适宜长时间地浸泡在水中，以避免营养成分的大量损失。

🛒 **选购宜忌**

✘长得特别大的鲜香菇不宜买，因为它们多是用激素催肥的，大量食用会对身体造成不良影响。

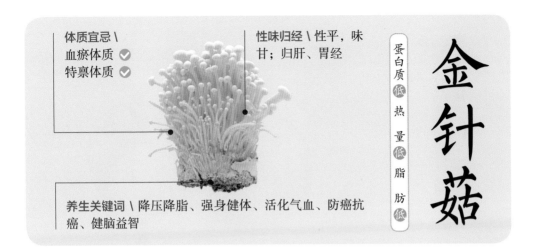

体质宜忌 \
血瘀体质 ✅
特禀体质 ✅

性味归经 \ 性平，味甘；归肝、胃经

蛋白质 低 热量 低 脂肪 低

金针菇

养生关键词 \ 降压降脂、强身健体、活化气血、防癌抗癌、健脑益智

✅ **金针菇+豆腐**　提供营养、防癌抗癌

相宜指数 ▮▮▯▯▯

金针菇具有益智强体的作用，对癌细胞具有明显的抑制作用；豆腐中植物蛋白质的含量高。二者同食适用于营养不良者及癌症患者。

✅ **金针菇+鸡肉**　促进智力发育

相宜指数 ▮▮▮▮▯

金针菇富含赖氨酸和锌，有利于促进儿童智力的发育，还能有效地增强机体的生物活性。与鸡肉搭配食用可增强功效。

✅ **金针菇+西蓝花**　增强免疫力、预防感冒

相宜指数 ▮▮▮▯▯

常吃西蓝花能增强肝脏解毒能力，并能提高机体免疫力，可预防感冒和坏血病的发生。同金针菇搭配，效果更明显。

❌ **金针菇+牛奶**　损害健康

相忌指数 ▮▮▯▯▯

金针菇和牛奶都是营养丰富且对人体有益的食品，但是二者同食却会损害健康，不宜同食。

❌ **金针菇+驴肉**　引发心绞痛

相忌指数 ▮▮▮▮▯

金针菇虽然营养价值很高，但不宜与驴肉同时食用。因为同食易引起心绞痛，严重时甚至会致命。

❌

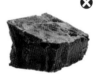

驴肉

人群宜忌

✅ 高血压、高血脂、动脉硬化、糖尿病患者
✅ 气血不足、营养不良、体质虚弱患者

✅ 习惯性便秘、大便干结患者
✅ 癌症患者
✅ 肥胖者
❌ 脾胃虚寒、腹泻便溏者

🛒 选购宜忌

✅ 金针菇以颜色洁白、均匀整齐、菌柄挺直、根部不呈现褐色者为佳。

🏠 储存宜忌

❌ 可以将金针菇晒干，再用塑料袋包好，便于保存。

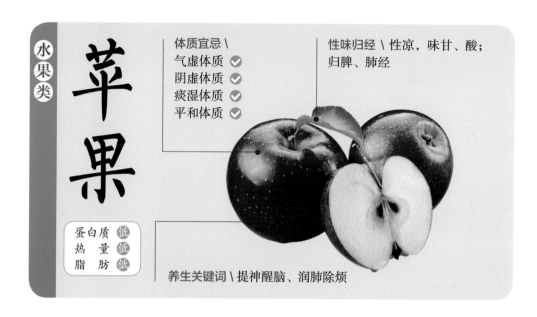

水果类

苹果

体质宜忌 \
气虚体质 ✅
阴虚体质 ✅
痰湿体质 ✅
平和体质 ✅

性味归经 \ 性凉，味甘、酸；归脾、肺经

蛋白质 低
热 量 低
脂 肪 低

养生关键词 \ 提神醒脑、润肺除烦

✅ **苹果+鳕鱼** 保护心血管

相宜指数 ▨▨▨□□

鳕鱼中含 ✅
有丰富的优质蛋
白质，并且含有
大量的不饱和脂
肪酸，可有效
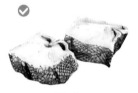
鳕鱼
降低血液中胆固醇的含量。同苹果搭配食
用，保护心血管的作用更加明显。

✅ **苹果+黄鱼** 改善不良情绪

相宜指数 ▨▨□□□

黄鱼有开胃益气、调中止痢、明目安
神之功效，可改善久病体虚、少气乏力、
头昏神倦、脾虚下痢、肢体浮肿等症。同
苹果搭配食用，可改善不良情绪。

✅ **苹果+鲫鱼** 预防心脑血管疾病

相宜指数 ▨▨▨▨□

鲫鱼富含蛋白质，而且易被人体所
吸收，氨基酸含量也很高，可降低胆固醇
和血液黏稠度；苹果被称为"心血管保护

神"。二者同食，可预防心脑血管疾病。

✅ **苹果+牛奶** 清热解渴、生津抗癌

相宜指数 ▨▨▨▨□

苹果与牛奶搭配同食，可以清凉解
渴、生津除热、抗癌防癌、补充营养，对
人体健康十分有益。

✅ **苹果+枸杞子** 有益健康

相宜指数 ▨▨▨▨□

枸杞子为滋
阴润燥的健身食
物；而苹果中所
含的营养极高。
二者一同食用，
对身体更是大有
裨益，强身健体。
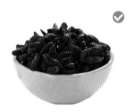
枸杞子

✅ **苹果+梨** 清热生津

相宜指数 ▨▨▨▨□

梨有润肺生津、滋阴养胃的功效；苹
果可提神醒脑、润肺除烦。二者同食，对烦
热口渴、肺热咳嗽有一定的辅助食疗效果。

◎ 苹果+猪肉　滋阴润燥

相宜指数 ████░░░

　　猪肉有补肾养血、滋阴润燥之效，与苹果搭配食用，对烦躁、干咳、便秘有一定的辅助食疗效果。

◎ 苹果+芦荟　生津开胃、美容养颜

相宜指数 ████░░░

　　苹果可以生津开胃；芦荟可养颜美容。二者搭配同食，具有补中益气、生津开胃、美容养颜的功效。

✖ 苹果+白萝卜　诱发甲状腺肿大

相忌指数 ██████

　　苹果含有丰富的植物色素，若将其与白萝卜一同食用，经胃肠道的消化分解，可产生抑制甲状腺作用的物质，诱发甲状腺肿大。故苹果不宜与白萝卜同食。

✖ 苹果+绿豆　造成身体不适

相忌指数 ██░█░░

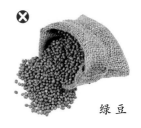

绿豆

　　苹果中含苹果酸，可加速代谢，减少下身的脂肪；且含钙量较丰富，可缓解下身水肿。但是苹果与绿豆同食会引发体内化学反应，出现身体不适，对健康不利。

✖ 苹果+鹅肉　降低营养价值

相忌指数 █░█░░░

　　鹅肉结缔组织少，肉质纤维较细，故肉的硬度较低，易消化吸收，但与苹果同食会降低鹅肉的营养价值。所以二者不宜搭配食用。

人群宜忌

◎ 慢性胃炎患者	◎ 便秘患者	◎ 癌症患者
◎ 消化不良者	◎ 高血压患者	◎ 维生素C缺乏症患者
◎ 慢性腹泻者	◎ 高血脂患者	✖ 糖尿病患者
◎ 结肠炎患者	◎ 肥胖者	✖ 胃寒者

○ 食用宜忌

◎ 吃苹果时宜细嚼慢咽，这样不仅有利于消化，加快人体吸收，更重要的是对减少人体疾病大有好处。

✖ 在饭前不宜吃苹果，以免影响正常的进食及吸收消化。

⛏ 选购宜忌

◎ 选购苹果时，适宜挑选个大适中、果皮光洁、颜色艳丽、软硬适中、果皮无虫眼和损伤、肉质细密、气味芳香者。

🏠 储存宜忌

◎ 苹果切开后，切口处容易产生褐变，这是由果肉中的绿原酸氧化而形成的。适宜将切开的苹果浸泡在盐水中或洒些柠檬汁即可防止变色。

◎ 苹果买回家后适宜从塑料袋中取出，置于阴凉通风处保存。

◎ 如果要将苹果放在冰箱中，适宜用塑料袋先装好，大约可保存7天。

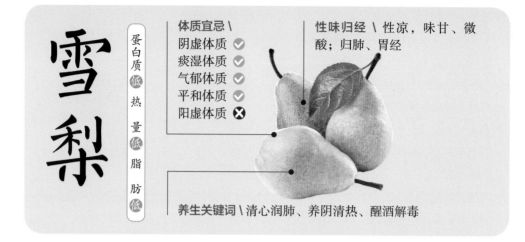

雪梨

蛋白质 低 热量 低 脂肪 低

体质宜忌 ＼
阴虚体质 ✅
痰湿体质 ✅
气郁体质 ✅
平和体质 ✅
阳虚体质 ❌

性味归经 ＼ 性凉，味甘、微酸；归肺、胃经

养生关键词 ＼ 清心润肺、养阴清热、醒酒解毒

✅ **雪梨+冰糖** 润肺解毒

相宜指数 ▮▮▮▯▯

雪梨性寒，可润肺生津、清肺热、止咳化痰；冰糖有滋润作用。二者同食可以润肺解毒，是一种很常见的搭配。

✅ **雪梨+蜂蜜** 清肺降火、止咳化痰

相宜指数 ▮▮▮▯▯

雪梨与蜂蜜一同食用，能清肺降火、止咳化痰、润燥生津、除烦解渴、消散酒毒、祛病养身，对人体健康有益。

❌ **雪梨+蟹** 导致腹泻

相忌指数 ▮▮▮▮▮

雪梨性寒，蟹也属于性寒之物，故二者搭配同食，易引起腹泻症状，损伤肠胃的同时影响健康状况。所以二者不宜同食。

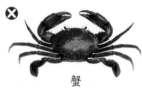

蟹

人群宜忌

✅ 肺热咳嗽、痰黏稠者
✅ 急慢性支气管炎、肺结核患者
✅ 肝炎、肝硬化患者
✅ 习惯性便秘患者

✅ 小儿百日咳患者
✅ 低血钾者
✅ 心脏病患者
✅ 高血压患者
❌ 脾虚便溏者

❌ 胃寒腹泻者
❌ 外感风寒咳嗽者
❌ 糖尿病患者
❌ 寒性痛经者
❌ 慢性肠炎患者

🖐 食用宜忌

✅ 为了避免因将雪梨皮削去后表面氧化变色，削过皮的雪梨适宜浸泡于凉开水中，既可以使雪梨保持新鲜，又可以使雪梨吃起来清脆香甜。

❌ 脾胃虚寒、发热的人不宜吃生梨，可把雪梨切块煮水食用。

🛒 选购宜忌

✅ 挑选雪梨时，适宜选果形饱满，皮薄，无斑疤、变色、虫蛀、破皮，香味浓郁，入口细腻者为佳。

🏠 储存宜忌

✅ 置于阴凉处保存即可，避免长时间冷藏。若要冷藏，可用纸袋装着放入冰箱内。

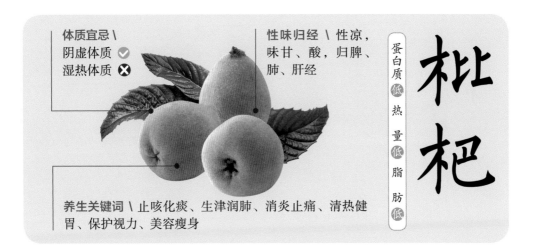

体质宜忌 \
阴虚体质 ✓
湿热体质 ✗

性味归经 \ 性凉，味甘、酸，归脾、肺、肝经

蛋白质 低 热量 低 脂肪 低

枇杷

养生关键词 \ 止咳化痰、生津润肺、消炎止痛、清热健胃、保护视力、美容瘦身

✓ **枇杷+蜂蜜**　快速缓解感冒

相宜指数 �

枇杷与蜂蜜搭配食用，可抑制流感病毒、预防感冒，特别适合伤风感冒患者食用，可以快速缓解感冒引起的咳嗽、咽痛等。

✓ **枇杷+生姜**　和胃止吐

相宜指数 ▔▔▔

枇杷与生姜搭配食用，可为人体提供丰富的营养，对反胃、呕吐等症状有较为

显著的辅助食疗效果。

✗ **枇杷+胡萝卜**　降低营养价值

相忌指数 ▔▔▔

枇杷富含维生素C，若与胡萝卜同食，易被胡萝卜中含有的维生素C分解酶所破坏，降低其原有的营养价值。故二者不宜同食。

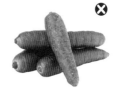

胡萝卜

人群宜忌

✓ 肺痨咳嗽、胸闷多痰者
✓ 劳伤吐血的患者
✓ 坏血病患者
✓ 体弱多病者

✓ 维生素C缺乏症患者
✗ 糖尿病患者
✗ 脾虚泻泄或痰湿盛者

♂ 食用宜忌

✓ 枇杷可鲜食，也可以加工制成罐头、果酱、果酒，还可以制成枇杷膏或枇杷露。

✗ 多吃枇杷易助湿生痰，继发痰热，故不可过量食用。枇杷仁含氢氰酸、有毒，故吃枇杷时忌食枇杷仁。尚未成熟的枇杷忌食。

医师叮咛

枇杷具有润肺止咳、和胃止呕、生津止渴等作用；枇杷叶能清肺和胃、降气化痰，可用于肺热痰嗽、咳血；枇杷核能化痰止咳，疏肝理气，可用于咳嗽、血气、水肿；枇杷根具有缓解虚痨久咳、关节疼痛的功效。

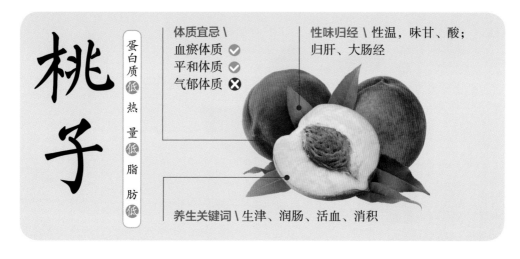

桃子

蛋白质 低　热 量 低 脂 肪 低

**体质宜忌 **
血瘀体质 ✓
平和体质 ✓
气郁体质 ✗

**性味归经 ** 性温，味甘、酸；归肝、大肠经

**养生关键词 ** 生津、润肠、活血、消积

✓ **桃子+牛奶**　营养全面、有益健康

相宜指数 ▆▆▆▆▁

桃子中含有丰富的维生素；牛奶中含有大量的优质蛋白质。二者同食营养更全面，对身体健康大有益处。

✓ **桃子+莴笋**　利水消肿

相宜指数 ▆▆▆▆▆

桃子与莴笋都是口感很好且极富营养价值的食物，二者同食更可以起到利水消肿的作用。平时不妨多将二者搭配同食。

✗ **桃子+白酒**　易致上火

相忌指数 ▆▆▁▁▁

桃子性温，有解劳热、润肠、生津、解渴、活血之功效，可润肠通便、活血化瘀、去痰镇咳；白酒为大热之物。二者同食易导致上火。

✗ **桃子+白萝卜**　诱发甲状腺肿大

相忌指数 ▆▆▆▁▁

白萝卜可促进新陈代谢，有助消除皮下脂肪，且白萝卜中的挥发油和芥子油可刺激肠胃蠕动。但与桃子同食易诱发甲状腺肿大。

✗ **桃子+蟹**　引发腹痛、腹泻

相忌指数 ▆▆▆▆▆

桃子的营养丰富，含有丰富的纤维素和维生素C，能够有效刺激肠道蠕动；而蟹性寒。二者若同时食用易引发腹痛、腹泻等。

人群宜忌

✓ 缺铁性贫血患者
✓ 水肿患者
✓ 消化不良患者
✓ 心悸气短者

✗ 糖尿病患者
✗ 内热生疮者
✗ 毛囊炎、痤疮患者

🍶 **食用宜忌**

✓ 食用前宜清洗干净。
✗ 未成熟、腐烂的桃子均不宜食用。

🏠 **储存宜忌**

✓ 储存桃子时，可以用纸将桃子包好，再放入冰箱中，避免桃直接接触冷空气。

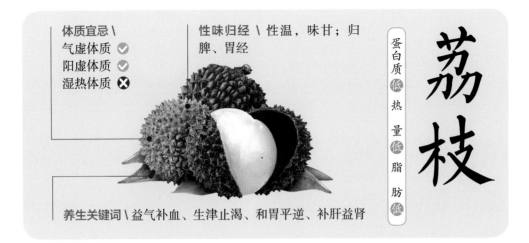

体质宜忌 \
气虚体质 ✓
阳虚体质 ✓
湿热体质 ✗

性味归经 \ 性温，味甘；归脾、胃经

蛋白质 低 热 量 低 脂 肪 低

荔枝

养生关键词 \ 益气补血、生津止渴、和胃平逆、补肝益肾

✓ **荔枝+大枣** 健脾止泻

相宜指数 ▊▊▊▊▊

荔枝味酸甜、性温，具有滋肝益心、填精髓、补气血、温阳气、止烦渴的功效。与大枣同食可以起到健脾止泻的作用。

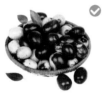

大枣

✓ **荔枝+白酒** 健脾开胃

相宜指数 ▊▊▊

荔枝含有丰富的糖分、多种维生素，有和胃平逆等功效，与白酒同食可以健脾开胃，缓解胃脘胀痛。

✗ **荔枝+黄瓜** 降低营养价值

相忌指数 ▊

荔枝中含有丰富的维生素C，而黄瓜中含有维生素C分解酶。若二者同食，维生素C会遭到破坏，从而降低其原有的营养价值。

✗ **荔枝+胡萝卜** 降低营养价值

相忌指数 ▊▊

胡萝卜中含有一种叫维生素C分解酶的物质，这种物质可以破坏荔枝中的维生素C，降低其原有的营养价值。

✗ **荔枝+动物肝脏** 降低营养价值

相忌指数 ▊▊

动物的肝脏富含铜、铁等离子，这些离子可使荔枝中所含的维生素C氧化而失去功效，使二者的营养价值大大降低。

✗ **荔枝+白萝卜** 降低营养价值

相忌指数 ▊▊

荔枝口感及营养俱佳，但不宜与白萝卜同食。若二者同食会大大降低二者原有的营养价值。

人群宜忌

✓ 体质虚弱、病后津液不足者	✓ 脾虚腹泻、胃寒疼痛者
✓ 贫血患者	✗ 阴虚火旺有上火症状者
✓ 疝气痛者	✗ 牛皮癣患者
✓ 口臭、淋巴结核、尿频、遗尿者	✗ 肝肾病患者
	✗ 痛风、糖尿病患者

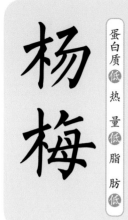

杨梅

蛋白质 低 热量 低 脂肪 低

体质宜忌 \
湿热体质 ✓
阴虚体质 ✓
痰湿体质 ✗

性味归经 \ 性温，味甘、酸；归肺、胃经

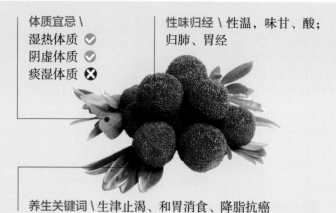

养生关键词 \ 生津止渴、和胃消食、降脂抗癌

✓ **杨梅+白糖** 促进营养的吸收

相宜指数 ▮▮▮▯▯

将杨梅与白糖均匀捣烂，白糖的甜味正好中和了杨梅的酸味，再发酵成酒，其口感佳。另外，杨梅的成分会充分溶解在酒中，便于人体吸收。

✓ **杨梅+荸荠** 促进身体健康

相宜指数 ▮▮▮▯▯

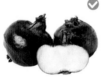

杨梅营养丰富、富含纤维素以及铁、钙、磷等营养成分，荸荠不但营养丰富而且具有极高的药用价值。二者同食，有益于身体健康。

荸荠

✗ **杨梅+大葱** 降低营养价值

相忌指数 ▮▮▯▯▯

杨梅富含蛋白质、铁、镁、铜和维生素C、柠檬酸等多种有益成分，营养十分丰富；大葱则含有多种生物活性物质。但二者同食会发生复杂的化学反应，从而降低其营养价值。

✗ **杨梅+羊肚** 导致热燥生痰

相忌指数 ▮▮▮▮▮

羊肚性热、助火，含有一些酶类；而杨梅味酸。如果羊肚和杨梅同食，会使酶类在酸性环境中发生复杂的生化反应，导致热燥生痰。

✗ **杨梅+黄瓜** 降低营养价值

相忌指数 ▮▮▯▯▯

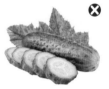

杨梅本身富含多种营养，但与黄瓜同食会减少人体对营养成分的吸收。所以二者不宜同食。

黄瓜

人群宜忌

✓ 胃痛、急慢性胃肠炎、痢疾患者
✓ 口腔咽喉炎患者
✓ 肥胖者

✓ 习惯性便秘患者
✗ 火旺引起的牙齿疾患患者
✗ 溃疡疾病患者
✗ 糖尿病患者

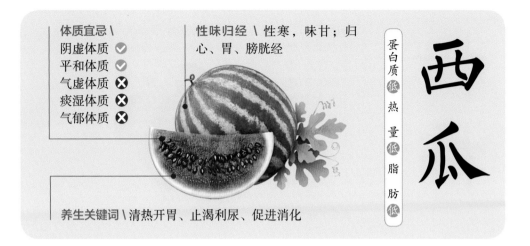

体质宜忌 \
阴虚体质 ✅
平和体质 ✅
气虚体质 ❌
痰湿体质 ❌
气郁体质 ❌

性味归经 \ 性寒，味甘；归心、胃、膀胱经

蛋白质 低　热量 低　脂肪 低

西瓜

养生关键词 \ 清热开胃、止渴利尿、促进消化

✅ 西瓜+紫苏　清热解暑

相宜指数 ■■■■□

西瓜味甘、性寒，有清热解暑、除烦止渴、通利小便等功效，可缓解暑热烦渴、热盛伤津等症；紫苏也有清热解毒之功效。故二者同食，辅助食疗效果更佳。

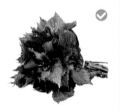

紫苏

✅ 西瓜+薄荷　调节情绪

相宜指数 ■■□□□

西瓜味甘、性寒，有清热解暑、除烦止渴、通利小便等功效。配合薄荷食用，能改善不良情绪。

✅ 西瓜+绿茶　醒脑、提神、镇静

相宜指数 ■■■□□

西瓜的营养十分丰富，除含有大量水分外，几乎囊括了人体所必需的各种营养成分。同绿茶搭配食用，可起到醒脑、提神、镇静之功效。

❌ 西瓜+鱼肉　降低锌的吸收

相忌指数 ■■■■□

西瓜中富含水溶性纤维；鱼肉中锌的含量较为丰富。二者搭配同食，不利于人体对锌元素的有效吸收和利用，对身体健康无益。

❌ 西瓜+羊肉　导致脾胃功能失调

相忌指数 ■■■□□

羊肉性温味甘；西瓜性寒，属生冷之品。二者同食不仅大大降低了羊肉的温补作用，且有损脾胃，对于阳虚或脾虚患者来说则极易引起脾胃功能失调。

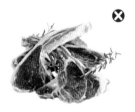

羊肉

人群宜忌

✅ 慢性肾炎、高血压患者
✅ 黄疸肝炎、胆囊炎及水肿患者
✅ 暑热口干多汗、口疮患者
❌ 脾胃虚寒、寒积腹痛患者

❌ 小便频数、小便量多患者
❌ 慢性肠炎、胃炎、胃及十二指肠溃疡患者
❌ 经期女性

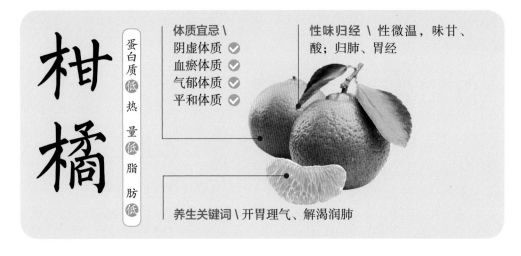

柑橘

蛋白质 低　热量 低　脂肪 低

体质宜忌 \
阴虚体质 ✓
血瘀体质 ✓
气郁体质 ✓
平和体质 ✓

性味归经 \ 性微温，味甘、酸；归肺、胃经

养生关键词 \ 开胃理气、解渴润肺

✓ 柑橘+冰糖　提高营养价值

相宜指数 ▮▮▮▯▯

柑橘的果肉中含有较为丰富的维生素C，比苹果、梨、葡萄等要高几十倍，与冰糖一同食用效果会更好。

✓ 柑橘+玉米　促进维生素的吸收

相宜指数 ▮▮▮▯▯

柑橘和玉米均含有丰富的维生素，且维生素种类比较全面，二者搭配同食，维生素可互补，并可促进人体对维生素的吸收，从而有益于人体健康。

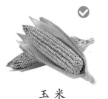

玉米

✓ 柑橘+黑木耳　促进营养的吸收

相宜指数 ▮▮▯▯▯

黑木耳有良好的抗癌作用，并且能清洁血液和解毒，经常食用能有效地清除体内的污染物质；而柑橘富含维生素C。二者同食可使身体更好地吸收营养，也使营养更加全面。

✗ 柑橘+动物肝脏　降低营养价值

相忌指数 ▮▮▯▯▯

柑橘含有丰富的维生素C，而动物肝脏富含铜、铁等离子。若将动物肝脏与维生素C含量高的柑橘同时食用，铜、铁极易使柑橘中的维生素C氧化，从而失去原有的营养价值。

✗ 柑橘+蟹　导致痰凝气滞

相忌指数 ▮▮▮▯▯

柑橘性偏寒，但有聚湿生痰的特性；蟹性寒凉，若与柑橘搭配同食，必然会导致痰凝气滞。特别是气管炎患者，更要忌二者同食。

人群宜忌

✓ 胃肠有热者
✓ 口干烦渴者
✓ 水肿者
✗ 久病痰寒者

✗ 肠胃虚寒者
✗ 咳嗽痰多者
✗ 口舌生疮者
✗ 大便秘结者

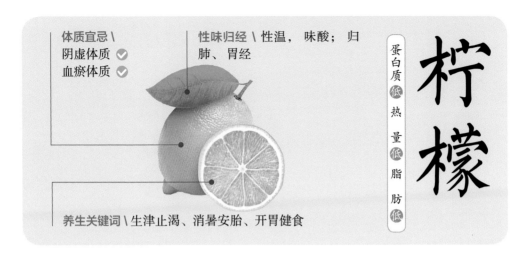

体质宜忌 \
阴虚体质 ✅
血瘀体质 ✅

性味归经 \ 性温，味酸；归
肺、胃经

蛋白质 低
热 量 低
脂 肪 低

柠檬

养生关键词 \ 生津止渴、消暑安胎、开胃健食

✅ 柠檬+鸡肉　促进食欲

相宜指数 ▮▮▮▯▯

柠檬的酸味可以促进食欲，柠檬的清香搭配鸡肉的香味更能令人食欲大振，有一定的开胃功效。

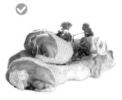

鸡 肉

❌ 柠檬+白萝卜　损害健康

相忌指数 ▮▮▯▯▯

柠檬和白萝卜虽然同属很有营养的食物，但二者同食，会产生不良反应，损害

健康，故不宜同食。

❌ 柠檬+黄瓜　影响营养成分的吸收

相忌指数 ▮▮▯▯▯

柠檬是富含维生素C的水果，若与黄瓜同食，会破坏维生素C的营养价值，影响人体吸收。故不宜同时食用。

❌ 柠檬+山楂　影响肠胃的消化功能

相忌指数 ▮▮▮▯▯

柠檬性温、味苦、无毒，可生津止渴、防暑、安胎、健胃、止痛，但与山楂同食会影响肠胃消化功能。所以二者不宜同食。

人群宜忌

✅ 暑热口干烦渴、消化不良者
✅ 维生素C缺乏症患者
✅ 肾结石患者
✅ 高血压、心肌梗死患者

❌ 牙痛患者
❌ 糖尿病患者
❌ 胃及十二指肠溃疡患者
❌ 胃酸过多患者

○ 食用宜忌

✅ 柠檬中含有丰富的维生素C，属于水溶性维生素，容易流失与损毁，且不耐热，因此柠檬适宜榨成果汁饮用，且现榨现喝。

🏠 储存宜忌

✅ 切开后一次吃不完的柠檬，宜切片放在蜂蜜中腌渍，也可切片放在冰糖或白糖中腌渍，待日后拿来泡水喝。但要保证柠檬不沾水，以免腐烂。

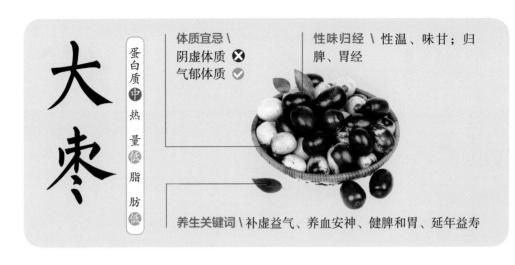

大枣

蛋白质 中 热量 低 脂肪 低

体质宜忌 \
阴虚体质 ❌
气郁体质 ✅

性味归经 \ 性温、味甘；归脾、胃经

养生关键词 \ 补虚益气、养血安神、健脾和胃、延年益寿

✅ **大枣+荔枝** 健脾止泻、养肝解毒

相宜指数

大枣与荔枝搭配食用，可散滞气、消腹胀、养肝、解毒、止泻，对脾虚泄泻者尤为适用。

✅ **大枣+板栗** 健脾安神、强筋补血

相宜指数

大枣与板栗搭配食用，既可补血生津、健脾安神，又可益气养胃、强筋活血、消肿止血。

✅ **大枣+桂圆** 补血养血、安神宁心

相宜指数

大枣与桂圆同食，能为人体提供丰富的营养，不仅可以补血养血，还有安神宁心的功效。

✅ **大枣+核桃** 保护心血管

相宜指数

大枣与核桃同时食用，可为人体提供全面的营养，适用于阿尔茨海默病、心脑血管疾病患者。

✅ **大枣+糯米** 止泻和胃

相宜指数

大枣与糯米搭配食用，不仅营养丰富，而且能止泻和胃，适用于腹泻患者。

✅ **大枣+牛奶** 健脾开胃、补血养血

相宜指数

大枣与牛奶搭配食用，不仅营养丰富，还可以起到一定的健脾开胃、补血养血的功效。

❌ **大枣+虾** 引发中毒

相忌指数

大枣含维生素C，而虾含五价砷化合物，二者同食会令五价砷转化成三价砷，即"砒霜"，可能导致中毒。

人群宜忌

✅ 支气管哮喘患者
✅ 荨麻疹、过敏性湿疹患者
✅ 贫血头晕患者
❌ 舌苔厚腻者

❌ 糖尿病患者
❌ 小儿疳积、寄生虫病患者
❌ 腹胀、胃胀者

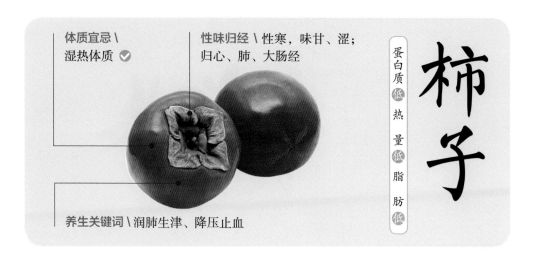

体质宜忌 \
湿热体质 ✓

性味归经 \ 性寒，味甘、涩；
归心、肺、大肠经

蛋白质 低 热 量 低 脂 肪 低

柿子

养生关键词 \ 润肺生津、降压止血

✓ **柿子+黑豆** 滋补身体

相宜指数 ▮▮▮□□

黑豆味甘性平，有补肾强身、活血利水、解毒的功效，特别适合肾虚者食用。与柿子搭配食用，对人体更有滋补作用。

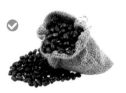

黑豆

✓ **柿子+蜂蜜** 润肠通便

相宜指数 ▮▮□□□

柿子富含果胶，它是一种水溶性膳食纤维，有良好的润肠通便作用，对于改善便秘、保持肠道正常菌群生长等有很好的作用。与蜂蜜一同食用更加滋润。

✗ **柿子+红薯** 导致胃胀、胃出血

相忌指数 ▮▮▮□□

柿子与红薯不能搭配同食，否则易形成"胃柿石"，引起胃胀、腹痛、呕吐等症状，严重时还可导致胃出血。

✗ **柿子+白萝卜** 降低营养价值

相忌指数 ▮□□□□

柿子所含营养较为丰富，脂肪较少，碳水化合物较多，还有淀粉、果胶、鞣酸、多种维生素和矿物质。与白萝卜同食会降低人体对营养物质的吸收。

✗ **柿子+鱼（或虾）** 导致腹泻

相忌指数 ▮▮▮□□

柿子不宜与鱼、虾同食，否则会造成肠胃积寒，导致腹泻，影响人体健康。

✗ **柿子+蟹** 导致胃柿石症

相忌指数 ▮▮▮▮□

柿子中的鞣酸易与蟹中的蛋白质发生反应，凝结成块，同食后容易引发胃柿石症。

人群宜忌

- ✓ 痔疮出血、大便秘结者
- ✓ 甲状腺疾病患者
- ✓ 饮酒过量者
- ✗ 胃功能低下者

- ✗ 外感风寒咳嗽患者
- ✗ 经期女性
- ✗ 贫血者

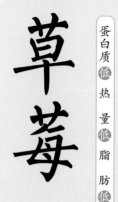

草莓

蛋白质 低 · 热量 低 · 脂肪 低

体质宜忌 \
阴虚体质 ✓
湿热体质 ✗

性味归经 \ 性凉，味甘、酸；归脾、胃、肺经

养生关键词 \ 美白肌肤、瘦身、预防维生素C缺乏症、缓解动脉粥样硬化

✓ **草莓+橙子** 美容养颜、美白肌肤

相宜指数 ▰▰▱▱

草莓与橙子都具有美白、润肤的功效，二者搭配食用，功效加倍，适合女性食用。

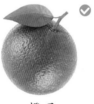

橙子

✓ **草莓+牛奶** 养心安神

相宜指数 ▰▰▱▱

草莓中所含的胡萝卜素是合成维生素A的重要物质，具有明目养肝的作用；牛奶可养心安神。二者共同食用，可以养肝安神，清凉解暑。

✓ **草莓+山楂** 健脾消食

相宜指数 ▰▱▱▱

草莓具有美容瘦身的功效；山楂可帮助消化，开胃健脾。二者共同食用，具有健脾消食、美白、减肥的功效。

✗ **草莓+黄瓜** 降低营养价值

相忌指数 ▰▰▱▱

黄瓜中的维生素C分解酶会破坏草莓中的维生素C，降低其营养价值。

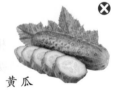

黄瓜

人群宜忌

✓ 风热咳嗽者	✓ 鼻咽癌、咽癌、喉癌、肺癌等癌症患者	✓ 高血压患者
✓ 咽喉肿痛者		✓ 高血脂患者
✓ 夏季烦热口干者	✓ 吸烟者	✗ 过敏体质者
✓ 腹泻者	✓ 牙龈出血者	✗ 尿路结石患者

◊ **食用宜忌**

✓ 草莓用清水洗净表面泥沙后，宜用淡盐水浸泡5分钟再食用。

✗ 清洗草莓时，千万不要把草莓蒂摘掉，去蒂的草莓若在水中浸泡，残留的农药会随水进入果实内部，造成更严重的污染。

🛒 **选购宜忌**

✓ 选购草莓时，以果粒完整，色彩鲜艳、无病虫害者为佳。

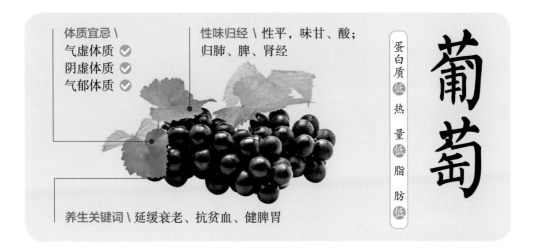

体质宜忌 \
气虚体质 ✓
阴虚体质 ✓
气郁体质 ✓

性味归经 \ 性平，味甘、酸；
归肺、脾、肾经

蛋白质 低 热量 低 脂肪 低

葡萄

养生关键词 \ 延缓衰老、抗贫血、健脾胃

✓ **葡萄+枸杞子** 营养丰富

相宜指数 ▮▮▮▯▯

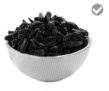

枸杞子含天然
多糖、维生素B$_1$、
维生素B$_2$、胡萝卜
素、维生素E，葡
萄含维生素C与铁
质。二者拌汁后饮用，营养、口味俱佳。

枸杞子

✗ **葡萄+水产品** 不易消化

相忌指数 ▮▮▮▯▯

二者同食会导致呕吐、腹胀、腹痛、
腹泻。因为葡萄中含有鞣酸，遇到水产品
中的蛋白质，会形成不易消化的物质。

✗ **葡萄+白萝卜** 诱发甲状腺肿大

相忌指数 ▮▮▮▮▯

葡萄含有大
量的植物色素，
如果与白萝卜一
同食用，经胃肠
道的消化分解，

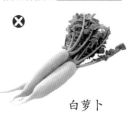

白萝卜

会产生抑制甲状腺作用的物质，易诱发甲
状腺肿大。

人群宜忌

✓ 水肿患者	✓ 风湿性关节炎患者	✗ 津液不足者
✓ 自主神经功能紊乱、	✓ 贫血患者	✗ 肥胖者
形体羸瘦、未老先衰者	✗ 糖尿病患者	✗ 发热及急性炎
✓ 肺虚咳嗽、盗汗者	✗ 便秘患者	症患者

🛒 **选购宜忌**

✓ 宜挑选新鲜且成熟适度的葡萄，果粒饱
满，大小均匀，青子和瘪子较少。新鲜葡萄
用手轻轻提起时，果粒牢固，落子较少。

✓ 优质葡萄果浆多而浓，味甜，且有玫瑰
香或草莓香。

🏠 **储存宜忌**

✓ 葡萄的保存依品种不同而不同，一般是
放进保鲜袋中再放入冰箱冷藏较适宜，可
以放3～5天。

✓ 储存时宜先将已烂掉的葡萄摘去，再进
行保存。

猕猴桃

蛋白质 低
热量 低
脂肪 低

体质宜忌 \
阴虚体质 ✓
特禀体质 ✗

性味归经 \ 性寒，味甘、酸；
归肾、胃、膀胱经

养生关键词 \ 美白肌肤、美容瘦身、清热凉血、预防坏血病

✓ **猕猴桃+酸奶** 改善便秘

相宜指数 ▮▮▮

猕猴桃口感酸甜，营养丰富。与酸奶同食用可促使肠道健康，帮助肠内益生菌的生长，从而预防和缓解便秘。

✓ **猕猴桃+生姜** 清胃止呕

相宜指数 ▮▮

猕猴桃可解热燥、凉血、利尿、止渴、通便，多食无妨。若与生姜一同食用还可以起到一定清胃止呕的功效。

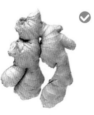
生姜

✗ **猕猴桃+黄瓜** 破坏维生素C

相忌指数 ▮▮

黄瓜中含有维生素C分解酶，这种酶可以破坏猕猴桃中的维生素C。故若将二者同时食用，会降低原有的营养价值。

✗ **猕猴桃+胡萝卜** 降低营养价值

相忌指数 ▮▮

猕猴桃含有丰富的维生素C，而胡萝卜中含有维生素C分解酶，这种物质会破坏维生素C，降低其营养价值。

✗ **猕猴桃+动物肝脏** 降低营养价值

相忌指数 ▮▮

动物的肝脏富含铜、铁等离子，会使猕猴桃中富含的维生素C氧化而失去功效，从而会降低营养价值。

✗ **猕猴桃+白萝卜** 破坏维生素C

相忌指数 ▮▮

猕猴桃富含维生素C，有助于血液循环，更好地向皮肤输送营养成分。但与白萝卜一同食用就会破坏其维生素C，影响人体吸收。

人群宜忌

✓ 癌症患者，如胃癌、食管癌、肺癌等
✓ 高血压患者
✓ 食欲不振、消化不良者

✗ 腹泻便溏者
✗ 糖尿病患者
✗ 尿频者

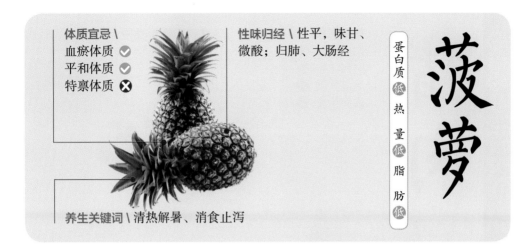

体质宜忌
血瘀体质 ✅
平和体质 ✅
特禀体质 ❌

性味归经 性平，味甘、微酸；归肺、大肠经

蛋白质 低
热量 低
脂肪 低

菠萝

养生关键词 *清热解暑、消食止泻*

✅ **菠萝+白茅根** 清热利尿、止血

相宜指数 ▰▰▱

菠萝味甘、微酸，性微寒，有清热解暑、生津止渴等功效。与白茅根搭配同食可以起到清热利尿、止血的作用。

✅ **菠萝+冰糖** 生津止咳、醒酒开胃

相宜指数 ▰▰▰

菠萝营养丰富，且饭后食用可以助消化；冰糖有滋润作用。若二者搭配同食，可生津、止咳、醒酒开胃。

❌ **菠萝+鸡蛋** 影响蛋白质吸收

相忌指数 ▰▱▱

菠萝和鸡蛋都是营养丰富的食物，但若二者同食，会影响蛋白质的吸收，反而对健康产生不利影响。

❌ **菠萝+牛奶** 影响蛋白质吸收

相忌指数 ▰▰▱

菠萝与牛奶同食，菠萝中的果酸会使牛奶中的蛋白质凝固，会影响蛋白质的消化吸收。

❌ **菠萝+白萝卜** 诱发甲状腺肿大

相忌指数 ▰▰▱

菠萝与白萝卜不宜搭配同食，否则会诱发甲状腺肿大，对人体健康产生诸多不利影响。

人群宜忌

✅ 身热烦渴患者
✅ 高血压患者
✅ 支气管炎患者
✅ 消化不良患者

❌ 胃寒者
❌ 皮肤湿疹、疖疮患者
❌ 发烧者

🛒 **选购宜忌**

✅ 表皮颜色由黄转褐、有光泽，且饱满者即为鲜品，适宜选购。

❌ 果实青硬、没有香气不熟，不宜选购。

🏠 **储存宜忌**

✅ 新鲜菠萝宜用报纸包好后在常温下保存，也可放入冰箱冷藏保存，一般可保存两三天。

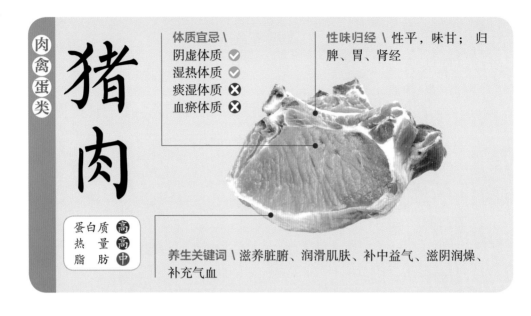

肉禽蛋类

猪肉

**体质宜忌 **
阴虚体质 ✓
湿热体质 ✓
痰湿体质 ✗
血瘀体质 ✗

**性味归经 ** 性平，味甘；归
脾、胃、肾经

蛋白质 高
热 量 高
脂 肪 中

**养生关键词 ** 滋养脏腑、润滑肌肤、补中益气、滋阴润燥、
补充气血

◉ **猪肉+芋头** 降低血糖

相宜指数 ▮▮▮▯▯

芋头中含有丰富
的淀粉；而猪肉具有
滋补的功效。二者搭
配在一起食用，有降
低血糖的作用，可以
预防和缓解糖尿病。

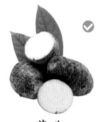

芋头

◉ **猪肉+南瓜** 减肥消脂

相宜指数 ▮▮▮▯▯

南瓜中的果胶可以延缓肠道对体内糖
和脂质的吸收，起到减肥降脂的作用。二
者同食可增加减肥效果。

◉ **猪肉+枸杞子** 滋补肝肾、延年益寿

相宜指数 ▮▮▮▯▯

猪肉与枸杞子搭配食用，既可滋补
肝肾，又能延年益寿，特别适用于体弱乏
力、贫血头晕、肾虚阳痿、腰膝酸痛等。

◉ **猪肉+人参果** 健脾益胃、生津止渴

相宜指数 ▮▮▮▯▯

猪肉与人参果搭配食用，能健脾益
胃、生津止渴、滋阴润燥、益气补血，对
病后休虚、营养缺乏、消化不良及便秘等
有较好的辅助食疗功效。

◉ **猪肉+冬瓜** 增加营养素的吸收

相宜指数 ▮▮▮▯▯

冬瓜除含水分外，还具有较高的营养
价值，并含有蛋白质、维生素，与猪肉同
食可以增加各种营养素的吸收。

◉ **猪肉+草菇** 消脂肪、促排泄、增免疫

相宜指数 ▮▮▮▮▯

猪肉含有丰富
的蛋白质；草菇的
维生素C含量高。
二者同食既能促进
脂肪和胆固醇的分
解和排泄，又能提高机体免疫力。

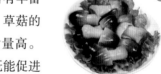

草菇

◉ **猪肉+海带** 改善皮肤瘙痒

相宜指数 ▮▮▯▯▯

海带的营养价值很高，含有蛋白质、

脂肪、碳水化合物、膳食纤维等对人体有益的营养物质。猪肉配以海带炖食，可在一定程度上为患全身性或以四肢为主的局部性皮肤瘙痒患者解除痛苦。

✓ 猪肉+柠檬　解油腻、提鲜

相宜指数 ▊▊▊▊▊

猪肉的营养丰富，蛋白质和胆固醇的含量较高，还富含维生素B_1和锌等，是人们最常食用的动物性食品；柠檬的清香气味可以解猪肉的油腻。

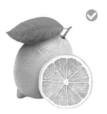

柠檬

✓ 猪肉+红薯　降低胆固醇

相宜指数 ▊▊▊▊▊

红薯含有丰富的维生素和膳食纤维；猪肉营养丰富，与红薯搭配能促进营养物质的吸收，并有降低胆固醇的作用。

✗ 猪肉+菊花　有损健康

相忌指数 ▊▊▊▊▊

菊花有清热解毒的功效，同时也有抗菌的作用。但菊花与猪肉同食，会对身体健康产生不利影响，严重者甚至会危害健康。一旦出现不适症状，可用黄连煎水服用。

✗ 猪肉+鸽肉　产生滞气

相忌指数 ▊▊▊▊▊

鸽肉有补肾、益气、养血的作用；猪肉酸冷、微寒。猪肉若与鸽肉搭配同食易破坏二者功效，且二者相互冲突，容易使人滞气。

✗ 猪肉+田螺　伤及脾胃

相忌指数 ▊▊▊▊▊

猪肉一般酸冷寒腻，田螺大寒，均属于凉性食物。如果将猪肉与田螺搭配同

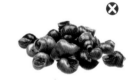

田螺

食，很容易损伤人体肠胃功能，对人体健康不利。故二者不宜同食。

人群宜忌

- ✓ 贫血引起的头晕患者
- ✓ 大便秘结者
- ✓ 营养不良者
- ✓ 燥咳无痰的老年人
- ✓ 产后缺乳的女性
- ✗ 肥胖者
- ✗ 多痰者
- ✗ 舌苔厚腻者
- ✗ 冠心病患者
- ✗ 高血压患者
- ✗ 高血脂患者

○ 食用宜忌

✗ 食用猪肉后不宜大量饮茶，否则容易造成便秘，增加人体对有毒物质和致癌物质的吸收。

🛒 选购宜忌

✓ 挑选猪肉时，以肉色为粉红色、有光泽、肉身结实、脂肪泛白者为佳。

✗ 死猪肉呈紫红色、脂肪灰红、有异味，不宜选购。

🏠 储存宜忌

✓ 猪肉易变质，最好当天食用完毕，剩下的应放在冰箱中冷藏保存。

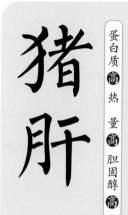

猪肝

蛋白质 **高** 热量 **高** 胆固醇 **高**

**体质宜忌 **
血瘀体质 ✅
痰湿体质 ✅
阳虚体质 ❌

**性味归经 ** 性平，味甘；归脾胃经

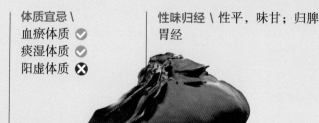

**养生关键词 ** 补肝明目、养血补虚、抗癌解乏、促进儿童成长

☑ **猪肝+洋葱** 改善视力、解乏补虚

相宜指数 ▮▮▯▯

猪肝可补肝明目、益气养血，与洋葱搭配食用，对夜盲症、视力减退、面色萎黄、贫血、体虚乏力、营养不良等的辅助食疗效果显著。

☑ **猪肝+大蒜** 促进营养的吸收

相宜指数 ▮▮▮▯

大蒜含有有助于降低胆固醇的化合物，有降低血液黏稠度和抗氧化的作用，能防止心脏病发作。与猪肝同食会产生化学反应，促进营养素的吸收。

☑ **猪肝+菊花** 清肝明目

相宜指数 ▮▮▯▯

猪肝多用于贫血、头昏、目眩、视力模糊、两目干涩、夜盲及目赤等症；菊花有清肝明目之功效。二者搭配同用，疗效会更加明显。

❌ **猪肝+青椒** 破坏维生素C

相忌指数 ▮▮▮▯

青椒富含维生素C，猪肝中含有丰富的铜、铁等元素，会使维生素C氧化而失去功效。

❌ **猪肝+鲤鱼** 产生痈疽

相忌指数 ▮▮▮▯

将猪肝和鲤鱼一同烹煮或配炒，会产生痈疽，还会有一些其他不良的生理反应，影响健康。

人群宜忌

✅ 气血虚弱、面色萎黄者
✅ 电脑办公者
✅ 放疗或化疗后的癌症患者
❌ 肥胖者

❌ 高血压、高血脂患者
❌ 冠心病患者
❌ 动脉粥样硬化患者

♨ 烹调宜忌

☑ 肝脏是体内最大的毒物中转站和解毒器官，所以买回的新鲜猪肝不要急于烹调。

应放在水龙头下冲洗10分钟，放在水中泡30分钟后再进行烹调。烹调时间宜长一些，应在大火中炒5分钟以上。

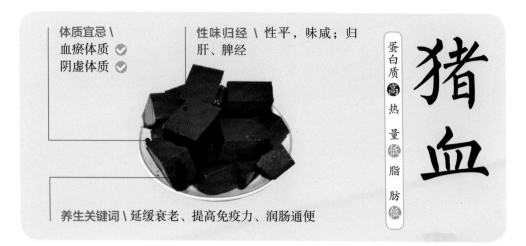

体质宜忌 \
血瘀体质 ✅
阴虚体质 ✅

性味归经 \ 性平，味咸；归肝、脾经

蛋白质高 热量低 脂肪低

猪血

养生关键词 \ 延缓衰老、提高免疫力、润肠通便

✅ **猪血+大葱** 生血、止血

相宜指数 ▮▮▮▮□

猪血有解毒的作用，可用于中风、头眩、腹胀、痤疮等症的缓解。猪血与大葱同食还有生血、止血的作用，适用于贫血、失血过多者。

❌ **猪血+黄豆** 导致消化不良

相忌指数 ▮▮□□□

黄豆性味甘平，有健脾益胃、养血调中、补虚养血、清肺利咽等功效。但黄豆与猪血搭配同食会引起消化不良。故二者不宜同食。

❌ **猪血+何首乌** 形成不易溶解的物质

相忌指数 ▮▮▮□□

何首乌所含有机酸中有鞣酸的存在。鞣酸遇铁则会形成不易溶解的物质，影响其他有效成分的吸收。而动物血中皆含铁质，故何首乌忌猪血。

人群宜忌

✅ 长期接触有毒有害粉尘者
✅ 司机
✅ 老年人
✅ 脑血管病患者

✅ 长期接触有毒有害粉尘者
❌ 高胆固醇血症患者
❌ 肝病患者
❌ 高血压、冠心病患者

🍳 烹调宜忌

✅ 无论烧、煮，一定要汆烫至熟。

✅ 烹调时应配有大葱、生姜、辣椒等调味料去除异味。

❌ 不宜食用过多，以免增加体内的胆固醇含量。

❌ 猪血不宜单独烹饪。

医师叮咛

猪血内含铁非常丰富，而且以血红素铁的方式存在，容易被人体吸收利用，常吃猪血可以补血。

猪血中的卵磷脂能抑制低密度胆固醇的破坏作用，有助于防治动脉粥样硬化。

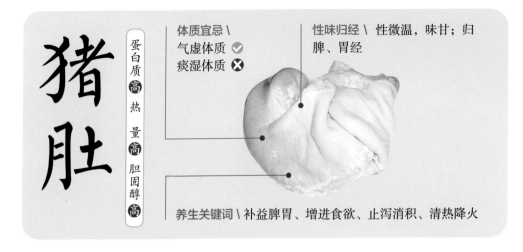

猪肚

蛋白质 高
热量 高
胆固醇 高

体质宜忌 \ 气虚体质 ✓ 痰湿体质 ✗

性味归经 \ 性微温，味甘；归脾、胃经

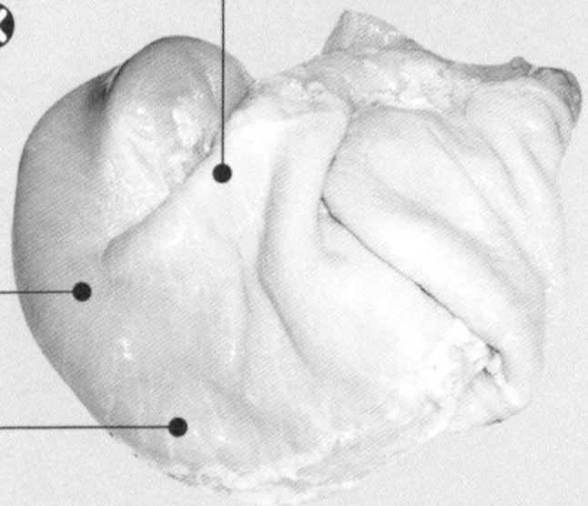

养生关键词 \ 补益脾胃、增进食欲、止泻消积、清热降火

✓ **猪肚+黄瓜** 滋阴补虚

相宜指数

猪肚与黄瓜搭配同食，能为人体提供充足的营养，非常适合脾虚以及消化不良、食欲不振等患者食用。

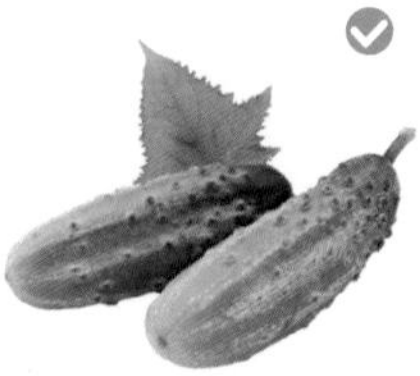

黄瓜

✓ **猪肚+糯米** 益气补中、杀虫

相宜指数

猪肚与糯米同食会起到益气补中、杀虫的功效，故二者适宜搭配共同食用。

✓ **猪肚+金针菇** 消食开胃

相宜指数

猪肚与金针菇同食，可消食开胃。对消化不良，食欲不振，肠胃不适等有一定的缓解作用。

✓ **猪肚+绿豆芽** 补虚损、健脾胃

相宜指数

猪肚与绿豆芽搭配食用，可补虚损、健脾胃、助消化、美白肌肤、抗癌防癌。

✗ **猪肚+芦荟** 影响功效

相忌指数

芦荟有一定的缓泻功能，而猪肚能补气养血。二者一补一泻，会影响功效，故二者不宜同食。

✗ **猪肚+豆腐** 有损健康

相忌指数

猪肚与豆腐一起食用，二者一温一凉，有损人体健康，故二者不宜同食。

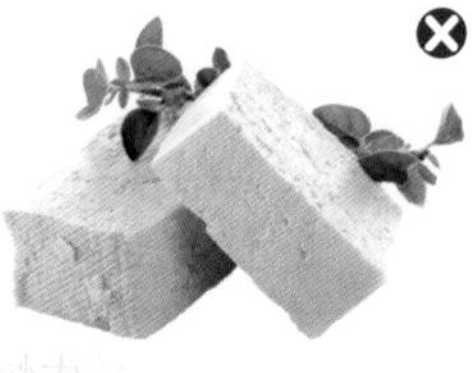

豆腐

人群宜忌

- ✓ 脾胃虚弱导致的腹泻、便溏患者
- ✓ 中气不足者
- ✓ 小儿疳积者
- ✓ 遗精、小便频数者
- ✓ 胃痛患者
- ✗ 感冒患者
- ✗ 湿热痰滞者

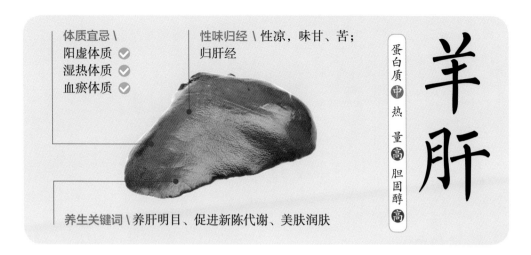

体质宜忌 \
阳虚体质 ✓
湿热体质 ✓
血瘀体质 ✓

性味归经 \ 性凉，味甘、苦；
归肝经

羊肝

蛋白质 中 热量 高 胆固醇 高

养生关键词 \ 养肝明目、促进新陈代谢、美肤润肤

✓ **羊肝+枸杞子**　温阳气、养肝明目

相宜指数 ▮▮▮▯▯

羊肝若与枸杞子搭配食用，不仅能补虚羸、温阳气、强筋骨，还可养肝明目。对维生素A缺乏症及肾虚劳损、阳气虚衰、腰腿酸痛、行动无力、阳痿、早泄、遗精滑精、白内障、视力减退等尤为适用，有益于身体健康。

✓ **羊肝+菊花**　养肝明目、清热消炎

相宜指数 ▮▮▮▯▯

羊肝有养肝明目的功效，为肝病目疾之良药；菊花清热消炎效果较强，适用于疔毒、痈疽、咽喉肿痛、皮肤瘙痒等症状。羊肝与菊花同食，对身体大有益处，不仅可增强清热功效，更可明目，有效改善各种眼病。

✗ **羊肝+猪肉**　易生怪味

相忌指数 ▮▮▮▯▯

羊肝性味苦寒，补肝、明目，缓解肝风虚热；而猪肉滋腻，入胃便作湿热。从食物药性上说，羊肝与猪肉不宜搭配食用。另外，羊肝有膻气，与猪肉一同烹炒，易生怪味。

✗ **羊肝+西红柿**　产生副作用

相忌指数 ▮▮▯▯▯

西红柿含有丰富的营养价值，其维生素C含量较高，对肝脏细胞的修复大有好处；羊肝的营养价值也比较高。但羊肝与西红柿同食却会对身体不利，引起身体不适，所以要避免将羊肝与西红柿搭配同食，以免损害身体健康。

✗ **羊肝+毛豆**　破坏营养成分

相忌指数 ▮▮▮▯▯

羊肝有养肝明目之功效，为肝病目疾之良药；毛豆是富含维生素C的蔬菜。二者搭配同食会抑制营养成分的吸收。

人群宜忌

✓ 眼睛干燥者
✓ 夜盲症患者
✓ 维生素A缺乏症患者
✓ 贫血患者

✗ 高血脂患者
✗ 高血压患者
✗ 糖尿病患者

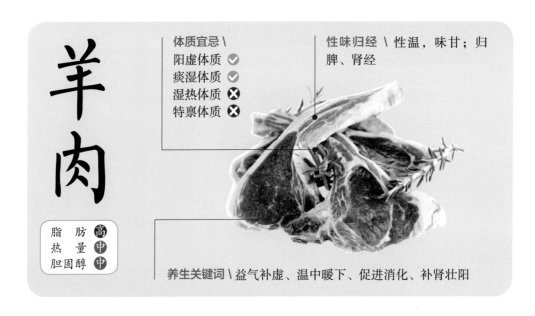

羊肉

体质宜忌 \
阳虚体质 ✓
痰湿体质 ✓
湿热体质 ✗
特禀体质 ✗

性味归经 \ 性温，味甘；归脾、肾经

脂肪 高
热量 中
胆固醇 中

养生关键词 \ 益气补虚、温中暖下、促进消化、补肾壮阳

✓ **羊肉+鸡蛋** 促进新陈代谢、延缓衰老

相宜指数 ▮▮▮

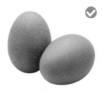

羊肉与鸡蛋搭配食用，不但能滋养机体，还能促进新陈代谢、延缓衰老，对营养不良、久病体虚等 鸡蛋 尤为适用，可极大地促进人体健康，身体健康者也可常食以补益全身。

✓ **羊肉+鳖肉** 滋阴补血、补肾壮阳

相宜指数 ▮▮▮

羊肉与鳖肉搭配食用，可滋阴补血、补肾壮阳、防病强身，使人精力充沛。对腰膝酸软、面色无华、须发早白、畏寒及心烦口渴、阴阳俱虚等均有很好的辅助食疗作用。

✓ **羊肉+人参果** 温中暖下、健脾补胃、益气补血

相宜指数 ▮

羊肉与人参果搭配食用，可为人体

提供丰富的营养，具有温中暖下、健脾补胃、益气补血的功效，对病后贫血、营养不良及脾虚腹泻、脾肾阳虚等有一定的辅助食疗作用。

✓ **羊肉+菜心** 清凉、解毒、去火

相宜指数 ▮

菜心属于凉性蔬菜，与羊肉一起食用，能起到清凉、解毒、祛火的作用，既能利用羊肉的补益功效，又能消除羊肉的燥热之性。故二者适宜搭配同食。

✓ **羊肉+香菜** 改善体虚、扶助阳气

相宜指数 ▮▮▮

羊肉营养丰富，具有益气补血、固肾壮阳等功效；香菜具有消食下气、壮阳助兴等功效。

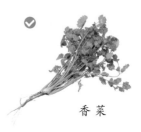

香菜

二者搭配食用，可改善身体虚弱、阳气不足等。

✅ **羊肉+生姜** 祛寒保暖、增强人体机能

相宜指数 ■■■□□

羊肉温阳暖肾、生姜祛寒保暖，二者如果搭配食用，可增强人体机能，对腹痛、胃寒等有良好的辅助食疗效果。

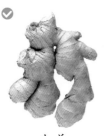
生姜

❌ **羊肉+乳酪** 影响健康

相忌指数 ■■■■□

羊肉大热；乳酪味甘酸、性寒。二者若一起食用，不仅功效相反，乳酪中含有的酶与羊肉还可能产生不良反应，以致影响身体健康。

❌ **羊肉+南瓜** 导致胸闷腹胀、壅塞不舒

相忌指数 ■■■□□

羊肉大热补虚，南瓜补中益气，两补同进，易致胸闷腹胀、壅塞不舒等，对身体健康不利。

❌ **羊肉+豆浆** 影响健康

相忌指数 ■■■□□

羊肉大热动火，与豆浆功能相反。二者一起食用，容易造成身体不适，从而影响人体健康。

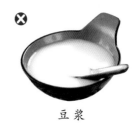
豆浆

人群宜忌

✅ 体虚胃寒者	❌ 感冒发热患者	❌ 急性肠炎患者
✅ 体质虚弱的中老年人	❌ 高血压患者	❌ 某些传染病患者
✅ 易反胃者	❌ 肝病患者	

⏧ 烹调宜忌

✅ 羊肉性温热，常吃容易上火。因此，烹调羊肉时，宜搭配一些凉性蔬菜，如冬瓜、丝瓜、油菜、金针菇、白菜、藕、莴笋、茭白、平菇等，这样既能达到羊肉的补益功效，又能消除羊肉的燥热之性。

🛒 选购宜忌

✅ 以肉色鲜红、不混浊、有光泽者为佳。

✅ 新鲜的羊肉脂肪洁白或乳白；弹性好，指压后凹陷能立即恢复，不粘手；肉质纤维细软，少有脂肪夹杂，有羊肉的膻气。

🏠 储存宜忌

✅ 羊肉以现购现烹为宜，暂时吃不了的，可用少许盐腌渍2天，即可保存1周。

医师叮咛

羊肉加中药当归、生姜、红糖一并炖食，可以补虚疗损，对虚劳羸瘦、腰膝酸软、肢体不温、精神委靡、眩晕短气有很好的疗效；产后多因出血而导致血虚，虚则寒凝气滞、腹中冷痛，羊肉最擅温暖宫胞，故可用作女性产后补血。

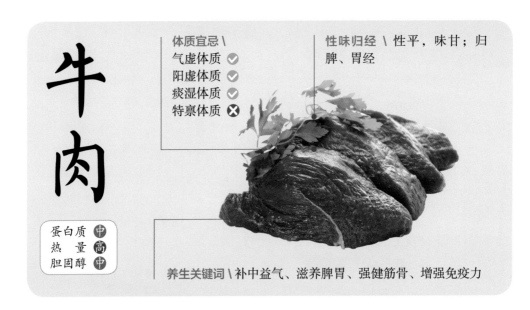

牛肉

体质宜忌\
气虚体质 ✔
阳虚体质 ✔
痰湿体质 ✔
特禀体质 ✘

性味归经 \ 性平，味甘；归脾、胃经

蛋白质 中
热 量 高
胆固醇 中

养生关键词\ 补中益气、滋养脾胃、强健筋骨、增强免疫力

✔ **牛肉+南瓜** 补脾益气、排毒止痛

相宜指数 ▮▮▮▮

牛肉具有止渴、强筋骨、补脾胃、益气血的功效。与南瓜同食，可补脾益气、排毒止痛。

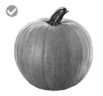
南瓜

✔ **牛肉+鸡蛋** 促进新陈代谢、延缓衰老

相宜指数 ▮▮▮

牛肉与鸡蛋搭配食用，能促进新陈代谢、延缓衰老，对久病体虚、贫血消瘦等患者尤为适用。

✔ **牛肉+枸杞子** 养血补气、和胃益肝

相宜指数 ▮▮▮

牛肉与枸杞子同食，既可养血补气、和胃益肝，又对体弱多病及劳伤有辅助食疗效果。

✔ **牛肉+白萝卜** 补益气血

相宜指数 ▮▮▮

牛肉与白萝卜同食，可提供丰富的蛋白质、维生素C，可利五脏、益气血。

✔ **牛肉+土豆** 补脾益气

相宜指数 ▮▮▮

牛肉具有止消渴、强筋骨、补脾胃、益气血的功效，与土豆同食，可补脾益气。

✔ **牛肉+牛蒡** 刺激胃肠蠕动

相宜指数 ▮▮▮

牛蒡中含有丰富的膳食纤维，牛肉是粗纤维的肉类，故二者同食能刺激胃肠蠕动，改善便秘等。

✔ **牛肉+洋葱** 促进营养素的吸收

相宜指数 ▮▮▮

牛肉与洋葱搭配食用，可促进人体对营养素的吸收，可补虚养身，对腰酸背痛、腰膝无力者有一定的食疗辅助效果。

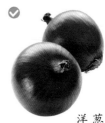
洋葱

✔ **牛肉+陈皮** 止咳化痰、生津开胃

相宜指数 ▮▮▮

牛肉配以陈皮同食，不仅能止咳化痰，还能生津开胃、顺气消食，对坏血病有一定的辅助食疗作用。

❌ 牛肉+橄榄　导致消化不良

相忌指数 ▰▰▰▱▱

牛肉与橄榄一起食用，易引起身体不适，如消化不良、积食不化等，在一定程度上会影响人体健康。

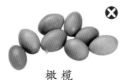
橄榄

❌ 牛肉+板栗　降低营养价值、引起呕吐

相忌指数 ▰▰▰▱▱

牛肉若与板栗一起食用，板栗中的维生素与牛肉中的微量元素易发生反应，降低营养价值，还易引起呕吐，不利于人体健康。

❌ 牛肉+白酒　易上火

相忌指数 ▰▰▱▱▱

牛肉属甘温之品，补气助火；而白酒属大温之品。二者若一起食用，容易上火，引起牙龈发炎、口疮等症状，故二者不宜同食。

❌ 牛肉+红糖　导致腹胀

相忌指数 ▰▰▱▱▱

牛肉性温，能补脾胃、壮腰，有安中益气之功，含丰富的蛋白质；而红糖含有多种有机酸和营养物质，二者同食会影响蛋白质的吸收。

人群宜忌

✅ 高血压、糖尿病患者	✅ 老年人	❌ 皮肤病患者
✅ 血管硬化患者	❌ 牙龈肿痛者	❌ 肝病患者
✅ 身体虚弱或病后恢复者	❌ 牙口舌生疮者	❌ 肾病患者

🍳 烹调宜忌

✅ 牛肉不易熟烂，烹饪时放1个山楂、1块橘皮或少许茶叶可以使其易烂。

✅ 牛肉中含有丰富的膳食纤维，结缔组织较多，故应当横切牛肉，将长纤维切断即可，以避免牛肉在炒制过程中易变老而影响口感。

❌ 清洗牛肉时忌浸泡于水中，应用流动的水冲洗，再将水分擦干。

🛒 选购宜忌

✅ 挑选牛肉时，要选表面有光泽、肉质略紧且富有弹性的。新鲜牛肉肉质较为坚实，并呈大理石纹状，肌肉呈棕红色，脂肪多为淡黄色，也有深黄色，筋为白色。

🏠 储存宜忌

✅ 牛肉以买回当天即吃完为佳，若要保存，也应放入冰箱，且不要超过3天。

❌ 牛肉一旦解冻便不宜再冷冻。

医师叮咛

牛肉营养价值很高，古有"牛肉补气，功同黄芪"之说。尤其是寒冬时节，多食牛肉可暖胃，是补益佳品。牛肉含酪蛋白、白蛋白、球蛋白较多，这对提高机体免疫功能，增强体质大有益处。

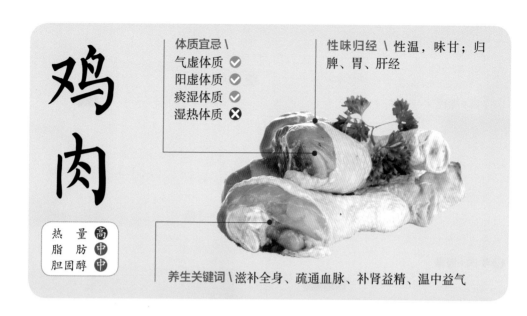

鸡肉

体质宜忌 \
气虚体质 ✅
阳虚体质 ✅
痰湿体质 ✅
湿热体质 ❌

性味归经 \ 性温，味甘；归脾、胃、肝经

热　量 高
脂　肪 中
胆固醇 中

养生关键词 \ 滋补全身、疏通血脉、补肾益精、温中益气

✅ 鸡肉+柑橘　加速脂肪分解

相宜指数 ▮▮▯▯▯

柑橘中含有丰富的维生素；鸡肉中含有大量的优质蛋白质。二者同时食用营养更加丰富，并能加快脂肪分解。

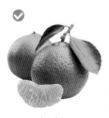

柑橘

✅ 鸡肉+菜心　填精益髓、活血调经

相宜指数 ▮▮▮▯▯

鸡肉与菜心搭配食用，可以助消化、调理肠胃，并促进新陈代谢，具有填精益髓、活血调经的辅助食疗功效。

✅ 鸡肉+板栗　增强机体造血功能

相宜指数 ▮▮▮▯▯

鸡肉可补脾造血，而板栗可健脾，二者搭配食用，有利于人体对营养成分的吸收，增强机体造血功能。

✅ 鸡肉+白酒　补血益气、活血通络

相宜指数 ▮▮▯▯▯

鸡肉与白酒搭配食用，不仅能补血益气，还可活血通络，对筋骨痿软、头昏心悸等症状均有一定的缓解作用。

✅ 鸡肉+枸杞子　补五脏、益气血

相宜指数 ▮▮▮▯▯

枸杞子富含人体必需的多种氨基酸、维生素和铁、磷、钙等营养成分，具有促进内分泌、增强人体免疫力的功效。与鸡肉同食，可补五脏、益气血。

✅ 鸡肉+油菜　美容养颜

相宜指数 ▮▮▮▯▯

油菜富含钙、铁、胡萝卜素和维生素C，对抵御皮肤过度角质化大有裨益；鸡肉富含优质

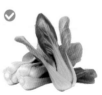

油菜

蛋白质，对美白肌肤也有一定的帮助。故二者同食可美容养颜。

✅ 鸡肉+黑木耳　降"三高"

相宜指数 ▮▯▯▯▯

黑木耳能益气养胃、凉血、止血、降脂、减肥，与鸡肉同食对高血压、高血脂、糖尿病、心血管病有一定的预防和缓解作用，故二者适宜同食。

◎ 鸡肉+青椒 增香提味

相宜指数 ▮▮▮▯▯▯

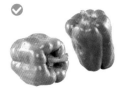

鸡肉含有丰富的蛋白质、维生素和矿物质，对儿童的生长发育大有帮助。与青椒同食，

青椒

青椒的鲜香可使鸡肉更加美味可口。

✕ 鸡肉+芥末 影响身体健康

相忌指数 ▮▮▮▮▯▯

鸡肉属温补之品，芥末为热性之物，二者同时食用，可能会引起身体不适。故二者不宜同食。

✕ 鸡肉+鲫鱼 产生复杂的化学反应

相忌指数 ▮▮▯▯▯▯

鲫鱼甘温、性热，可下气利水；而鸡肉甘酸微温，可补中、益气、健脾。二者性味功能皆不合，且鸡肉与鱼肉都含有酶类、激素和氨基酸，二者同食，其化学反应颇为复杂，易影响身体健康。故二者不宜同食。

✕ 鸡肉+鲤鱼 影响身体健康

相忌指数 ▮▮▮▯▯▯

鸡肉甘温，可补中助阳；而鲤鱼甘平，可下气利水。二者虽性味不反，但功能相忌，二者同食影响身体健康。

✕ 鸡肉+虾 导致消化不良、肠胃不适

相忌指数 ▮▮▯▯▯▯

鸡肉性温，不易消化。虾与鸡肉同时食用，易导致消化不良，对肠胃不好，影响身体健康。

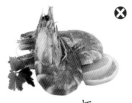

虾

人群宜忌

- ◎ 营养不良者
- ◎ 气血双亏以及面黄肌瘦者
- ◎ 产后体质虚弱或乳汁不足的女性
- ◎ 月经不调、白带增多的女性
- ◎ 神疲乏力者

- ✕ 感冒发热者
- ✕ 严重皮肤病患者
- ✕ 肥胖症患者
- ✕ 胆囊炎患者
- ✕ 胆石症患者

🛒 选购宜忌

◎ 购买鸡肉时，以肉厚、结实、具有光泽、外皮带有黄色、毛孔突出者为佳。

✕ 肉翅膀下有红针点或乌黑色，皮层打滑，用手轻拍，发出"噗噗"声，则可能是注水鸡肉，不宜购买。

🏠 储存宜忌

◎ 若要存放烹饪过的鸡肉，最好能将肉和配料或肉汁分开封装冷藏，并尽量在两天内吃完。

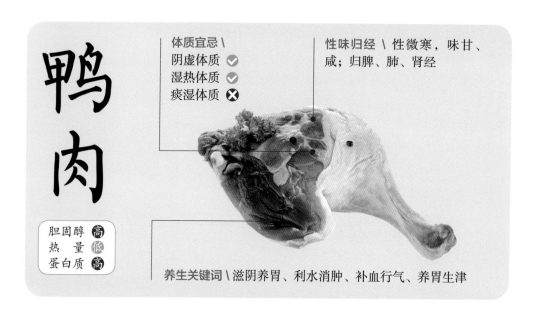

鸭肉

体质宜忌 \
阴虚体质 ✅
湿热体质 ✅
痰湿体质 ❌

性味归经 \ 性微寒，味甘、咸；归脾、肺、肾经

胆固醇 高
热 量 低
蛋白质 高

养生关键词 \ 滋阴养胃、利水消肿、补血行气、养胃生津

✅ 鸭肉+冬瓜　生血补血、促进食欲

相宜指数 ▋▋▋▋☐

冬瓜中含有丰富的叶酸，而叶酸有良好的补铁功效，可补血生血。与鸭肉同食，可预防贫血、促进食欲。

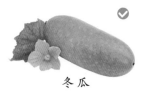

冬 瓜

✅ 鸭肉+干贝　促进人体健康

相宜指数 ▋▋▋▋☐

鸭肉有补气健脾、滋阴养胃的功效；干贝可滋阴补肾、和胃调中。二者搭配同食，可为人体提供丰富的营养，促进人体健康。

✅ 鸭肉+豆角　滋阴补虚、养胃益肾、清热利湿

相宜指数 ▋▋☐☐☐

鸭肉与豆角搭配同食，可滋阴补虚、养胃益肾、清热利湿，并可增强人体机能，促进健康。

✅ 鸭肉+沙参　滋阴开胃、化痰利膈

相宜指数 ▋▋▋▋☐

鸭肉性凉无毒，有滋阴补血的强大功效；沙参则性微寒，可养胃、生津、润肺、滋阴。二者功能相近，搭配同食，可有效缓解肺热干咳、咳喘等症状，并具有滋补全身的功效。

✅ 鸭肉+芥菜　滋阴宣肺

相宜指数 ▋▋▋☐☐

鸭肉可滋补阴液、利尿消肿，芥菜可宣肺化痰、温中理气。二者搭配同食，营养全面，具有滋阴宣肺的作用，对营养不良、咳嗽痰滞及虚性水肿等有一定的辅助食疗效果。

✅ 鸭肉+桂花　滋阴补虚、化痰散瘀、利尿消肿

相宜指数 ▋▋▋▋▋

桂花性味辛温，具有化痰、散瘀的功效。鸭肉具有滋阴补虚、利尿消肿之功效。二者搭配合用，可滋阴补虚、化痰散

瘀、利尿消肿，尤其适合于阴虚、多痰、水肿等食用。

◎ 鸭肉+金银花　滋润肌肤

相宜指数 ▮▮▮▯▯

鸭肉有消肿、解热毒及恶疮的功效；金银花具有清热解毒、滋润肌肤、消除面部暗疮等多种皮肤病的功能。二者同食，有助于改善多种肌肤问题。

◎ 鸭肉+柠檬　解鸭肉的油腻

相宜指数 ▮▮▮▮▯

鸭肉味甘微咸、无毒，入脾，具有清虚劳之热、补血行之水、养胃生津、止咳息惊等功效；柠檬气味清爽，则可解鸭肉的油腻，增强鸭肉的功效。

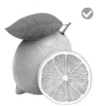
柠檬

◎ 鸭肉+山药　滋阴养胃、清肺利尿、消肿补血

相宜指数 ▮▮▮▯▯

鸭肉与山药营养丰富，二者搭配食用，不仅可滋阴养胃、清肺利尿、消肿补血，还能健脾止渴、固肾益精、养阴生津、清热凉血，辅助食疗效果颇佳。故二者适宜搭配同食。

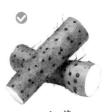
山药

◎ 鸭肉+豆豉　降低体内的脂肪

相宜指数 ▮▮▮▮▯

鸭肉营养丰富，但是脂肪含量很高；豆豉能补充人体所需蛋白质，又可预防营养过剩。鸭肉和豆豉搭配同食，可以降低人体体内的脂肪。

✖ 鸭肉+鳖肉　引发水肿、泄泻

相忌指数 ▮▮▮▯▯

鸭肉与鳖肉均属凉性，若二者一起食用，易引发阴盛阳虚、水肿、泄泻，有损人体健康。故二者不宜同食。

人群宜忌

- ◎ 体内有热、上火者
- ◎ 水肿患者
- ◎ 糖尿病患者
- ◎ 肝硬化腹水者
- ◎ 肺结核患者
- ◎ 慢性肾炎患者
- ✖ 腹泻不止者
- ✖ 寒性痛经者
- ✖ 脾胃痛患者
- ✖ 病中有伤者

◔ 烹调宜忌

◎ 鸭肉中含氮浸出物丰富，所以味美。烹调时，只要加入少许盐，就能有效地溶出含氮浸出物，使肉汤的味道鲜美。

◎ 炖鸭肉时，可加入少许火腿或腊肉，以便于增加鸭肉的鲜香味。

🛒 选购宜忌

◎ 挑选鸭肉时，以肉厚、结实，具有光泽的肉品为佳。

✖ 如果用手指在鸭腔内膜上抠几下会流出水来，说明是注过水的鸭，不宜选购。

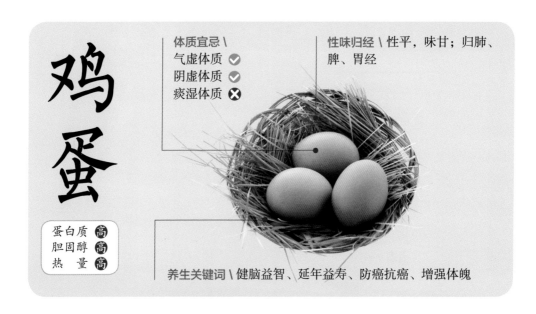

鸡蛋

**体质宜忌 **
气虚体质 ✓
阴虚体质 ✓
痰湿体质 ✗

性味归经 \\ 性平，味甘；归肺、脾、胃经

蛋白质 高
胆固醇 高
热　量 高

养生关键词 \\ 健脑益智、延年益寿、防癌抗癌、增强体魄

✓ **鸡蛋+枸杞子**　滋阴补肾、健脑明目

相宜指数 ▮▮▮▮▯

鸡蛋营养丰富，枸杞子具有滋补肝肾、益精明目、强筋壮骨的作用。二者同食，既可滋阴补肾、健脑明目，又可为人体补充所需的多种营养物质。

✓ **鸡蛋+羊肉**　促进新陈代谢、延缓衰老

相宜指数 ▮▮▯▯▯

鸡蛋与羊肉二者同食，不但可滋补身体，而且能够促进血液的新陈代谢、延缓衰老，对身体健康很有益处。

✓ **鸡蛋+百合**　滋阴润肺、镇静安神、益智健脑

相宜指数 ▮▮▮▯▯

鸡蛋能补血、宁心；百合味甘苦、性微寒，具有滋阴润肺、养心安神、滋养脾胃的功效。二者搭配同食，可滋阴润肺、镇静安

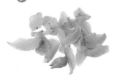

百合

神、益智健脑、增强体质。

✓ **鸡蛋+干贝**　提供全面营养

相宜指数 ▮▮▮▮▯

干贝营养丰富，是一种高蛋白、低脂肪的美味食品。而且干贝中含有丰富的

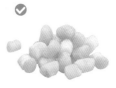

干贝

钙质，鸡蛋中含有大量的蛋白质，二者同时食用可为人体提供全面的营养。

✓ **鸡蛋+醋**　缓解动脉硬化、降低血脂

相宜指数 ▮▮▮▯▯

鸡蛋黄中的卵磷脂、甘油三酯、胆固醇和卵黄素，对神经系统和身体发育有积极的促进作用。与醋同食可以起到缓解动脉硬化、降低血脂的作用。

✗ **鸡蛋+白糖**　产生有毒化合物

相忌指数 ▮▮▮▮▮

加热后鸡蛋中的氨基酸与白糖之间会发生化学反应，生成一种叫糖基赖氨酸的

化合物，易破坏鸡蛋中的氨基酸成分，并产生有毒化合物。故二者不宜同食。

❌ 鸡蛋+柑橘 抑制蛋白质的吸收

相忌指数 ▮▮▮▯▯

鸡蛋富含蛋白 ❌ 质，若与柑橘同时食用，柑橘中的果酸会使鸡蛋中的蛋白质凝固，从而影响或抑制人体对蛋白质的消化和吸收，甚至产生诸多不良症状。

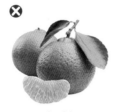

柑橘

❌ 鸡蛋+味精 掩盖鸡蛋的鲜味

相忌指数 ▮▮▯▯▯

鸡蛋含有与味精成分相同的大量的谷氨酸，若二者同食，既破坏和掩盖了鸡蛋的天然鲜味，又会浪费味精。故二者不宜搭配同食。

❌ 鸡蛋+豆类 降低人体对营养的吸收

相忌指数 ▮▮▮▯▯

鸡蛋与豆类不能同食，特别是黄豆蛋白粉会使血胆固醇明显上升。另外，鸡蛋中黏性蛋白易与豆类食物中的胰蛋白酶结合，产生一种不能被人体吸收的物质，大大降低人体对营养的吸收。

❌ 鸡蛋+红薯 易造成腹痛

相忌指数 ▮▮▮▯▯

鸡蛋和红薯都属于不易消化的食物，二者同食更加不利于消化，易给肠胃造成很大的压力，从而引发胃肠道疾

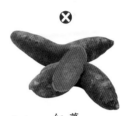

红薯

病，尤其极易造成腹痛，对身体健康产生极大的影响。所以二者不宜搭配同食。

❌ 鸡蛋+豆浆 有损健康

相忌指数 ▮▮▯▯▯

鸡蛋中含有黏性蛋白，易与豆浆中的胰蛋白酶结合，阻碍蛋白质的正常分解，阻碍人体对蛋白质的吸收，对人体健康造成一定损害。

人群宜忌

- ✅ 发育期的婴幼儿
- ✅ 营养不良、贫血患者
- ✅ 产后或病后的女性
- ❌ 患有高血压、高血脂、冠心病的老年人
- ❌ 肝炎患者
- ❌ 高热患者
- ❌ 腹泻患者
- ❌ 胆石症患者
- ❌ 皮肤生疮化脓患者

⚗ 烹调宜忌

✅ 搅拌鸡蛋时，应该将鸡蛋沿着一个方向搅打，并加入少许盐，这样可以确保鸡蛋更加鲜嫩。

❌ 鸡蛋不宜生吃，打蛋时也需提防沾染到蛋壳上的细菌。

🏠 储存宜忌

✅ 保存鸡蛋时，应将大头朝上，以便延长保存时间。

✅ 新鲜的鸡蛋在家最好放在冰箱中冷藏，温度一般在4℃左右，放在蛋托或纸格内，保鲜期3~4个月。

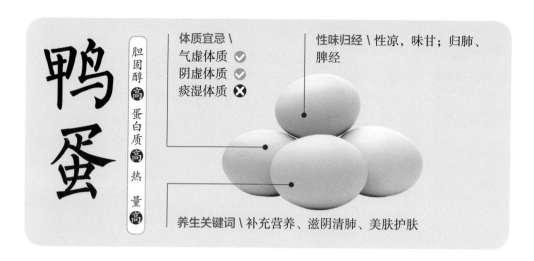

鸭蛋

胆固醇高 蛋白质高 热量高

**体质宜忌 **
气虚体质 ✅
阴虚体质 ✅
痰湿体质 ❌

**性味归经 ** 性凉，味甘；归肺、脾经

**养生关键词 ** 补充营养、滋阴清肺、美肤护肤

✅ **鸭蛋+马齿苋** 补益肠胃

相宜指数 ▓▓░░░

马齿苋可清热解毒、散瘀消肿，而且对大肠杆菌、伤寒杆菌、痢疾杆菌等均有抑制作用。与鸭蛋同食对肠胃大有益处。

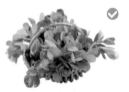

马齿苋 ✅

✅ **鸭蛋+百合** 清肺镇静

相宜指数 ▓▓░░░

百合有很好的止咳作用，并可增加肺脏内血液的灌流量，改善肺部功能。与鸭蛋同食可以起到清肺的强大作用。

❌ **鸭蛋+桑椹** 引起肠胃不适

相忌指数 ▓▓▓░░

一次性食用过量桑椹，不仅会导致鼻出血，还有可能引起肠炎。若与鸭蛋同食更会引起肠胃不适，对身体造成损害，所以鸭蛋尽量不要和桑椹同食。

人群宜忌

✅ 阴虚火旺者	❌ 脂肪肝患者	❌ 癌症患者
✅ 肺热咳嗽者	❌ 肾炎患者	❌ 高血压、高血脂及动脉粥样硬化患者
✅ 咽喉痛者	❌ 脾阳不足、寒湿下痢者	
❌ 心血管疾病患者		

🛒 **选购宜忌**

✅ 选购时，握住鸭蛋左右摇晃，不发出声音的就是好的鸭蛋。

🏠 **储存宜忌**

✅ 鸭蛋宜放入冰箱保存，放置时大头朝上，小头在下，这样益于保鲜鸭蛋。

医师叮咛

鸭蛋中含有大量的蛋白质，有养阴清肺、补心止热、润肺美肤、强壮体格的作用。鸭蛋经过碱化处理，就成为了松花蛋，它的矿物质含量较鸭蛋明显增加，脂肪含量有所降低，总热量也稍有下降。

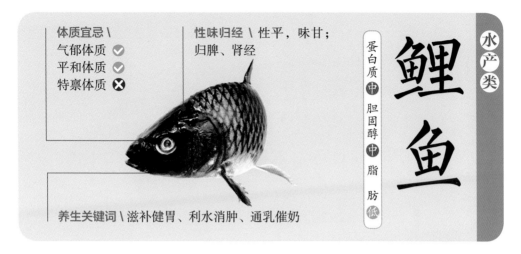

体质宜忌\
气郁体质 ✅
平和体质 ✅
特禀体质 ❌

性味归经 \ 性平，味甘；
归脾、肾经

蛋白质 中
胆固醇 中
脂 肪 低

水产类

鲤鱼

养生关键词 \ 滋补健胃、利水消肿、通乳催奶

✅ 鲤鱼+醋　除腥

相宜指数 ▮▮▯

鲤鱼与醋都有除湿、下气、消肿的作用，同食除湿效果更明显，还能除腥味。

✅ 鲤鱼+大枣　改善体质、驱除头风

相宜指数 ▮▮▯

将鲤鱼和大枣同煲，可改善体质，还有驱头风的作用，味道也会更加鲜美。

✅ 鲤鱼+冬瓜　滋补效果显著

相宜指数 ▮▮▮

鲤鱼与冬瓜同食，不仅是一道鲜美的汤品，还是对人体有益的滋补佳品。

✅ 鲤鱼+红豆　加强利水功效

相宜指数 ▮▯▯

红豆甘酸咸 ✅
冷，可下水肿、
利小便、解热
毒、散恶血；而
鲤鱼也能利水消肿。

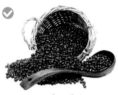

红豆

❌ 鲤鱼+咸菜　引发消化道癌

相忌指数 ▮▮▮

鲤鱼与咸菜同食后，咸菜中的亚硝酸盐与鲤鱼中的蛋白质会化合为亚硝胺，是一种致癌物质，经常食用易引发消化道癌。

❌ 鲤鱼+鸡蛋　降低补益效果

相忌指数 ▮▮▯

鲤鱼和鸡蛋不宜同时食用，补益效果会降低，利水作用会更强。

人群宜忌

✅ 食欲差、情绪低者
✅ 黄疸肝炎患者
✅ 产后乳汁少的女性
❌ 红斑狼疮患者

❌ 支气管哮喘患者
❌ 小儿腮腺炎患者
❌ 乙肝患者

⚕ 烹调宜忌

✅ 鲤鱼鱼腹两侧各有一条同细线一样的白筋，处理时去掉可除腥。

🛒 选购宜忌

✅ 挑选鲤鱼时，以颜色鲜艳、肉身有弹力、鱼鳃颜色鲜艳为宜。

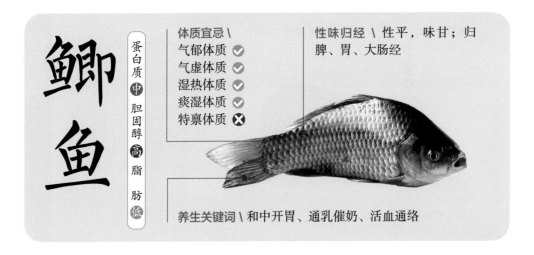

鲫鱼

蛋白质 中 胆固醇 高 脂肪 低

体质宜忌 \
气郁体质 ✅
气虚体质 ✅
湿热体质 ✅
痰湿体质 ✅
特禀体质 ❌

性味归经 \ 性平，味甘；归脾、胃、大肠经

养生关键词 \ 和中开胃、通乳催奶、活血通络

✅ 鲫鱼+莼菜　调中和胃、健脾利水、消炎解毒

相宜指数 ▮▮▮▮▯

鲫鱼与莼菜一同食用，对身体很有益处，有调中和胃、止呕止痛、健脾利水、消炎解毒、预防癌症的效果。

✅ 鲫鱼+香菇　透疹解毒、清利小便

相宜指数 ▮▮▮▮▯

鲫鱼营养丰富，香菇可滋补清肠。二者同食可透疹解毒、清利小便，所以二者宜一同食用。

✅ 鲫鱼+西红柿　有益健康

相宜指数 ▮▮▮▯▯

西红柿的营养价值很高，各种维生素含量均很丰富。与鲫鱼一同食用，对身体的补益功效十分显著。

✅ 鲫鱼+竹笋　促进人体健康

相宜指数 ▮▮▯▯▯

鲫鱼与竹笋搭配同食，可为人体提供丰富的营养，促进人体健康，适用于小儿麻疹、风疹、水痘初起等。

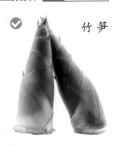

竹笋

❌ 鲫鱼+芥菜　易引发水肿

相忌指数 ▮▮▮▯▯

鲫鱼性属甘温，与性属辛辣的芥菜同食，易引发水肿症状。

人群宜忌		
✅ 肝硬化腹水患者	✅ 痔疮出血患者
✅ 产后缺乳的女性	✅ 慢性痢疾患者
✅ 脾胃虚寒患者	❌ 感冒发热患者
✅ 麻疹初期小儿	

♨ 烹调宜忌

✅ 鲫鱼清蒸或煮汤营养效果最佳。

❌ 若经煎炸则功效会大打折扣。

🛒 选购宜忌

✅ 选购鲫鱼时，以鱼眼睛略凸，眼球颜色黑白分明且有光泽者为佳。

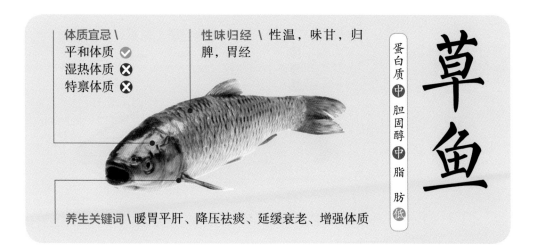

体质宜忌 \
平和体质 ✅
湿热体质 ❌
特禀体质 ❌

性味归经 \ 性温，味甘，归脾，胃经

蛋白质 中 胆固醇 中 脂肪 低

草鱼

养生关键词 \ 暖胃平肝、降压祛痰、延缓衰老、增强体质

✅ 草鱼+黑木耳　补虚利尿

相宜指数

黑木耳与草鱼 ✅
同食，脂肪含量低，
蛋白质含量高，可
补虚利尿，对身
体有益，尤其适合
减肥人群和老年体弱者食用。

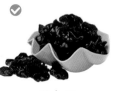

黑木耳

✅ 草鱼+豆腐　降低胆固醇

相宜指数

草鱼肉内含有较多的不饱和脂肪酸，豆腐中含有大量的黄豆异黄酮。二者搭配

同食，对于冠心病和脑梗死的预防和缓解很有帮助。

✅ 草鱼+醋　营养高、味道鲜

相宜指数

草鱼入冬后，处于半休眠状，不再吃食，腹内粪便较少，肌厚肉紧，最适合用醋腌制酸鱼，不但味道好且营养价值高。

✅ 草鱼+油条　护眼明目

相宜指数

草鱼味甘性温，与油条搭配同食，可以护眼明目，适用于老年人温补强身、强身健体。

人群宜忌

✅ 体质虚弱、气血不足、营养不良患者
✅ 生产造成的气血双亏者
✅ 乳汁不足的女性

❌ 有过敏史的患者
❌ 荨麻疹患者
❌ 慢性湿疹患者
❌ 皮肤瘙痒患者

◇ 烹调宜忌

❌ 烹调草鱼时不宜调入味精，味道一样鲜美。

❌ 烹调时间不宜过长，用低温炒至鱼肉变白即可。

医师叮咛

草鱼中含有的营养成分较多，能为人体提供全面的美肤、美容所需的营养成分，可保持美丽面容。

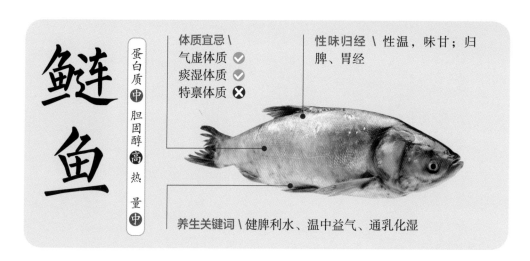

鲢鱼

蛋白质 **中** 胆固醇 **高** 热量 **中**

体质宜忌 \
气虚体质 ✅
痰湿体质 ✅
特禀体质 ❌

性味归经 \ 性温，味甘；归脾、胃经

养生关键词 \ 健脾利水、温中益气、通乳化湿

✅ **鲢鱼+豆腐** 补脑、解毒、美容

相宜指数 ▰▰▰▱▱

鲢鱼是温中补气、暖胃、润泽肌肤的养生食品，与豆腐同食可补脑、解毒、美容、健脾。

✅ **鲢鱼+白萝卜** 利水通乳、消肿减肥

相宜指数 ▰▰▰▱▱

鲢鱼与白萝卜搭配同食可利水、消肿、减肥、通乳，是一种很有益身体的搭配。

✅ **鲢鱼+青椒** 健脑益智、养目润肠

相宜指数 ▰▰▰▱▱

青椒富含维生素C，对菜肴中的铁、钙有促进吸收的作用，与鲢鱼同食可健脑益智、养目润肠。

✅ **鲢鱼+丝瓜** 补中益气、生血通乳

相宜指数 ▰▰▰▱▱

鲢鱼与丝瓜同食，可健脾、补中、益气、生血、通乳，对人体很有益处。

❌ **鲢鱼+西红柿** 影响营养物质的吸收

相忌指数 ▰▰▱▱▱

西红柿中的维生素C会对鱼肉里铜的释放产生抑制作用，妨碍人体对营养物质的吸收。

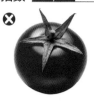

西红柿

❌ **鲢鱼+猪肉** 产生不良反应

相忌指数 ▰▱▱▱▱

猪肉与鲢鱼同时食用会产生不良反应，不利于健康，生活中应避免同食。

人群宜忌

✅ 营养不良者
✅ 肾炎水肿者
✅ 小便不利者
✅ 肝炎患者

❌ 甲状腺功能亢进患者
❌ 感冒发热患者
❌ 无名肿痛、瘙痒性皮肤病患者

🔥 **烹调宜忌**

✅ 若家里烧菜用的是铁锅，炸鱼之前一定

要将锅洗净，再用生姜擦锅或者在油内加入少许盐，以免在炸的过程中鱼皮粘锅。

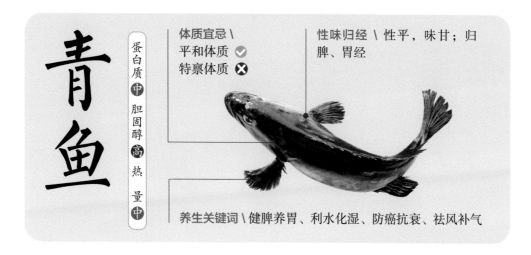

青鱼

蛋白质 中　胆固醇 高　热量 中

**体质宜忌 ** 平和体质 ✓ 特禀体质 ✗

**性味归经 ** 性平，味甘；归脾、胃经

**养生关键词 ** 健脾养胃、利水化湿、防癌抗衰、祛风补气

✓ **青鱼+银耳**　调理虚胖

相宜指数 ▰▰▱▱▱

青鱼与银耳一同食用，既可以保证食者的正常营养、滋补身体，又不会添脂、增重，还能对虚胖者进行合理调养。

✓ **青鱼+韭菜**　改善脚气

相宜指数 ▰▰▱▱▱

青鱼中含有核酸及锌等微量元素，有增强体质、延缓衰老的作用。青鱼与韭菜一同煮食，不但营养丰富，还可以缓解脚气。

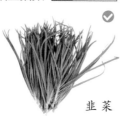

韭菜 ✓

✗ **青鱼+咸菜**　引起消化道癌肿

相忌指数 ▰▰▱▱▱

青鱼养肝益肾、补气化湿、消腹胀水肿，滋补作用较强，但与咸菜相忌。二者一同食用，可能会引起消化道癌肿。

✗ **青鱼+芦荟**　有损健康

相忌指数 ▰▱▱▱▱

芦荟性寒味苦，有通便清热、杀虫等功效。但它与青鱼相忌，为了身体健康，二者不宜同时食用。

✗ **青鱼+李子**　对健康不利

相忌指数 ▰▰▱▱▱

青鱼性平味甘，具有祛湿养胃的功效，而李子则生热助湿，二者功效相克，故食用青鱼后不宜在短时间内食用李子。

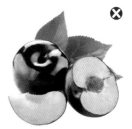

✗

李子

人群宜忌

- ✓ 各种类型的水肿患者
- ✓ 肝炎患者
- ✓ 肾炎患者
- ✓ 脾胃虚弱、营养不良者
- ✓ 高血脂、高胆固醇患者
- ✓ 动脉硬化患者

- ✗ 癌症患者
- ✗ 红斑狼疮患者
- ✗ 淋巴结核患者
- ✗ 支气管哮喘患者
- ✗ 多种皮肤病患者

鳝鱼

体质宜忌 \
气虚体质 ✓
阳虚体质 ✓
痰湿体质 ✓
特禀体质 ✗

性味归经 \ 性温，味甘；归肝、脾、肾经

蛋白质 高
胆固醇 高
热 量 低
脂 肪 低

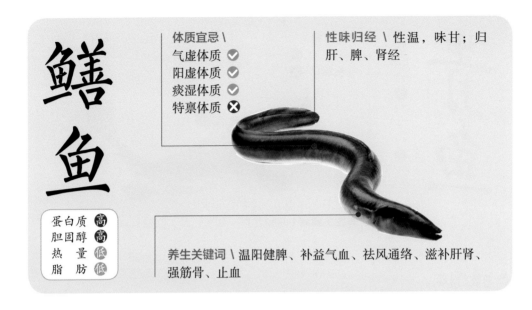

养生关键词 \ 温阳健脾、补益气血、祛风通络、滋补肝肾、强筋骨、止血

✓ 鳝鱼+木瓜　提鲜味、促吸收

相宜指数

把鳝鱼和木瓜一同烹调，不但可以提高鲜味且能促使人体吸收更多、更全面的营养。

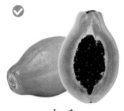

木瓜

✓ 鳝鱼+青椒　降血糖

相宜指数

青椒与鳝鱼同时食用，对糖尿病患者能起到很好的降血糖作用，故青椒与鳝鱼相宜。糖尿病患者可以经常这样搭配食用。

✓ 鳝鱼+金针菇　补中益血

相宜指数

金针菇中含有一种火菇菌素，具有良好的抗癌作用，且金针菇鲜、嫩、滑、脆，四味绝佳。与鳝鱼一同食用可补中益血，增加食欲。

✓ 鳝鱼+韭菜　补益全身

相宜指数

鳝鱼鲜嫩、韭菜香浓，鳝鱼与韭菜一同搭配烹制，不但口感好且对身体有益，适于搭配同食。

✓ 鳝鱼+藕　强肾壮阳、维持酸碱平衡

相宜指数

鳝鱼与藕都含有丰富的营养物质，二者荤素搭配食用，既能滋养身体，又能维持人体酸碱平衡，是强肾壮阳的辅助食疗良方，对体倦、乏力等有一定的缓解功效。

✓ 鳝鱼+松子　美容养颜

相宜指数

松子含有丰富的维生素E和铁，不仅可以减轻疲劳，还能延缓细胞老化、保持青春美丽、改善贫血。

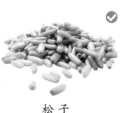

松子

❌ **鳝鱼+柿子** 损害健康

相忌指数 ▮▮▮▯▯

鳝鱼含有丰富的营养价值，含有人体所需的多种氨基酸，味道鲜美，但是鳝鱼不能与柿子一同食用，否则会对人体健康产生诸多损害。

❌ **鳝鱼+菠菜** 导致腹泻

相忌指数 ▮▮▮▯▯

鳝鱼的食物药性味甘温，可补中益气、除腹中冷气；而菠菜性凉滑利、下气润燥。二者性味、功能皆不相协调，而且鳝鱼多脂，菠菜冷滑，同食极易导致腹泻。

❌ **鳝鱼+葡萄** 降低原有的营养价值

相忌指数 ▮▮▯▯▯

鳝鱼含有丰富的蛋白质和钙等营养成分；葡萄含有较多的鞣酸，鞣酸可以与鳝鱼中的钙结合生成一种新的不易消化的物质，降低鳝鱼原有的营养价值，故二者不宜同食。

❌ **鳝鱼+山楂** 损害健康

相忌指数 ▮▮▮▯▯

鳝鱼性温，可以补中益气，对虚损、血气不调、风湿等病症有一定的缓解作用。但鳝鱼与山楂中的鞣酸相忌，故二者不宜同时食用。

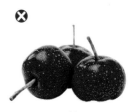

山楂

❌ **鳝鱼+南瓜** 损害健康

相忌指数 ▮▮▮▯▯

鳝鱼与南瓜相忌，若二者搭配同食，会对身体健康产生损害。故二者不宜搭配同食。

❌ **鳝鱼+狗肉** 温热助火

相忌指数 ▮▮▮▮▯

鳝鱼与狗肉若搭配同食，性温热易助火，且作用很强，对人体健康极为不利。故二者不可同食。

人群宜忌

- ✅ 身体虚弱、气血不足者
- ✅ 风湿病患者
- ✅ 糖尿病患者
- ✅ 高血脂患者
- ✅ 冠心病患者
- ✅ 动脉硬化患者

- ❌ 皮肤瘙痒患者
- ❌ 支气管哮喘患者
- ❌ 淋巴结核患者
- ❌ 癌症患者
- ❌ 红斑狼疮患者

♨ 烹调宜忌

✅ 将鳝鱼背朝下放在砧板上，然后用刀背由上至下拍打一遍，这样可以使烹调时受热均匀，以便于更好地入味。拍打过程中，建议用力稍大一些。

🛒 选购宜忌

✅ 挑选鳝鱼时，以表皮柔软、颜色灰黄、肉质细致、闻起来没有臭味者为佳。

✅ 鳝鱼最好能买新鲜的。

❌ 死久了的鳝鱼有毒不宜购买。

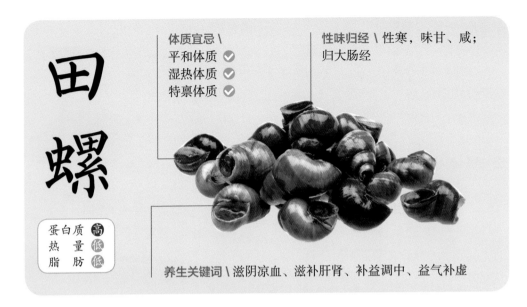

田螺

体质宜忌 \
平和体质 ✓
湿热体质 ✓
特禀体质 ✓

性味归经 \ 性寒，味甘、咸；
归大肠经

蛋白质 高
热 量 低
脂 肪 低

养生关键词 \ 滋阴凉血、滋补肝肾、补益调中、益气补虚

✓田螺+大葱　清热解酒

相宜指数 ▐▐▐□□

田螺与大葱相宜，二者同食可清热解酒，轻微酒精中毒者可以这样搭配食用，对健康有益。

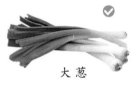

大葱 ✓

✓田螺+盐　通利小便

相宜指数 ▐▐□□□

田螺与盐相宜，二者同食可利便，适合小便淋沥不畅者搭配食用，对身体有益。

✓田螺+枸杞子+白菜　补肝益肾

相宜指数 ▐▐▐□□

田螺与枸杞子、白菜搭配食用，可补肝肾、清热解毒。对急性肝炎患者有一定的辅助食疗作用。

✓田螺+红酒　除湿解毒、清热利水

相宜指数 ▐▐▐□□

田螺与红酒搭配食用，既能除湿解毒，又可清热利水。适用于痔疮、脱肛、子宫脱垂等。

✓田螺+青椒　中和寒性

相宜指数 ▐▐▐▐□

田螺性寒，多吃易致腹泻；而青椒性热，可控制肠胃温度，促消化，起到中和田螺寒性的目的。

✗田螺+香瓜　引发腹痛

相忌指数 ▐▐▐▐▐

香瓜性寒，十二指肠溃疡、慢性胃炎等患者应慎用或忌用，且香瓜与田螺同食会引发腹痛。

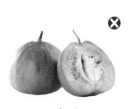

香瓜 ✗

✗田螺+黑木耳　导致消化不良

相忌指数 ▐▐▐▐□

黑木耳中的类脂质及胶质与田螺中的一些生物活性物质易产生不良反应，同食不利消化。

❌田螺+柿子　导致胃部不适

相忌指数 ▮▮▯▯

田螺与柿子不宜同食，否则会影响消化吸收，导致胃部不适，二者宜避免同食。

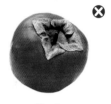

柿子

❌田螺+蚕豆　导致腹胀

相忌指数 ▮▮▮▯

田螺性冷寒，蚕豆性滞。二者同食，易使人腹胀，且极易引发肠绞痛。

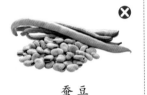

蚕豆

❌田螺+牛肉　引起腹胀

相忌指数 ▮▮▮▯

田螺与牛肉一同食用易引起腹胀，难以消化，尤其是胃溃疡和胃炎的患者更应忌食。

❌田螺+蛤蜊　引起中毒

相忌指数 ▮▮▮▮

田螺与蛤蜊都是水产品，都是性寒之物，同食会引起中毒，对身体不利。故不可同食。

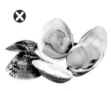

蛤蜊

❌田螺+玉米　容易中毒

相忌指数 ▮▮▮▮

田螺与玉米相忌，若二者同食容易中毒，对身体极为不利。若不小心中毒，可用地浆水解毒。

人群宜忌

✅ 肥胖者	✅ 干燥综合征患者	❌ 经期女性
✅ 高血脂患者	✅ 醉酒者	❌ 产后不久的女性
✅ 黄疸患者	❌ 风寒感冒患者	
✅ 水肿患者	❌ 便溏腹泻患者	
✅ 糖尿病患者	❌ 胃寒病患者	

烹调宜忌

✅ 田螺烹调时要煮熟煮透，最好烧煮10分钟以上，以杀死寄生虫，防止病菌和寄生虫感染。

✅ 田螺买回来后宜用清水养一两天，每天换一次水，让田螺把体内废物排净。

✅ 在烹调之前，要将小的以及死的田螺挑选出来。

✅ 烹调时，要先将田螺放入沸水中汆烫，以便去除田螺的土腥气。

医师叮咛

田螺的主要营养成分有蛋白质、脂肪、碳水化合物、维生素A、维生素B$_1$、维生素B$_2$、维生素D、烟酸、钙、磷、铁等，对目赤、黄疸、脚气等疾病有食疗作用。田螺的蛋白质中含有人体必需的8种氨基酸，而脂肪含量较低，是一种高蛋白、低脂肪食物。另外，田螺中钙的含量非常丰富，仅次于虾皮。

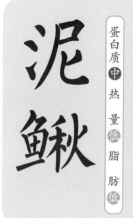

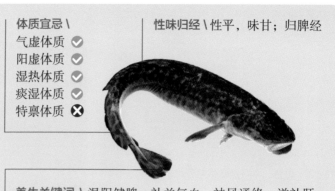

泥鳅

蛋白质 中 热量 低 脂肪 低

**体质宜忌 **
气虚体质 ✓
阳虚体质 ✓
湿热体质 ✓
痰湿体质 ✓
特禀体质 ✗

**性味归经 ** 性平，味甘；归脾经

**养生关键词 ** 温阳健脾、补益气血、祛风通络、滋补肝肾、强健筋骨

✓ **泥鳅+豆腐** 加强补益功效

相宜指数 ▐▐▐▐▐□

泥鳅中含有丰富的生物活性物质，豆腐亦营养丰富，同时食用能大大加强对人体的补益功效。

✓ **泥鳅+黑木耳** 补气养血、健体强身

相宜指数 ▐▐▐▐□

泥鳅与黑木耳一同食用，有补气养血、健体强身的功效，适合气血虚弱者及老年人进补食用。

✗ **泥鳅+黄瓜** 抑制消化和吸收

相忌指数 ▐▐□□□

泥鳅与黄瓜同食，不利于营养物质的消化和吸收，故二者不宜搭配同食。

✗ **泥鳅+蟹** 引起中毒

相忌指数 ▐▐▐▐□

泥鳅性温补；而蟹药性冷利，二者功能相反，若同时食用会引起中毒现象。

✗ **泥鳅+狗肉** 导致阴虚火盛

相忌指数 ▐▐▐□□

泥鳅有补中益气、祛除湿邪、解酒等作用。但不宜与狗肉同食，二者营养功能不同，反应复杂，易导致阴虚火盛。

✗ **泥鳅+茼蒿** 影响消化吸收

相忌指数 ▐▐□□□

泥鳅不宜与茼蒿一同食用，二者同食会降低营养价值，且影响消化吸收，损害健康。

人群宜忌

✓ 脾胃虚寒患者
✓ 营养不良患者
✓ 体虚盗汗患者
✓ 癌症患者

✓ 中老年人
✓ 高血压患者
✓ 心脑血管疾病患者

烹调宜忌

✓ 烹饪之前，宜往水里放点大葱或者青椒浸泡泥鳅半天，这样泥鳅就会吐掉体内脏污的泥沙。

✗ 不要贸然尝试生食泥鳅，否则会给健康带来危害。

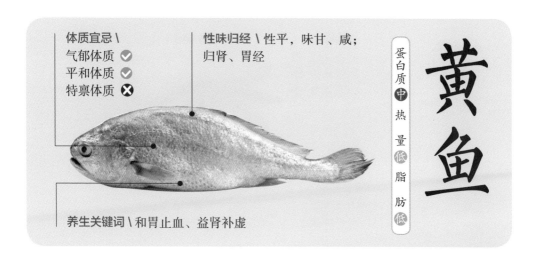

**体质宜忌 **
气郁体质 ✓
平和体质 ✓
特禀体质 ✗

**性味归经 ** 性平，味甘、咸；
归肾、胃经

蛋白质 中 热量 低 脂肪 低

黄鱼

**养生关键词 ** 和胃止血、益肾补虚

✓ **黄鱼+莼菜** 补益全身

相宜指数 ▰▰▰▱▱

莼菜又名水葵，颜色碧绿，含有丰富的蛋白质和维生素，是一种珍贵的水生蔬菜，与黄鱼一同烹煮对身体有益。

✓ **黄鱼+乌梅** 改善大肠癌

相宜指数 ▰▰▰▱▱

黄鱼含有17种氨基酸，是癌、瘤患者理想的蛋白质补充剂，用黄鱼加乌梅熬煮食用对大肠癌患者有一定的食疗功效。

✓ **黄鱼+芥菜** 补益身体

相宜指数 ▰▰▱▱▱

黄鱼与芥菜同食，动、植物蛋白可以互补，营养十分丰富，对身体有益。

✓ **黄鱼+竹笋** 增加营养和口感

相宜指数 ▰▰▱▱▱

黄鱼鲜美，竹笋脆嫩，搭配在一起食用不但口感好且营养丰富。

✗ **黄鱼+荞麦** 导致消化不良

相忌指数 ▰▰▰▰▱

荞麦性寒，食用后不易消化；而黄鱼含有脂肪。二者搭配食用后，易引起消化不良、积食不化等，对健康有害。

✗ **黄鱼+洋葱** 易生结石

相忌指数 ▰▰▰▱▱

黄鱼与洋葱二者同食，不但会降低蛋白质的吸收，而且容易形成结石。故二者不宜搭配食用。

人群宜忌

✓ 贫血头晕患者
✓ 体虚患者
✓ 食欲不振者
✓ 癌症患者

✓ 破伤风患者
✗ 哮喘患者
✗ 皮肤过敏者

♨ 烹调宜忌

✓ 清洗黄鱼时，不需要剖腹，可以用筷子从口中搅出肠，再用清水清洗几遍。

🛒 选购宜忌

✓ 体形较肥、鱼肚鼓鼓者为鲜品，可多选购。

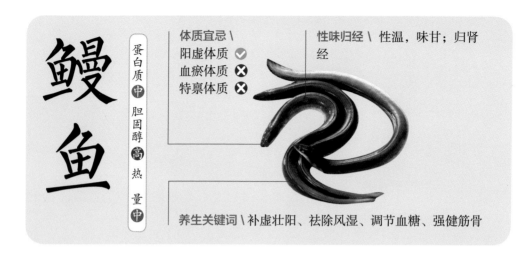

鳗鱼

蛋白质 中
胆固醇 高
热量 中

**体质宜忌 **
阳虚体质 ✅
血瘀体质 ❌
特禀体质 ❌

**性味归经 ** 性温，味甘；归肾经

**养生关键词 ** 补虚壮阳、祛除风湿、调节血糖、强健筋骨

❌ **鳗鱼＋牛肝** 产生不良的化学反应

相忌指数 ▮▯▯▯▯

鳗鱼若与牛肝同食会产生一种对人体不利的化学反应。经常食用的话会对人体造成一定损害。

❌ **鳗鱼＋白果** 引起中毒

相忌指数 ▮▮▯▯▯

鳗鱼含有丰富的维生素A、维生素E及多元不饱和脂肪酸等，一向被视为滋补之佳品。但同白果同食易引起中毒。

❌ **鳗鱼＋醋** 引发中毒

相忌指数 ▮▮▯▯▯

鳗鱼与醋相忌，若二者同食会引起中毒，对人体很不利。若不小心食用后可以用黑豆、甘草来缓解。

❌ **鳗鱼＋乌梅** 导致腹泻

相忌指数 ▮▮▮▯▯

腹泻患者食用鳗鱼后会加重病情，而干乌梅食用过多也容易引起腹泻。二者一起食用，不但

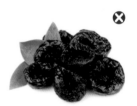

乌 梅

容易引起并加重腹泻，还有中毒的可能。

人群宜忌

✅ 贫血患者	✅ 夜盲症患者	❌ 皮肤瘙痒患者
✅ 肺结核患者	❌ 风寒感冒发热患者	❌ 癌症患者
✅ 自主神经紊乱患者	❌ 高血压患者	❌ 泄泻者
✅ 阳痿患者	❌ 糖尿病患者	❌ 红斑狼疮患者
✅ 体弱带下的女性	❌ 肥胖患者	
✅ 肺痨患者	❌ 支气管哮喘患者	

🕯 **烹调宜忌**

✅ 烹调时，先用酱油、胡椒、糖和料酒等调料将鳗鱼腌渍一会儿，再进行煎炸。

🛒 **选购宜忌**

✅ 表皮柔软、肉质细嫩、无异味者多半为新鲜鳗鱼，可以选购。

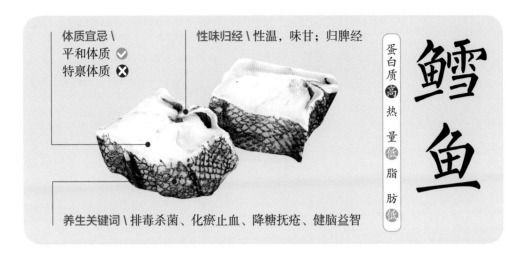

体质宜忌 \
平和体质 ✅
特禀体质 ❌

性味归经 \ 性温，味甘；归脾经

蛋白质 高 热量 低 脂肪 低

鳕鱼

养生关键词 \ 排毒杀菌、化瘀止血、降糖抚疮、健脑益智

✅ **鳕鱼+咖喱** 补虚损、促消化

相宜指数 ▰▰▰▱▱

鳕鱼与咖喱搭配同食，人体更容易消化，适合体质虚弱者调养身体，也可作为幼儿营养补充食品。

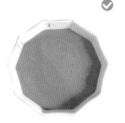

咖喱

✅ **鳕鱼+青椒** 增进食欲

相宜指数 ▰▰▱▱▱

鳕鱼肉质肥厚，若与青椒同食，不但香辣可口，增进食欲，还极富营养，对人体健康大有好处。故二者可搭配同食。

✅ **鳕鱼+牛奶** 促进骨骼和牙齿的生长

相宜指数 ▰▰▰▰▱

鳕鱼中富含维生素D，可以促进人体对钙的吸收，而牛奶中含钙量丰富，故鳕鱼和牛奶同食，可以增加人体对钙的吸收，促进骨骼和牙齿的生长。

✅ **鳕鱼+白菜** 均衡营养

相宜指数 ▰▰▱▱▱

鳕鱼中的营养成分丰富，但是维生素C的含量相对缺乏，而白菜中富含维生素C以及膳食纤维，故二者同食，可以均衡营养，对身体有益。

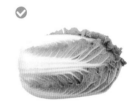

白菜

❌ **鳕鱼+香肠** 引起肝硬化、口腔癌等

相忌指数 ▰▰▰▱▱

鳕鱼含有丰富的胺类物质；香肠含有亚硝酸盐，二者同食易引起肝硬化、口腔癌等。

人群宜忌

✅ 糖尿病患者
✅ 肠燥便秘者
✅ 肺燥干咳者
✅ 体虚者

✅ 心血管疾病患者
❌ 痛风患者
❌ 尿酸过高者

93

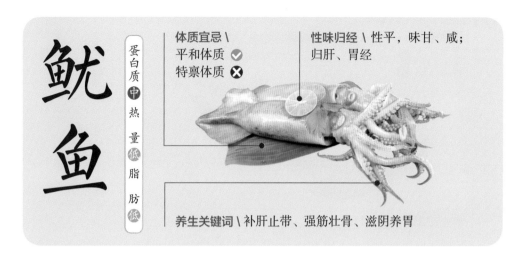

鱿鱼

蛋白质 中
热量 低
脂肪 低

体质宜忌 \
平和体质 ✓
特禀体质 ✗

性味归经 \ 性平，味甘、咸；
归肝、胃经

养生关键词 \ 补肝止带、强筋壮骨、滋阴养胃

✓ **鱿鱼+猪蹄** 补气养血

相宜指数 ▮▮▮▮▯

鱿鱼和猪蹄搭配同食对人体有益，可补气养血。故日常生活中不妨多尝试一下这种搭配方式。

✓ **鱿鱼+竹笋** 增加菜肴的鲜味

相宜指数 ▮▮▮▮▯

鱿鱼与竹笋同食，不但营养互补，且能增加菜肴的鲜味，真是一举两得的搭配。

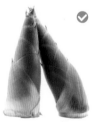

竹笋

✓ **鱿鱼+黄瓜** 均衡营养

相宜指数 ▮▮▮▮▯

鱿鱼富含蛋白质及多种微量元素，与黄瓜搭配食用，能为人体提供更为均衡、全面的营养。

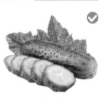

黄瓜

✓ **鱿鱼+黑木耳** 造血排毒

相宜指数 ▮▮▮▮▯

鱿鱼有滋阴养胃、补虚泽肤的功效，对肝脏具有解毒、排毒的功效；黑木耳富含铁，造血功能极强。二者同食特别适用于女性。

人群宜忌

✓ 骨质疏松症患者
✓ 生长发育迟缓的青少年
✓ 缺铁性贫血者
✓ 月经不调的女性

✓ 产后头疼者
✗ 脾胃虚寒者
✗ 湿疹、荨麻疹患者
✗ 心血管疾病患者

♨ 烹调宜忌

✓ 鱿鱼中的胆固醇只存在于内脏中，烹调前宜将内脏去除。

✓ 烹调时宜大火快炒。

🛒 选购宜忌

✓ 选购时，无刺鼻的霉味，鱼干体形完整、光滑洁净、表面微有些白粉、口感清爽的为好。

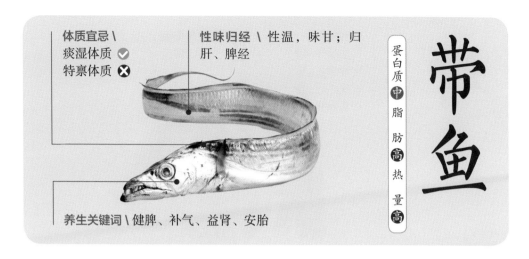

体质宜忌 \
痰湿体质 ✓
特禀体质 ✗

性味归经 \ 性温，味甘；归
肝、脾经

蛋白质中脂肪高热量高

带鱼

养生关键词 \ 健脾、补气、益肾、安胎

✓ **带鱼+豆腐** 补虚、促进营养吸收

相宜指数 ▮▮▮▯▯

带鱼含有丰富的优质蛋白质、不饱和脂肪酸、DHA和维生素A、维生素D，可补虚劳。与豆腐同食，人体能吸收更全面的营养。

✓ **带鱼+白菜** 补虚、增强免疫力

相宜指数 ▮▮▯▯▯

带鱼含有丰富的营养。白菜有养胃生津、清热解毒的功效。二者同食，营养更

丰富，可增强免疫力。

✓ **带鱼+苦瓜** 缓解肝病

相宜指数 ▮▮▮▯▯

带鱼与苦瓜同食，有保护肝脏、降酶的功效，非常适合肝病患者及转氨酶升高者食用，对身体健康有益。

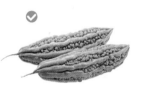

苦瓜

人群宜忌

✓ 高血压患者
✓ 心脏病患者
✗ 溃疡患者
✗ 脑卒中患者

✗ 哮喘患者
✗ 疥疮、湿疹等皮肤病患者
✗ 皮肤过敏者

○ 烹调宜忌

✓ 带鱼本身的腥气较重，所以较适宜红烧或糖醋。

✓ 既可以用卤、冻等方法制成冷菜，又可以炸、煎、炖，制成热菜。

✗ 鱼身表面的银白色油脂具有防癌抗癌的药用价值，不宜去除。

医师叮咛

带鱼的脂肪含量高于一般鱼类，且多为不饱和脂肪酸，这种脂肪酸的碳链较长，具有降低胆固醇的作用；其全身的鳞和银白色油脂层中还含有一种抗癌成分——6-硫代鸟嘌呤，可辅助治疗白血病、胃癌、淋巴肿瘤等。

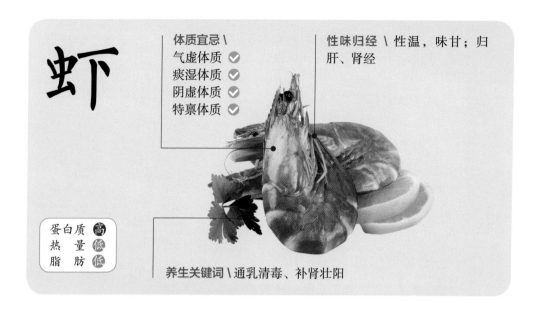

虾

**体质宜忌 **
气虚体质 ✓
痰湿体质 ✓
阴虚体质 ✓
特禀体质 ✓

**性味归经 ** 性温，味甘；归肝、肾经

蛋白质 **高**
热　量 **低**
脂　肪 **低**

**养生关键词 ** 通乳清毒、补肾壮阳

✓ **虾+大葱** 益气、下乳

相宜指数 ▰▰▱▱

虾的营养价值很高，口感也好，与大葱同食还能起到益气、下乳的作用，适用于产后缺乳的女性。

✓ **虾+香菜** 益气祛痘

相宜指数 ▰▰▱▱

虾与香菜同食可以益气抚痘，水痘出发不畅者可以搭配同食，效果不错。

✓ **虾+豆苗** 滋阴益精、促进食欲

相宜指数 ▰▰▱▱

虾与豆苗一同食用对体质阴寒、低血压、食欲不振、精力衰退等均有良好的辅助食疗效果。

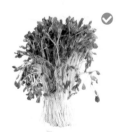

豆苗

✓ **虾+豆腐** 营养丰富

相宜指数 ▰▰▱▱

豆腐中含有丰富的蛋白质；虾中含有

多种微量元素。二者同食，适合高血压、动脉硬化患者食用。

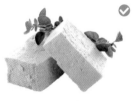

豆腐

✓ **虾+白菜** 益气润燥

相宜指数 ▰▰▱▱

白菜有解渴利尿、通利肠胃的功效，与虾搭配食用，可起到益气润燥的作用。

✗ **虾+猪肉** 耗人阴精

相忌指数 ▰▰▱▱

虾与猪肉一同食用可能会耗人阴精，不利于健康。所以，二者不宜同食。

✗ **虾+黄瓜** 引发痢疾

相忌指数 ▰▱▱▱

虾与黄瓜同食易引发痢疾，对健康不利。日常生活中应格外注意。

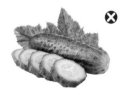

黄瓜

✕虾+猕猴桃　有损健康

相忌指数

猕猴桃性寒细嫩多汁、酸甜宜人，营养极为丰富，虾性温，二者同食会损害健康。

✕虾+青椒　引起中毒

相忌指数

虾与青椒一同食用，不但降低虾的营养价值，而且可能引起中毒，故二者不能同食。

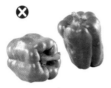

青椒

✕虾+苦瓜　引起中毒

相忌指数

苦瓜富含维生素C，而虾与含维生素

C高的食物在两小时内先后食用易中毒。

✕虾+菜花　引起中毒

相忌指数

同苦瓜一样，菜花也是维生素C含量很高的食物，与虾同食易引发中毒。

✕虾+茶叶　对肠胃不好

相忌指数

虾中含有丰富的蛋白质；茶叶中含有大量的单宁酸。二者搭配食用，单宁酸会使蛋白质凝结，刺激肠胃，容易引起腹泻、腹痛等。

✕虾+柿子　引起肠胃不适

相忌指数

柿子中含有丰富的鞣酸，容易使虾中的蛋白质产生凝固，引起肠胃不适。

人群宜忌

✓ 患有不育症的男性	✓ 孕妇	✕ 痤疮患者
✓ 产后缺乳的女性	✓ 骨质疏松患者	✕ 过敏性鼻炎患者
✓ 水痘患者	✓ 高血脂患者	✕ 支气管哮喘患者
✓ 因缺钙导致小腿抽筋的老年人	✓ 动脉硬化患者	
	✕ 急性炎症患者	

♲ 烹调宜忌

✓ 清洗虾时，宜先用流动的水冲，然后再泡入水中，用指腹将虾身搓洗干净，并剔除其背部的沙肠。

🛒 选购宜忌

✓ 新鲜的虾一般体形完整、色泽青绿、外壳硬实、头和身体紧紧相连、肉质细嫩。
✕ 肉质疏松，颜色泛红、闻之有浓郁腥味的虾不宜选购。

🏠 储存宜忌

✓ 虾买回来后最好当天食用完，若要保存，可将虾洗净后，装进保鲜袋放入冰箱冷冻一两天。

医师叮咛

虾的肉质和鱼一样松软，容易消化，不失为老年人食用的营养佳品，对健康极有裨益，同时对身体虚弱以及病后需要调养的人也是极好的滋补食物。

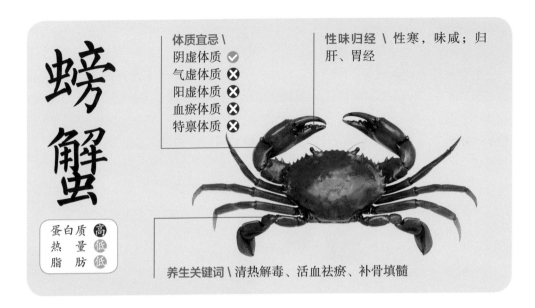

螃蟹

体质宜忌 \
阴虚体质 ✓
气虚体质 ✗
阳虚体质 ✗
血瘀体质 ✗
特禀体质 ✗

性味归经 \ 性寒，味咸；归肝、胃经

蛋白质 高
热 量 低
脂 肪 低

养生关键词 \ 清热解毒、活血祛瘀、补骨填髓

◉ 蟹+大蒜　养精、益气、解毒

相宜指数 ▰▰▰▱▱

蟹与大蒜一同食用可养精、益气、解毒。一般人均可食用，对人体有益无害。

◉ 蟹+鸡蛋　营养美味

相宜指数 ▰▰▰▱▱

蟹与鸡蛋都是富有营养的食物，二者一同食用，其所含蛋白质组合可以相得益彰，美味又营养。

◉ 蟹+白萝卜+胡椒粉　提供丰富营养

相宜指数 ▰▰▱▱▱

蟹膏软肉厚，如果与白萝卜、胡椒粉搭配食用，相辅相成，可为人体提供丰富的营养。

◉ 蟹+芹菜　止胸痛、强体质

相宜指数 ▰▰▰▱▱

蟹与芹菜都具有清热解毒的功效，二者搭配同食，可止胸痛、增强人体机能。

◉ 蟹+乌梅　促进消化和吸收

相宜指数 ▰▰▰▱▱

蟹富含蛋白质，而乌梅含有多种有机酸、矿物质等成分，二者搭配同食，可促进人体消化。

◉ 蟹+生姜　促进身体健康

相宜指数 ▰▰▰▱▱

蟹与生姜搭配食用，可清热毒，有利于促进人体对营养的消化和吸收，从而促进身体健康。

✗ 蟹+冰块　损伤肠胃

相忌指数 ▰▰▰▱▱

蟹本身性寒、味咸，再与冰块同食更是雪上加霜，患有胃病、感冒、咳嗽、腹泻者更不宜同食。

✗ 蟹+梨　伤人肠胃

相忌指数 ▰▰▰▰▱

梨味甘、微酸，性寒；蟹亦性冷。二者若一同食用，会郁积腹中，伤人肠胃。

✗ 蟹+土豆　易生结石

相忌指数 ▰▰▰▱▱

蟹与土豆不宜一同食用，二者同食易

在体内凝成结石，对身体极为不利。

❌ 蟹+猕猴桃　引发中毒

相忌指数 ▊▊▊□□

　　蟹与猕猴桃营养
都很丰富且口感佳，
但若一同食用，易在
体内产生复杂的化学
反应，引起食物中毒
症状，对人体有很大的危害。

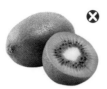

猕猴桃

❌ 蟹+南瓜　引发中毒

相忌指数 ▊▊▊□□

　　蟹与南瓜同食会引起中毒，故千万不
要做此搭配。若不小心食用，可用地浆水
来解毒。

❌ 蟹+香瓜　损肠胃、致腹泻

相忌指数 ▊▊□□□

　　香瓜性味甘寒而滑利，能除热通便；
蟹也是性冷的食物。香瓜若与蟹一同食
用，会损伤肠胃，易致腹泻。

❌ 蟹+柑橘　易聚湿生痰

相忌指数 ▊▊□□□

　　蟹与柑橘都有聚湿生痰的特性，若二
者同食，易引发痰多、气滞、腹胀等症状。

气管炎患者更须注意，以免加重病情。

❌ 蟹+蜂蜜　导致腹泻、中毒

相忌指数 ▊▊▊□□

　　蟹性寒，而蜂蜜过量食用容易导致腹
泻。故二者一同食用会刺激肠胃，容易引
起腹泻，甚至中毒。

❌ 蟹+红薯　易生结石

相忌指数 ▊▊▊□□

　　蟹与红薯不宜同食，二者若搭配同食
容易在体内凝成结石，对身体极为不利，
需特别注意。

❌ 蟹+石榴　刺激胃肠，引发腹痛

相忌指数 ▊▊▊▊□

　　蟹富含蛋白质，
而石榴含鞣酸较多，二
者同时或混合食用，会
降低营养价值，引发腹
痛、恶心、呕吐等症状。

石榴

❌ 蟹+大枣　易患寒热病

相忌指数 ▊▊▊▊□

　　蟹性味咸寒，大枣性味甘温。二者的
性味、功效都相反，若同食易患寒热病，
故二者不宜搭配同食。

人群宜忌

✅ 跌打损伤、筋断骨碎者	❌ 胃痛患者	❌ 伤风感冒、发热患者
✅ 临产子宫收缩无力者	❌ 腹泻患者	❌ 胃及十二指肠溃疡患者
✅ 胎盘残留的产妇	❌ 慢性胃炎患者	

○ 烹调宜忌

✅ 蟹体内含有沙门氏菌，为了防止发生食
物中毒或胃肠炎，烹制时要彻底加热。

✅ 烹饪前宜将蟹放入淡盐水中，使其吐出
污水和杂质。

🛒 选购宜忌

✅ 选购螃蟹时，同样大小的越沉越新鲜，
而且新鲜的螃蟹腹部和蟹足内侧呈乳白色
（蟹肚上有铁锈斑颜色者为老蟹），蟹鳃
呈青白色，无异味。

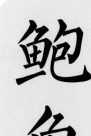

鲍鱼

蛋白质 高 胆固醇 高 热量 中

体质宜忌 \
平和体质 ✓
特禀体质 ✗

性味归经 \ 性平，味甘、咸；
归肝、大肠经

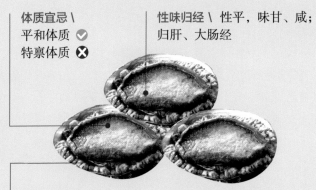

养生关键词 \ 调经止痛、清热润燥、利肠通便、清肝明目

✓ 鲍鱼+豆豉　滋阴益精、下乳

相宜指数 ▮▮▮□□

鲍鱼与豆豉同食，有滋阴益精、下乳的功效，特别适合女性产后缺乳时搭配食用。

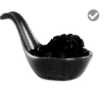

豆豉

✓ 鲍鱼+枸杞子　益肝肾、补虚损、养血明目

相宜指数 ▮▮▮□□

鲍鱼与枸杞子同食，能益肝肾、补虚损、养血明目，是不可多得的相宜搭配，多食用一些，有益于身体的保健。

✓ 鲍鱼+大葱　滋阴益精

相宜指数 ▮▮□□□

鲍鱼本身的营养价值极高，含有丰富的球蛋白，具有滋阴补养功效。鲍鱼与大葱一同搭配食用，滋阴益精的效果更加明显。

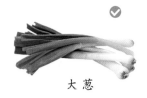

大葱

✗ 鲍鱼+冬瓜　造成脱水

相忌指数 ▮▮□□□

鲍鱼与冬瓜同食，会造成脱水，对人体不利。故二者不宜同食。

人群宜忌

✓ 尿频患者
✓ 气虚哮喘患者
✓ 精神难以集中者
✗ 痛风患者
✗ 感冒发热患者

✗ 喉咙疼痛患者
✗ 消化不良者
✗ 顽癣痼疾者

🛒 选购宜忌

✓ 优质鲍鱼大多形似元宝，闻起来散发着独特香味。

🏠 储存宜忌

✓ 将干鲍鱼置于通风阴凉处风干，待干后放入器皿中保存即可。

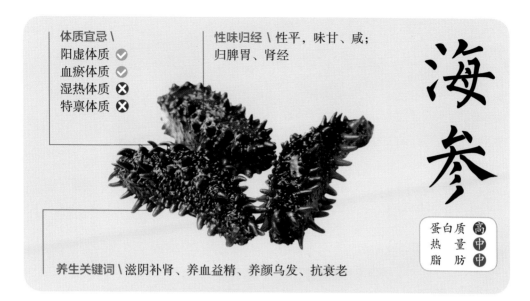

体质宜忌 \
阳虚体质 ✅
血瘀体质 ✅
湿热体质 ❌
特禀体质 ❌

性味归经 \ 性平，味甘、咸；
归脾胃、肾经

海参

蛋白质 高
热量 中
脂肪 中

养生关键词 \ 滋阴补肾、养血益精、养颜乌发、抗衰老

☑ **海参+鸭肉**　养五脏、补五气、祛燥热

相宜指数 ▮▮▮▮▯

海参与鸭肉同食能够补五气、滋养五脏、祛火、散热，对身体健康极为有益。

☑ **海参+大葱**　益气补肾、养脂利产

相宜指数 ▮▮▮▯▯

海参与大葱同食可以益气补肾、养脂利产，最适合孕产妇和老年人食用，补益功效显著。

☑ **海参+豆腐**　健脑益智、生肌健体

相宜指数 ▮▮▮▮▯

海参与豆腐同食，能有效健脑益智、生肌健体，最适宜孕产妇、老年人和儿童食用。

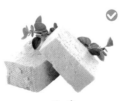

豆腐

☑ **海参+菠菜**　补血补铁、生津润燥

相宜指数 ▮▮▮▮▯

海参营养价值很高；菠菜有强大补血的作用。二者同食能补血补铁、生津润燥，对人体健康有积极的促进作用。

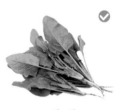

菠菜

☑ **海参+竹笋**　滋阴润燥、清热养血

相宜指数 ▮▮▮▮▯

海参与竹笋搭配食用可以滋阴润燥、清热养血，对人体健康大有益处，最适合女性与中老年人食用。身体健康者食用后的补益功效也很明显。

☑ **海参+芦笋**　防癌抗癌

相宜指数 ▮▮▮▮▮

海参有抑癌的作用，而芦笋也有明显的抗癌功效。二者搭配食用，可极大地增强人体机能，促进人体健康，对各种癌症患者具有一定的辅助食疗效果。

☑ **海参+羊肉**　补肾益精、养血润燥

相宜指数 ▮▮▮▮▯

海参与羊肉搭配食用，具有补肾益精、养血润燥之强大功效，对健康十分有益。

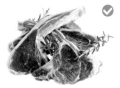

羊 肉

✓ **海参+枸杞子** 补肾益精、养血养颜、滋阴润燥

相宜指数 ▰▰▰▱▱

海参与枸杞子同食，既能补肾益精、壮阳固本，又可养血养颜、滋阴润燥。

✓ **海参+牛奶** 促进钙质吸收

相宜指数 ▰▰▰▱▱

牛奶是公认的补钙佳品，同具有补肾功效的海参一起食用，能促进人体对钙的吸收。

✗ **海参+柿子** 引发恶心、呕吐

相忌指数 ▰▰▰▱▱

海参与柿子一同食用，易引发肚痛、恶心、呕吐等症状，应避免将二者搭配食用。

✗ **海参+石榴** 有损健康

相忌指数 ▰▰▱▱▱

海参与石榴相忌，若二者同食，会引发腹痛、恶心，损害健康。

✗ **海参+醋** 影响口感

相忌指数 ▰▰▱▱▱

烹制海参时加醋，会使蛋白质凝结紧缩，影响口感及味道，这时的海参吃起来口感不佳。

✗ **海参+葡萄** 引发腹痛、恶心

相忌指数 ▰▰▰▱▱

海参不能与葡萄一同食用，二者同食易引发腹痛、恶心，从而影响身体健康。

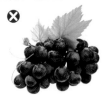

葡 萄

人群宜忌

- ✓ 肾阳不足者
- ✓ 血友病患者
- ✓ 糖尿病患者
- ✓ 动脉硬化患者
- ✗ 感冒、咳嗽患者
- ✗ 气喘患者
- ✗ 急性肠炎患者
- ✗ 脾胃虚弱者

◊ 烹调宜忌

✗ 泡发海参时，切忌沾染上油、碱、盐等，以免影响海参的口感。

✗ 在开肚去肠时，不可碰破腹膜，否则膜破后在胀发时易腐烂。

🛒 选购宜忌

✓ 参刺排列均匀、肉质肥厚、含盐量低者为优质海参，适宜选购。

医师叮咛

◎不宜食用生海参及未煮熟的海参。生海参及未煮熟的海参中往往带有细菌、病毒及寄生虫等，如食用此类海参，有感染疾病的可能。

◎不宜多食海参。海参性滑利，中老年人食用过多，海参中含量丰富的蛋白质在体内可代谢为大量含氮的废物，增加肾脏的负担，久之会影响肾脏的功能。

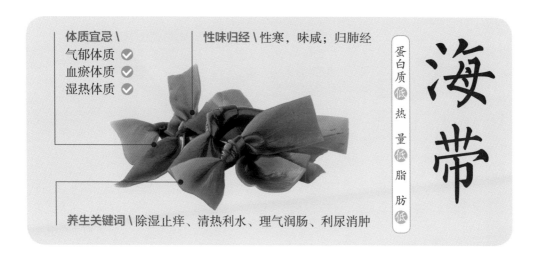

体质宜忌 \
气郁体质 ✅
血瘀体质 ✅
湿热体质 ✅

性味归经 \ 性寒，味咸；归肺经

蛋白质 低 热量 低 脂肪 低

海带

养生关键词 \ 除湿止痒、清热利水、理气润肠、利尿消肿

✅ **海带+豆腐**　维持碘平衡

相宜指数 ▮▮▮□□

豆腐营养丰富，含有的皂苷能降低胆固醇的吸收，同时也有利于碘的代谢，与海带一同食用可补偿人体碘的损失，维持机体碘元素的平衡。

✅ **海带+紫菜**　改善疾患

相宜指数 ▮▮▮□□

海带可消痰软坚、利水防癌，而紫菜可清热利尿。二者营养都很丰富，搭配食用，对地方性甲状腺肿大、夜盲症等均有一定的辅助食疗效果。

✅ **海带+黑芝麻**　美容、抗衰、防老

相宜指数 ▮▮□□□

海带富含碘和钙，对血液起净化作用，能促进甲状腺素的合成。黑芝麻可改善血液循环，促进新陈代谢。二者搭配同食，有美容、抗老化的功效。

✅ **海带+排骨**　增强人体机能、止痒

相宜指数 ▮▮▮▮□

海带与排骨搭配食用，不仅营养丰富，而且还能增强人体机能，对皮肤瘙痒有一定的缓解作用。

✅

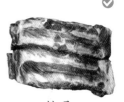

排骨

✅ **海带+虾**　对孕妇和胎儿有益

相宜指数 ▮▮▮▮□

虾有补钙的作用，海带能有效地预防胃癌和大肠癌。二者同食补钙效果显著，孕妇多吃可促进胎儿的生长和发育。

❌ **海带+猪血**　引起便秘

相忌指数 ▮▮▮□□

海带与猪血相忌。若二者同时食用，易引起便秘。故二者不宜搭配食用，尤其是便秘患者更要避免一同食用。

人群宜忌

✅ 癌症患者
✅ "三高"患者
✅ 甲状腺肿大患者
✅ 夜盲症患者

✅ 老年慢性支气管炎患者
✅ 佝偻病、软骨病患者
✅ 头发稀疏者
❌ 脾胃虚寒者

❌ 哺乳期的女性
❌ 甲亢患者

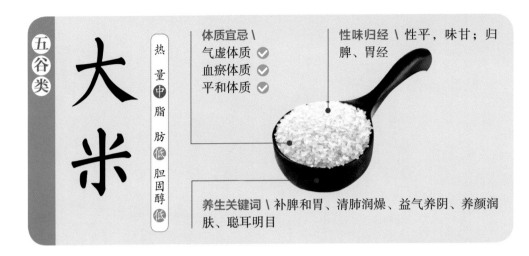

五谷类

大米

热量 **中** 脂肪 **低** 胆固醇 **低**

**体质宜忌 **
气虚体质 ✓
血瘀体质 ✓
平和体质 ✓

**性味归经 ** 性平，味甘；归脾、胃经

**养生关键词 ** 补脾和胃、清肺润燥、益气养阴、养颜润肤、聪耳明目

✓ **大米+白萝卜** 除烦渴、消腹胀

相宜指数 ▮▮▮▯▯

大米与白萝卜搭配食用，既能止咳化痰、消食利膈，还可消腹胀、止烦渴，对痰多咳喘、年老体弱、胸膈满闷、食积饱胀等均有一定的辅助食疗功效。

✓ **大米+猪瘦肉** 祛痰散结、消肿止痛

相宜指数 ▮▮▮▯▯

大米与猪瘦肉搭配同食，可祛痰散结、消肿止痛，对痰火旺盛、肠胃虚弱均有良好的辅助食疗作用。

✓ **大米+枸杞子+莲子** 补五脏、抗衰老

相宜指数 ▮▮▮▯▯

大米与枸杞子、莲子三者搭配食用，既可健脾养胃、润肺滑肠、益肝固肾、降血压，又能提高机体免疫力、防老抗衰、强身健体，特别适用于中老年人。

✓ **大米+乌鸡** 益气养阴、祛热补中

相宜指数 ▮▮▮▯▯

大米与乌鸡同食，不仅能益气养阴，还可清热补中，对于阴虚瘦弱、骨蒸潮热、烦热消渴、赤白带下、遗精等均有一定的食疗功效。

✓ **大米+绿豆** 解暑利水、润喉止渴

相宜指数 ▮▮▯▯▯

绿豆具有清热解暑、利水消肿、润喉止渴等功效，大米与之煮成粥后，清润的口感适合食欲不佳的病患或老年人食用。

✓ **大米+杏仁** 改善痔疮

相宜指数 ▮▮▮▮▯

大米与杏仁搭配同食，可为人体提供丰富的营养，对痔疮、便血等有明显的改善和缓解作用，痔疮患者在生活中不妨多吃一些。

人群宜忌

✓ 女性产后、老年人体虚、高热及久病初愈者
✓ 消化不良、脾胃虚弱、肠胃不适的婴幼儿

✓ 烦渴患者
✗ 糖尿病患者
✗ 慢性肾病患者
✗ 更年期综合征患者

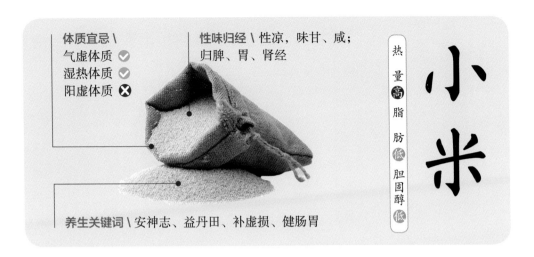

体质宜忌 \
气虚体质 ✅
湿热体质 ✅
阳虚体质 ❌

性味归经 \ 性凉，味甘、咸；
归脾、胃、肾经

热量高 脂肪 低 胆固醇 低

小米

养生关键词 \ 安神志、益丹田、补虚损、健肠胃

✅ 小米+黄豆　补脾胃、益气血

相宜指数 ▮▮▮▯

小米与黄豆搭配食用，可为人体提供丰富的营养，不仅能健脾和胃，还可益气宽中，是强身健体的搭配食用佳品。

✅ 小米+苦瓜　消暑、清热、解毒

相宜指数 ▮▮▯▯

小米与苦瓜搭配食用，既能解暑止渴，又能清热解毒，特别适宜糖尿病、痱子、疖痈等患者食用。

✅ 小米+葛粉　消烦渴、除胃热

相宜指数 ▮▮▯▯

小米与葛粉同食，可增加人体机能，对胃热烦渴患者的辅助食疗效果较佳。

✅ 小米+绿豆　补充蛋白质

相宜指数 ▮▮▮▯

小米中色氨酸、亮氨酸、蛋氨酸的含量很高；而绿豆中赖氨酸的含量较高。二者如果搭配食用，不仅口感好，而且还能增加人体所需的蛋白质。

✅ 小米+桑椹　保护心脑血管

相宜指数 ▮▮▮▯

桑椹富含人体所必需的多种氨基酸和易被人体吸收的果糖和葡萄糖，可预防动脉硬化、保护心脑血管；小米的滋补作用极强。二者同食对心血管健康有益。

✅ 小米+洋葱　调理"三高"

相宜指数 ▮▮▮▯

小米与洋葱同食，不仅能生津止渴，还能降脂降糖，对糖尿病、高血脂、高血压等的辅助食疗效果显著。

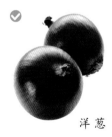

洋葱

人群宜忌

✅ 孕产妇
✅ 便秘患者
✅ 体质虚弱者
✅ 食欲不振者

✅ 女性白带异常者
❌ 气滞患者
❌ 素体虚寒者
❌ 小便清长者

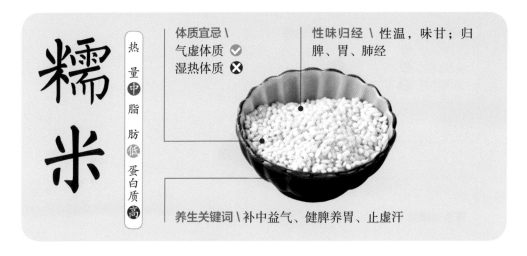

糯米

热量中 脂肪低 蛋白质高

体质宜忌 \ 气虚体质 ✓ 湿热体质 ✗

性味归经 \ 性温，味甘；归脾、胃、肺经

养生关键词 \ 补中益气、健脾养胃、止虚汗

✓ **糯米+山药+黑芝麻** 补脾益肝

相宜指数 ▮▮▮▯▯

糯米与山药、黑芝麻三者搭配食用，不仅可补脾和胃，还能益肝固肾。对于脾虚食少、肺虚喘咳、肝肾精血不足所导致的眩晕、腰膝酸软等均有一定的食疗作用。

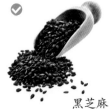

黑芝麻

✓ **糯米+大枣** 补中益气、养血安胎

相宜指数 ▮▮▯▯▯

糯米与大枣搭配食用，既可健脾养胃、清热止血，又能补中益气、养血安胎。对脾胃虚弱、血虚不足和孕妇有很好的辅助食疗效果。

✓ **糯米+红豆** 改善脾虚腹泻和水肿

相宜指数 ▮▮▮▯▯

糯米具有温补脾胃、益气补虚等功效，搭配上红豆，可为人体提供丰富的营养，对因脾虚导致的腹泻和水肿有一定的改善和缓解功效。

✗ **糯米+鸡肉** 导致腹泻、消化不良

相忌指数 ▮▮▯▯▯

糯米不易消化，如果与鸡肉一起过量食用，易引起腹泻、消化不良等不适症状，故二者不宜同食。

人群宜忌

✓ 体虚自汗、盗汗、多汗、血虚、头晕眼花、脾虚腹泻患者
✓ 肺结核、自主神经功能紊乱、病后或产后体虚者

✓ 咳喘、痢疾患者
✗ 老年人、幼儿
✗ 糖尿病、肥胖症患者
✗ 肾病、高血脂等慢性病患者

🔥 **烹调宜忌**

✓ 糯米应该先放入冷水中浸泡一段时间，再进行烹调。
✓ 蒸煮时间要适宜，过久会失去香味。

🛒 **选购宜忌**

✓ 购买糯米时，宜选择乳白或蜡白色、不透明的，以及形状为长椭圆形，较细长，硬度较小者。

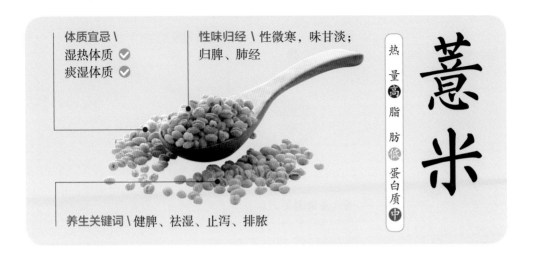

体质宜忌 \
湿热体质 ✅
痰湿体质 ✅

性味归经 \ 性微寒，味甘淡；
归脾、肺经

热量 高 脂肪 低 蛋白质 中

薏米

养生关键词 \ 健脾、祛湿、止泻、排脓

✅ 薏米+猪瘦肉　健脾祛湿

相宜指数 ▰▰▱▱

猪瘦肉能够提供优质蛋白质和人体必需的脂肪酸，与薏米搭配，营养互为补充，保健功效更佳，适用人群较为广泛。

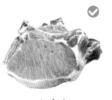

✅

猪瘦肉

✅ 薏米+腐竹　降低胆固醇

相宜指数 ▰▱▱▱

腐竹不含胆固醇，与薏米一起做汤食用具有降低人体血液中胆固醇含量的作用，而且口感也不错，生活中可以适量多吃一些。

✅ 薏米+胡萝卜　美容护肤

相宜指数 ▰▰▰▱

薏米富含多种氨基酸及脂肪、碳水化合物，不仅是补身药用佳品，还是美容食品。薏米若与胡萝卜同食，美容效果会更强。

人群宜忌

✅ 中老年人
✅ 身体虚弱者
✅ 癌症患者放疗、化疗后
✅ 痤疮、皲裂、皮肤粗糙者

✅ 水肿者
✅ 脚气病患者
✅ 小便不利者
✅ 脾虚泄泻者

❌ 尿多者
❌ 便秘者

♨ 烹调宜忌

❌ 薏米煮粥不宜直接熬煮，而应先用清水浸泡半小时左右，然后再用小火慢煮。

🛒 选购宜忌

✅ 选购薏米时，以粒大、色白、完整、饱满者为宜。

医师叮咛

薏米的制作方法层出不穷。一般说来，都是根据自己的身体状况，配着其他保健材料煮粥补养。其配料一般有：山药、党参、山楂、百合、黄芪、大枣、白果、莲子等，这些都是平和滋补之物，对身体大有裨益。

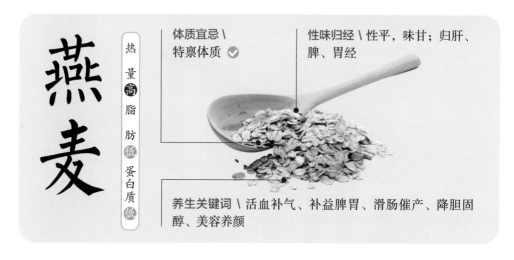

燕麦

热量 高　脂肪 低　蛋白质 低

体质宜忌 \ 特禀体质 ✓

性味归经 \ 性平，味甘；归肝、脾、胃经

养生关键词 \ 活血补气、补益脾胃、滑肠催产、降胆固醇、美容养颜

✓ 燕麦+百合　润肺止咳

相宜指数 ▮▮▮▯

煮燕麦时加入百合，口感更好；同时也因百合的加入，而使其具有解渴润燥的功效。

✓ 燕麦+大枣　补血养血

相宜指数 ▮▮▯▯

燕麦中加入大枣，不仅口感香甜，而且大枣作为有名的滋补产品，可以发挥其补血养血的强大功效。

✓ 燕麦+橙子　预防胆结石

相宜指数 ▮▮▮▯

燕麦可降低人体内胆固醇，与橙子一同食用，可以消坚利胆，预防胆结石。

✓ 燕麦+鳕鱼　补充蛋白质

相宜指数 ▮▮▯▯

鳕鱼的蛋白质含量极其丰富，与燕麦搭配食用，可以起到蛋白质互补的作用，食补效果更佳。

人群宜忌

- ✓ 肥胖高血脂患者
- ✓ 肥胖冠心病患者
- ✓ 肥胖者
- ✓ 习惯性便秘患者

- ✓ 体虚自汗者
- ✘ 胃痉挛患者
- ✘ 消化不良、腹胀患者

♦ 烹调宜忌

✘ 燕麦不宜长时间高温烹煮，否则会破坏其中的维生素，不利于营养的有效吸收。

🛒 选购宜忌

✓ 由于燕麦皮厚，淀粉含量少，因此，最常食用的是燕麦片。

✓ 营养燕麦片的营养成分不如普通燕麦片。其蛋白质、钙和各种维生素等营养成分均不及普通燕麦片，宜选普通燕麦片。

🏠 储存宜忌

✓ 储存燕麦时，适宜将燕麦密封后放在干燥阴凉的地方保存。

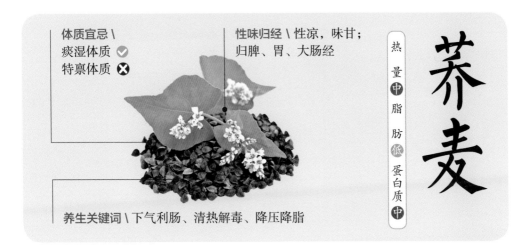

体质宜忌 \
痰湿体质 ✓
特禀体质 ✗

性味归经 \ 性凉，味甘；
归脾、胃、大肠经

热量 中 脂肪 低 蛋白质 中

荞麦

养生关键词 \ 下气利肠、清热解毒、降压降脂

✓ **荞麦+瘦肉** 止咳、平喘

相宜指数 ▓▓▓▓▓▓░░

荞麦、瘦肉一起熬粥，具有止咳、平喘的作用，对高血压等心血管病也有辅助治疗的功效。

✓ **荞麦+黄豆** 有利健康

相宜指数 ▓▓▓░░░░░

二者同食，对维生素B₁缺乏症及心脑血管疾病有一定的辅助防治作用。

✗ **荞麦+猪肝** 导致消化不良

相忌指数 ▓▓▓▓░░░░

过多食用荞麦会伤脾胃；而猪肝属于高脂肪食物，食用后会加重内热。二者同食易造成消化不良。

✗ **荞麦+黄鱼** 导致消化不良

相忌指数 ▓▓▓░░░░░

荞麦性寒，黄鱼多脂，都是不易消化的食物，故二者最好不要同食。

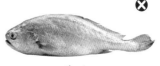

黄鱼

人群宜忌

✓ 糖尿病患者
✓ 高血压患者
✓ 高血脂患者
✓ 动脉粥样硬化患者

✓ 便秘患者
✗ 脾胃虚寒者
✗ 消化功能不佳者
✗ 经常腹泻者

🍳 烹调宜忌

✓ 煮荞麦时，可在锅中滴入少许油，并不断地搅动，以防粘锅。

✓ 荞麦宜煮粥食用，因为煮粥能够使荞麦中含有的各种营养物质溶解于水中，使机体能更好地吸收。

🏠 储存宜忌

✓ 为了不破坏荞麦中的营养成分，购买后，最好将荞麦放在容器中加盖保存，并存放于阴凉干燥处。

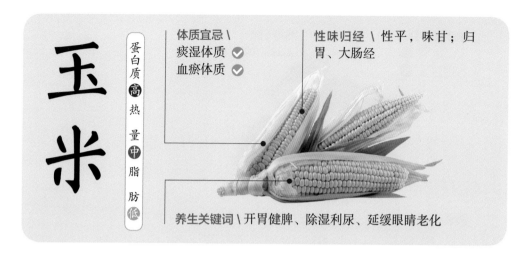

玉米

蛋白质 高 热 量 中 脂 肪 低

**体质宜忌 **
痰湿体质 ✓
血瘀体质 ✓

**性味归经 ** 性平，味甘；归
胃、大肠经

**养生关键词 ** 开胃健脾、除湿利尿、延缓眼睛老化

✓ **玉米+木瓜** 降血糖、强心脉

相宜指数 ▮▮▮▮▯

木瓜能帮助消化及清理肠胃，可以抗癌、防衰老和降血压。二者同食可改善慢性肾炎和冠心病，对糖尿病患者也有一定的疗效。

✓ **玉米+奶油** 健脑护脑、通便润肠

相宜指数 ▮▮▯▯▯

玉米开胃、健脾、除湿、利尿，与奶油搭配食用含有丰富的蛋白质和脂肪，有强身、健脑和通便等功效。

✓ **玉米+苹果** 美白祛斑

相宜指数 ▮▮▮▮▯

玉米中富含蛋白质，苹果中含有丰富的维生素C，二者搭配食用，可以有效预防雀斑、晒黑斑的生成，美白嫩肤。

人群宜忌

✓ 高血压患者
✓ 脾胃气虚、气血不足、营养不良患者
✓ 脂肪肝患者

✓ 习惯性便秘患者
✓ 慢性肾炎水肿患者
✓ 维生素A缺乏症患者
✗ 皮肤病患者

♂ 烹调宜忌

✓ 玉米适宜做菜吃，烹调尽管使玉米损失了部分维生素C，但却提高了抗氧化剂的活性，同时还会释放一种酚类化合物，这种物质对癌症等顽疾具有一定的改善作用。所以，玉米最好煮熟后再吃。

✓ 煮老玉米时不宜剥掉所有皮，而应留一两层嫩皮一起慢煮。如果是剥过皮的玉米，可以将皮洗干净垫在锅底，然后把玉米放在上面加水同煮，这样煮出来的玉米鲜嫩味美。

🏠 储存宜忌

✓ 保存新鲜玉米时宜除去玉米皮、须，洗净沥干水，装鲜膜包裹平实后再放入冰箱中冷藏。

✓ 煮熟的玉米应放入冰水中浸泡1分钟左右，这样可使玉米保持鲜嫩长达1小时。

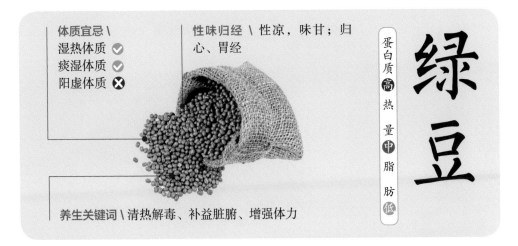

体质宜忌 \
湿热体质 ✅
痰湿体质 ✅
阳虚体质 ❌

性味归经 \ 性凉，味甘；归心、胃经

蛋白质 **高** 热 量 **中** 脂 肪 **低**

绿豆

养生关键词 \ 清热解毒、补益脏腑、增强体力

✅ **绿豆+南瓜** 降低血糖、清热解毒

相宜指数 ▮▮▮▯▯

绿豆与南瓜都具有降低血糖的作用，二者同时食用可起到清热解毒的作用。

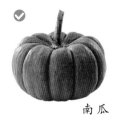

南瓜

✅ **绿豆+藕** 养心降压、疏肝利胆

相宜指数 ▮▮▮▯▯

绿豆与藕同食，可和胃温脾、疏肝利胆、养心降压，对肝胆病、高血压有改善作用。

✅ **绿豆+大米+冰糖** 消肿清热、生津润燥、利水消渴

相宜指数 ▮▮▯▯▯

绿豆与大米、冰糖同食，可清暑热、生津液、消水肿，对暑热烦渴、痢疾等均有一定的缓解作用。

✅ **绿豆+蒲公英** 清热解毒、利尿散结

相宜指数 ▮▮▮▯▯

绿豆与蒲公英搭配食用，能清热解毒、利尿散结，对于多种炎症及小便不利等有较好的食疗作用。

✅ **绿豆+胡椒粉** 强化体质、防病强身

相宜指数 ▮▮▯▯▯

绿豆与胡椒粉一起食用，可增强人体机能，对痢疾、腹泻等有一定的辅助食疗功效。

❌ **绿豆+土豆** 导致腹泻

相忌指数 ▮▮▯▯▯

绿豆和土豆搭配食用，可能会引起严重腹泻，影响人体健康，故二者不宜同食。

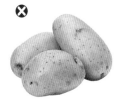

土豆

人群宜忌

✅ 易患疮毒者
✅ 高温环境工作者
✅ 有毒环境下工作或接触有毒物质者

✅ 中暑者
❌ 脾胃虚弱者
❌ 体质虚弱者
❌ 寒证患者

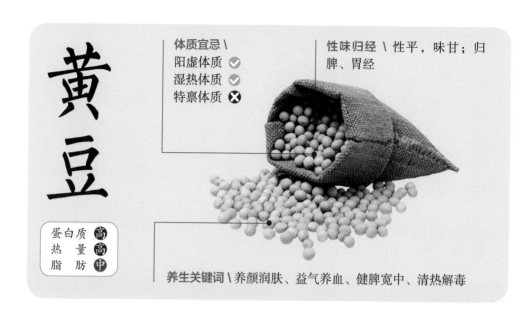

黄豆

体质宜忌 \
阳虚体质 ✓
湿热体质 ✓
特禀体质 ✗

性味归经 \ 性平，味甘；归脾、胃经

蛋白质 高
热　量 高
脂　肪 中

养生关键词 \ 养颜润肤、益气养血、健脾宽中、清热解毒

✅ **黄豆+蜂蜜** 补心益气、消肿通络

相宜指数 ▮▮▮▯

黄豆与蜂蜜搭配食用，可补心血、缓肝气、健脾胃、通血脉、利大肠、消水肿，适用于慢性肝炎、动脉粥样硬化等。

✅ **黄豆+牛排骨** 益肾壮骨、利水消肿

相宜指数 ▮▮▮▮

黄豆与牛排骨搭配食用，可补血养肝、益肾壮骨、补中益气、利尿消肿，对久病体虚、缺铁性贫血、水肿、骨质疏松、高血压等有良好的辅助食疗作用。

✅ **黄豆+猪蹄+黄花菜** 养血通乳、明眸

相宜指数 ▮▮▯▯

黄豆与猪蹄、黄花菜搭配食用，既能养血通乳，又可补心明目。另外，对产妇产后缺乳、身体虚弱有着较好的辅助食疗功效。

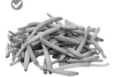

黄花菜

✅ **黄豆+茄子** 润肠通气、润燥消肿

相宜指数 ▮▮▮▯

茄子有消肿解毒、保护血管等作用；黄豆有益气养血的作用，可通气、润肠、润燥、消肿。二者同食可润肠通气、润燥消肿、强身健体。

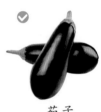

茄子

✅ **黄豆+糯米+生姜** 开胃理气、化痰除湿

相宜指数 ▮▮▮▯

黄豆与糯米、生姜同食，可补中益气、健脾暖胃、宽中下气、开胃行滞、化痰除湿，可有效缓解慢性胃炎、胃溃疡等。

✅ **黄豆+黑木耳+大枣** 补血、益智健脑

相宜指数 ▮▮▯▯

黄豆与黑木耳、大枣同食，是一种很好的滋补佳品，不仅能益气养血，还有增智健脑的功效，对久病体虚、年老体弱及孕产妇等均有良好的辅助食疗功效。

⊘ 黄豆+红豆（或绿豆） 活血通络

相宜指数 ▐▌▌▌

黄豆与红豆或绿豆搭配食用，营养成分更为全面，所起的作用更加明显，尤其适用于维生素B_1缺乏症及心脑血管疾病等患者。

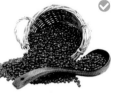
红豆

✗ 黄豆+酸奶 阻碍钙的吸收

相忌指数 ▐▐▐▌▌

黄豆中所含的化学成分会影响人体对酸奶中钙质的消化和吸收，故二者不宜同食。

✗ 黄豆+虾 导致消化不良

相忌指数 ▐▐▌▌▌

黄豆不容易消化，虾则属腥发刺激之物，二者同食易致人体消化不良。

✗ 黄豆+芹菜 影响铁的吸收

相忌指数 ▐▐▌▌▌

黄豆含有丰富的铁质，而芹菜中富含的膳食纤维会影响人体对铁的吸收，故二者不宜同食。

✗ 黄豆+猪肉 干扰矿物质的吸收

相忌指数 ▐▐▐▌▌

黄豆中所含的醛糖酸残基可与猪肉中的钙、铁、锌等矿物质形成螯合物而干扰或降低人体对矿物质的吸收，故二者不宜同食。

✗ 黄豆+菠菜 破坏营养

相忌指数 ▐▐▐▐▌

菠菜中的维生素C会对黄豆中铜元素的释放产生一定的抑制作用，并破坏食物的营养，不但食物本身的功效不能发挥，还会产生一定的副作用，故二者不宜搭配食用。

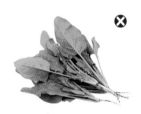
菠菜

人群宜忌

✓ 肥胖者	✓ 骨质疏松的老年人	✗ 肾病患者
✓ 更年期女性	✓ 骨骼发育不全的幼儿	✗ 尿酸过多者
✓ 高血压患者	✗ 胃寒，易腹泻、腹胀者	✗ 痛风患者
✓ 糖尿病患者	✗ 慢性消化道疾病患者	✗ 黄豆过敏患者

烹调宜忌

✓ 煮黄豆前，可先将黄豆用水泡一会儿，这样比较容易熟透。煮的时候可以放入一些盐，这样比较容易入味。

✗ 黄豆不宜生吃，易引发腹泻，烹调黄豆时一定要保证熟透。

✗ 煮食黄豆时不要加碱。因为加碱会加速维生素的分解和破坏，降低营养价值。

选购宜忌

✓ 选购黄豆时，以颗粒饱满、大小一致、颜色均匀、无霉烂、无虫蛀、无破皮者为佳。

储存宜忌

✓ 黄豆在储存前宜先晒干，然后再用塑料袋装好并置于干燥阴凉处保存。

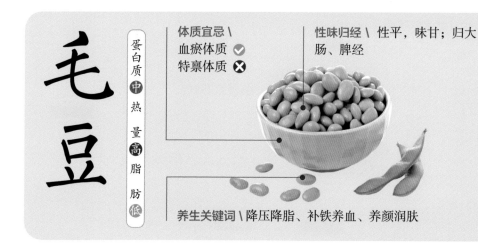

蛋白质 中 热量 高 脂肪 低

体质宜忌 \
血瘀体质 ✅
特禀体质 ❌

性味归经 \ 性平，味甘；归大肠、脾经

养生关键词 \ 降压降脂、补铁养血、养颜润肤

✅ **毛豆+香菇** 降"三高"、消脂肪

相宜指数 ▮▮▮▯▯

香菇是低脂肪食品，具有益气补虚、健脾和胃等功效；毛豆与香菇搭配适用于高血脂、高血压、糖尿病等患者。二者同食，可有效降"三高"、消脂肪。

✅ **毛豆+丝瓜** 强身健体

相宜指数 ▮▮▮▮▯

丝瓜可清热祛痰，预防便秘、口臭和全身骨痛，并能促进乳汁分泌；毛豆有降低胆固醇的作用。二者同食可增强人体抵抗力。

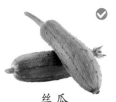

丝 瓜

✅ **毛豆+啤酒** 补益机体

相宜指数 ▮▮▮▯▯

毛豆中所含的蛋白质不仅营养价值高，而且具有降低血液中的胆固醇、甘油

三酯的功效。若与啤酒同食可健脾益智，对人体更加有益。

✅ **毛豆+平菇** 抗病毒

相宜指数 ▮▮▯▯▯

平菇含有侧耳毒素和香菇核糖酸，有抗病毒的作用，能抑制病毒的合成。若与毛豆同食可预防病毒性感冒。

✅ **毛豆+花生** 健脾益智

相宜指数 ▮▮▮▯▯

二者搭配，卵磷脂的含量会极高，而卵磷脂进入胃肠道后易被分解成胆碱，胆碱被大脑吸收后有健脾益智的作用。

✅ **毛豆+鸡腿菇** 降糖、降脂

相宜指数 ▮▮▮▯▯

鸡腿菇有调节体内糖代谢、降低血糖的作用，并能调节血脂。配合毛豆食用，对糖尿病或高血脂患者有一定的食疗保健作用。

人群宜忌

✅ 一般人群均可食用
✅ 脑力劳动者
✅ 高血压者
✅ 便秘者

❌ 幼儿
❌ 尿毒症患者
❌ 对豆类过敏的人群
❌ 腹泻患者

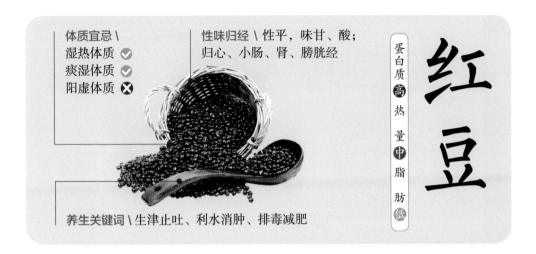

体质宜忌 \
湿热体质 ✅
痰湿体质 ✅
阳虚体质 ❌

性味归经 \ 性平，味甘、酸；
归心、小肠、肾、膀胱经

蛋白质 高 热 量 中 脂 肪 低

红豆

养生关键词 \ 生津止吐、利水消肿、排毒减肥

✅ **红豆+鸡肉** 提高蛋白质的利用率

相宜指数 ▮▮▯▯

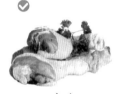

红豆与鸡肉同
食，其中的动物性
蛋白质和植物性蛋
白质搭配，可提高
蛋白质的利用率，
从而提高营养价值。

鸡 肉

✅ **红豆+白糖** 利水消肿、改善肾炎

相宜指数 ▮▮▮▯

红豆与白糖搭配食用，可消肿利尿，
对肾炎有一定的辅助食疗作用。

✅ **红豆+南瓜** 美容养颜、强身健体

相宜指数 ▮▮▯▯

红豆与南瓜搭配食用，具有健美、润
肤的功效，对感冒、胃痛、咽喉痛、百日
咳及癌症等也有一定的辅助食疗作用。

✅ **红豆+鹌鹑肉+生姜** 保障小儿健康

相宜指数 ▮▮▯▯

红豆与鹌鹑肉、生姜一起食用，可为
人体提供丰富的营养，对小儿腹泻和小儿
疳积等均有很好的辅助食疗作用。

❌ **红豆+羊肚** 导致水肿及腹部不适

相忌指数 ▮▮▮▮

红豆含有皂苷，能对消化道黏膜起到
刺激作用，并引起局部充血，这与羊肚的
作用相悖，容易导致水肿、腹痛、腹泻。

人群宜忌

✅ 高血压患者
✅ 心脏病患者
✅ 肝脏疾病患者
❌ 消化不良患者

❌ 腹泻、腹胀患者
❌ 肾功能不佳者
❌ 尿频者

烹调宜忌

❌红豆中的色素与铁结合后会变黑，因此
红豆不宜用铁锅烹调。

选购宜忌

✅ 选购红豆时，以豆粒完整、大小均匀、
颜色深红、皮薄紧实者为佳。

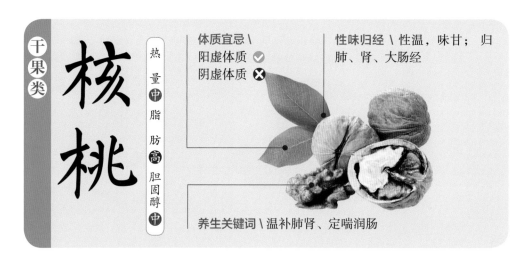

干果类

核桃

热量 中 脂肪 高 胆固醇 中

体质宜忌 \
阳虚体质 ✅
阴虚体质 ❌

性味归经 \ 性温，味甘；归肺、肾、大肠经

养生关键词 \ 温补肺肾、定喘润肠

✅ **核桃+芹菜** 降压、益肝、补肾

相宜指数 ▓▓▓▒▒

核桃有益肝补肾的功效，芹菜可平衡血压。二者同食，可补肝益肾、降血压，适用于肾精亏损人群。

✅ **核桃+鳝鱼** 调节血糖

相宜指数 ▓▓▓▓▒

鳝鱼中含有黄鳝鱼素，这种物质可以降血糖和调节血糖。配合核桃同食效果更佳，特别适合糖尿病患者食用。

❌ **核桃+鸭肉** 引发胃肠紊乱

相忌指数 ▓▓▓▓▓

鸭肉性寒凉；核桃性温热，且油脂多。二者若搭配同食，寒热不调，易引起胃肠紊乱。加上油脂多，难以消化吸收，易引起腹泻，对身体健康极为不利。

❌ **核桃+黄豆** 导致腹胀

相忌指数 ▓▓▓▒▒

黄豆营养丰富，有"植物肉"之称。有健脾宽中、润燥消水的功效。而核桃中含有丰富的油脂，同黄豆食用会导致腹胀。

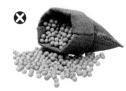

黄豆

人群宜忌

✅ 老少皆宜
✅ 肺肾两虚者
✅ 年老肾亏者
❌ 消化不良者

❌ 肥胖者
❌ 痰热咳嗽者
❌ 便溏泄泻者

🏺 食用宜忌

❌许多人喜欢将核桃仁表面的褐色薄皮剥掉，这样会损失掉一部分营养，所以最好不要剥掉这层薄皮。

🛒 选购宜忌

✅购买核桃时，以色泽光鲜，呈鲜褐色，手感重者为佳。

❌经漂白过的核桃表面虽然白净，但没有光泽，不宜购买。

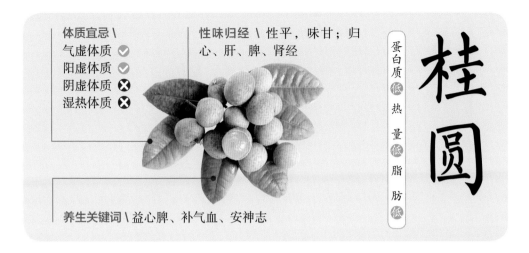

体质宜忌
气虚体质 ✓
阳虚体质 ✓
阴虚体质 ✗
湿热体质 ✗

性味归经 \ 性平，味甘；归心、肝、脾、肾经

蛋白质 低 热量 低 脂肪 低

桂圆

养生关键词 \ 益心脾、补气血、安神志

✓桂圆+人参　强身健体

相宜指数 ▮▮▮▯▯

桂圆、人参都具有滋养强壮的作用，二者做成饮品饮用可强身健体，有益健康。

✓桂圆+鸡肉　补益心脾、养血安神

相宜指数 ▮▮▮▯▯

桂圆与鸡肉搭配食用，营养丰富，不仅能补益心脾、养血安神，还可强身健体。

✓桂圆+鳖肉+山药　明目、益心润肺

相宜指数 ▮▮▯▯▯

桂圆与鳖肉、山药搭配食用，可为人体提供更为丰富的营养，有润肤明目、益心润肺之功效。

✓桂圆+百合+红糖　安心神、助睡眠

相宜指数 ▮▮▮▮▯

桂圆与百合、红糖搭配食用，对心血不足引起的失眠及妊娠不适有一定的辅助食疗效果。

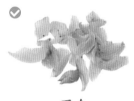

百合

✗桂圆+枸杞子　导致胃气上逆

相忌指数 ▮▮▯▯▯

桂圆与枸杞子同食过量，易引起肝胃不和、胃气上逆等，从而损伤人体健康。故二者不宜同食。

人群宜忌

✓ 神经性或贫血引起的心跳加快、失眠头晕者
✓ 健忘、记忆力低下者
✓ 产后体虚乏力女性

✗ 上火炎症患者
✗ 痤疮、疖疮患者
✗ 患有盆腔炎、尿道炎、月经过多的女性

🛒 选购宜忌

✓ 选购桂圆时，以新鲜、果肉厚实、成熟度适中者为宜。

✗ 有水分溢出者多为变质品，不宜选购。

🏠 储存宜忌

✓ 桂圆易发霉生虫，故最好密封冷藏，也可以放在阴凉干燥处保存。

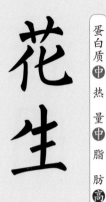

花生

蛋白质 **中** 热量 **中** 脂肪 **高**

**体质宜忌 **
气虚体质 ✅
湿热体质 ❌
痰湿体质 ❌

**性味归经 ** 性平，味甘；归肺、脾、胃经

**养生关键词 ** 止血散瘀、润肺和胃、敛肺止咳

✅ **花生+猪蹄** 养血催乳

相宜指数 ▮▮▯▯▯

花生与猪蹄同食，不仅可养血止血，还能催乳增乳，适用于产后血虚、乳汁不足的女性。

✅ **花生+大米+冰糖** 和胃、润肺通乳

相宜指数 ▮▮▯▯▯

花生与大米、冰糖搭配同食，既能健脾开胃、润肺止咳，又可养血通乳。

✅ **花生+啤酒** 健脑益智

相宜指数 ▮▮▮▯▯

花生和啤酒搭配同食，可为人体提供丰富的营养，具有一定的健脑益智功效。

✅ **花生+红酒** 保持心脑血管通畅

相宜指数 ▮▮▯▯▯

花生和红酒一起食用，不仅增加营养，还能使心脑血管畅通无阻，有利于人体健康。

✅ **花生+大枣+糯米** 健脾、通肠润肺

相宜指数 ▮▮▮▮▯

花生与大枣、糯米搭配食用，可滋阴养血、润肺化痰、润肠通便，起到健体防病的作用。

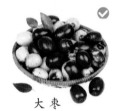

大 枣

❌ **花生+蕨菜** 导致腹泻、消化不良

相忌指数 ▮▮▮▯▯

蕨菜性寒凉，花生含有丰富的油脂，二者若搭配同食易导致腹泻和消化不良。

❌ **花生+蟹** 导致腹泻、痢疾

相忌指数 ▮▮▮▯▯

花生富含脂肪，而蟹性寒，二者一起食用极易引起腹泻、痢疾等，对人体健康不利。

人群宜忌

✅ 营养不良、食欲不振者
✅ 咳嗽痰喘患者
✅ 脚气病患者
✅ 产后乳汁缺少的女性

✅ 高血压、高血脂患者
❌ 胆病患者
❌ 血栓患者

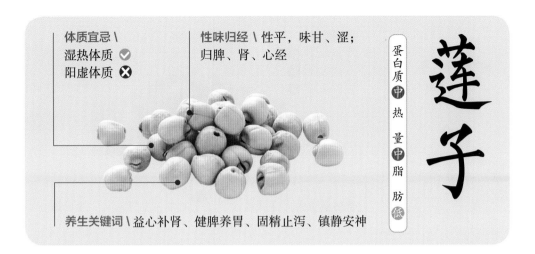

体质宜忌 \ 湿热体质 ✅ 阳虚体质 ❌

性味归经 \ 性平，味甘、涩；归脾、肾、心经

蛋白质 **中** 热量 **中** 脂肪 **低**

莲子

养生关键词 \ 益心补肾、健脾养胃、固精止泻、镇静安神

✅ 莲子+红薯　缓解便秘、美容养颜

相宜指数 ▮▮▯▯

红薯、莲子做成粥，适宜于大便干燥、习惯性便秘等患者食用，同时还具有一定的美容功效。

✅ 莲子+猪肚　补益气血

相宜指数 ▮▮▯▯

莲子和猪肚同时食用，特别适合营养不良和气血两虚的患者，补益作用较强。

✅ 莲子+鸭肉　补肾健脾、滋阴壮阳

相宜指数 ▮▯▯▯

莲子与鸭肉搭配食用，可为人体提供丰富的营养，不仅能补肾健脾，还可滋阴补阳。

✅ 莲子+大枣　强心脏、增食欲

相宜指数 ▮▮▮▯

莲子与大枣二者同食，不仅能改善心脏功能、促进血液循环，还可增进食欲。

✅ 莲子+枸杞子　乌发明目、延年益寿

相宜指数 ▮▮▯▯

莲子与枸杞子二者搭配食用，营养丰富，可强身健体、延年益寿、健美抗衰、乌发明目。

✅ 莲子+山药　健脾益胃、养心补肾

相宜指数 ▮▮▯▯

莲子是常见的滋补品，有很好的滋补作用。莲子与山药一起食用，可以健脾益胃、补肾养心，美容养颜，延缓衰老。

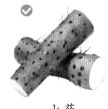

山药

❌ 莲子+牛奶　加重便秘

相忌指数 ▮▮▯▯

牛奶中蛋白质含量较高，与莲子同食结成较大的凝块，加重便秘。

人群宜忌

✅ 脑力劳动者
✅ 食欲不振者
✅ 失眠、心慌者
✅ 脾肾亏虚、白带过多的女性

❌ 大便干结者
❌ 腹胀、痢疾患者
❌ 外感初起者

119

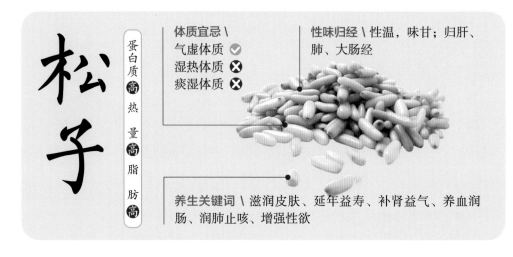

松子

蛋白质高 热量高 脂肪高

体质宜忌
气虚体质 ✅
湿热体质 ❌
痰湿体质 ❌

性味归经 \ 性温，味甘；归肝、肺、大肠经

养生关键词 \ 滋润皮肤、延年益寿、补肾益气、养血润肠、润肺止咳、增强性欲

✅ **松子+大枣**　养颜、益寿

相宜指数 ▰▰▰▱▱

松子含有亚油酸和亚麻酸，可提高细胞的生长速度、减少皮肤病的发生等，是养颜、益寿的绝佳食品。配合大枣共同食用，效果会更加明显。

✅ **松子+兔肉**　美容养颜、益智醒脑

相宜指数 ▰▰▰▰▱

兔肉是低脂肪、低胆固醇的健康食品；松子中含有大量的人体必需脂肪酸，对身体大有益处。二者同食可促进维生素E的吸收，具有美容养颜、益智醒脑之功效。

✅ **松子+鸡肉**　有益全身

相宜指数 ▰▰▰▱▱

松子对预防心脏病、卒中、心肌梗死的效果比较显著，与鸡肉搭配则为富含维生素E的美味佳肴，对身体健康有益，可在日常生活中多搭配食用。

✅ **松子+香菇**　健脑、提高免疫力

相宜指数 ▰▰▰▰▱

松子与香菇✅一同食用，可以起到健脑、提高免疫力的作用。

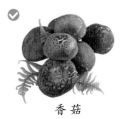

香菇

人群宜忌

✅ 食欲不振患者
✅ 遗精、盗汗、多梦者
✅ 阴茎勃起不足的患者
❌ 胆功能受损患者

❌ 精滑患者
❌ 多痰患者
❌ 腹泻患者

🛒 **选购宜忌**

✅ 选购松子时，以外表干燥不潮湿、颗粒大而饱满、无异味、颜色白净、带有清香气味者为佳。

🏠 **储存宜忌**

✅ 松子比较适宜置于阴凉、通风、干燥处密封保存。

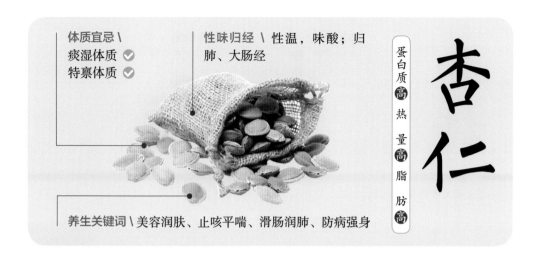

体质宜忌 \ 痰湿体质 ✓ 特禀体质 ✓

性味归经 \ 性温，味酸；归肺、大肠经

蛋白质高 热量高 脂肪高

杏仁

养生关键词 \ 美容润肤、止咳平喘、滑肠润肺、防病强身

❌杏仁+猪肝　影响蛋白质的吸收

相忌指数 ■■□□□

杏仁含有大量的苦杏仁苷，过量食用不利于健康，若与猪肝一同食用会影响人体对蛋白质的吸收和利用。

❌杏仁+猪肉　导致腹痛

相忌指数 ■■■□□

杏仁加工不当或生食可致中毒，而与猪肉同食会引起腹痛。故杏仁和猪肉切记不可一同食用。

❌杏仁+狗肉　损伤脾胃

相忌指数 ■■■□□

杏仁富含蛋白质，而且较油腻；狗肉则大热。二者同食易损伤肠胃，影响身体健康，故二者不宜一同食用。

❌杏仁+板栗　导致胃痛

相忌指数 ■■■□□

板栗性温，能补肾强筋、活血止血。但板栗与杏仁同食会引起胃痛，影响身体健康，故二者不宜搭配同食。

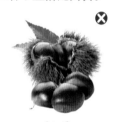

❌

板栗

人群宜忌

✓ 癌症患者
✓ 长期进行放疗、化疗者
✓ 便秘患者
❌ 糖尿病患者

❌ 产妇
❌ 幼儿
❌ 大便稀薄者

🛒 选购宜忌

✓ 选购杏仁时，以外表干燥不潮湿、颗粒大而饱满、无异味、略带清香者为佳。

🏠 储存宜忌

✓ 杏仁适宜放在通风阴凉处晾干保存，一般可以存放较长时间。可将杏仁放入冰箱冷冻室内保存，但保存时间不宜过长。

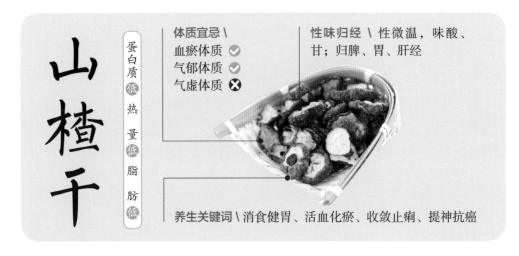

山楂干

蛋白质 低　热量 低　脂肪 低

**体质宜忌 **
血瘀体质 ✅
气郁体质 ✅
气虚体质 ❌

**性味归经 ** 性微温，味酸、甘；归脾、胃、肝经

**养生关键词 ** 消食健胃、活血化瘀、收敛止痢、提神抗癌

✅ **山楂干+蜂蜜** 助小儿消化

相宜指数 ▰▰▰▱

山楂干与蜂蜜搭配食用，可为人体提供丰富的营养，同时对小儿伤食、疳积有一定的辅助食疗作用。

✅ **山楂干+白糖** 促进消化吸收

相宜指数 ▰▰▱▱

山楂干与白糖搭配食用，不仅能增进食欲，还可改善消化系统功能，并具有较强的消食作用。

✅ **山楂干+红糖** 活血化瘀

相宜指数 ▰▰▱▱

山楂干与红糖搭配食用，可活血化瘀，对血瘀实证，如闭经等有一定的辅助食疗效果。

✅ **山楂干+麦芽** 消积化食

相宜指数 ▰▰▱▱

山楂干与麦芽搭配食用，既能增加营养，又能消积化食，适用于积食饱胀、消化不良等。

✅ **山楂干+核桃+白糖** 补肺益肾、润燥

相宜指数 ▰▱▱▱

山楂干与核桃、白糖搭配食用，可补肺肾、润肠燥、消积食、通血脉、生津液。

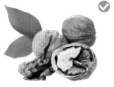
核桃

✅ **山楂干+菊花** 改善心肌供血

相宜指数 ▰▰▰▱

山楂干与菊花搭配食用，不仅能扩张冠状动脉血管，增加冠状动脉血流量，还能在一定程度上改善心肌供血。

❌ **山楂干+猪肝** 降低营养价值

相忌指数 ▰▰▱▱

山楂干中所含的维生素C易被猪肝中的金属铁、铜等离子破坏，降低营养价值。

人群宜忌

✅ 腹满饱胀、食积不化、上腹疼痛者
✅ 肥胖者
❌ 糖尿病患者

❌ 胃及十二指肠溃疡患者
❌ 胃酸过多者
❌ 孕妇

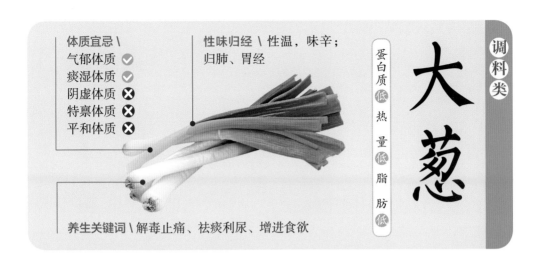

调料类

大葱

蛋白质 低 热量 低 脂肪 低

性味归经 \ 性温，味辛；归肺、胃经

体质宜忌 \
气郁体质 ✓
痰湿体质 ✓
阴虚体质 ✗
特禀体质 ✗
平和体质 ✗

养生关键词 \ 解毒止痛、祛痰利尿、增进食欲

✓ 大葱+牛肉　消肿止痛、祛风散寒

相宜指数 ▮▮□□□

牛肉补脾健身，大葱有降低胆固醇、杀菌防癌等功效，二者同食对风寒感冒、头痛鼻塞、面目浮肿、疮痛有一定的缓解作用。

✓ 大葱+香菇　消热杀毒、降血脂

相宜指数 ▮▮▮□□

大葱与香菇相宜，二者同食，有消热杀毒、降血脂的作用。

✗ 大葱+糖类　引起气憋、胸闷

相忌指数 ▮▮□□□

大葱与糖类相忌，二者同食易引起气憋、胸闷等症状，故二者不宜一同食用。

✗ 大葱+山楂　损伤脾胃

相忌指数 ▮▮□□□

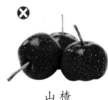

山楂

山楂性微温、味酸甘，入脾、胃、肝经，有消食健胃、活血化瘀、收敛止痢之功效；大葱气味辛热。二者同食会伤及脾胃，有损健康。

✗ 大葱+公鸡肉　易生火热

相忌指数 ▮▮▮□□

大葱辛热助火；而公鸡肉为生风发火之物，其性偏热。若二者一起食用，易生火热而伤人，不利于人体健康。

人群宜忌

✓ 伤风感冒者
✓ 头痛鼻塞者
✓ 腹痛腹泻者
✓ 胃寒者

✓ 食欲不振者
✓ 发热无汗者
✗ 狐臭患者
✗ 表虚多汗者

🏠 储存宜忌

✗ 大葱的储存不宜潮湿，可将其捆绑成束，根朝下放在背阳面，以免其沾到水而腐烂。

✓ 可将大葱栽种在自家不太暖和的地方，任其慢慢生长。

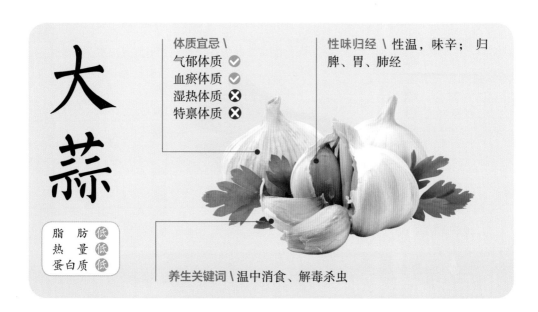

大蒜

体质宜忌 \
气郁体质 ✅
血瘀体质 ✅
湿热体质 ❌
特禀体质 ❌

性味归经 \ 性温，味辛；归脾、胃、肺经

脂肪 低
热量 低
蛋白质 低

养生关键词 \ 温中消食、解毒杀虫

✅ **大蒜+西瓜** 增强人体机能

相宜指数 ▮▮▮▯▯

大蒜与西瓜搭配食用，可增强人体机能，对肾炎和肝硬化有一定的辅助食疗效果。

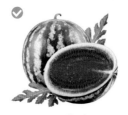

西瓜

✅ **大蒜+驴肉+杏仁** 缓解支气管哮喘

相宜指数 ▮▮▮▯▯

大蒜与驴肉、杏仁三者同食，可增强人体机能，对支气管哮喘有一定的辅助食疗效果。故二者适宜搭配同食。

✅ **大蒜+黑木耳** 补益脾胃、消肿利水

相宜指数 ▮▮▯▯▯

大蒜与黑木耳搭配同食，营养丰富，对脾胃虚弱、腹泻、毒疮、水肿等有一定的辅助疗效。故二者适宜搭配同食。

✅ **大蒜+猪肉** 促进营养吸收

相宜指数 ▮▮▮▯▯

肉类中含有大量的B族维生素，搭配大蒜同食可延长B族维生素在体内的停留时间，让人体充分吸收猪肉的营养价值。故二者适宜搭配同食。

✅ **大蒜+醋** 降低血压

相宜指数 ▮▮▮▯▯

大蒜与醋一同搭配食用，不但味道鲜美，而且能够有效地预防并改善高血压，对人体健康有益。

✅ **大蒜+莴笋** 降压、清热、降脂

相宜指数 ▮▮▮▯▯

大蒜与莴笋一同食用对身体有益，可清热、降压，很适合高血压、

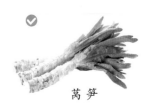

莴笋

高脂血症患者搭配食用。故二者适宜搭配同食。

✅ **大蒜+豆腐** 降"三高"、促进血液循环

相宜指数 ▮▮▮▯▯

大蒜和豆腐一同食用，能降血压、降血脂、降血糖、促进血液循环，对人体极为有益，尤其适合中老年人食用。故大蒜与豆腐相宜。

⊗ 大蒜+鲫鱼 引起胃肠痉挛

相忌指数 ▰▰▱▱▱

鲫鱼可补阴血、通血脉、清热解毒、通络下乳、祛风湿病痛之功效。但鲫鱼同大量的大蒜食用会导致胃肠痉挛，对人体健康极为不利。日常生活中要特别注意避免将二者搭配同食。

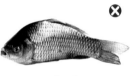

鲫 鱼

⊗ 大蒜+香菇 损害身体健康

相忌指数 ▰▰▱▱▱

香菇质嫩味美，享有"健康食品"的美名；大蒜具有很强的杀菌作用，被誉为"天然抗生素"。二者同食，易发生复杂的化学反应，从而损害健康。故不宜同食。

⊗ 大蒜+蜂蜜 伤身无益

相忌指数 ▰▰▱▱▱

大蒜辛温小毒，性热，其所含营养成分与干辣椒相近，性质与蜂蜜相反。二者同食，功效相克，伤身无益，所以大蒜不宜与蜂蜜同食。

⊗ 大蒜+山楂 导致自主神经功能紊乱

相忌指数 ▰▰▰▱▱

山楂性微温，味酸甘，入脾、胃、肝经，有消食健胃、活血化瘀、收敛止痢之功能。但与大蒜同食易导致自主神经功能紊乱。故二者不宜搭配同食。

⊗ 大蒜+芒果 导致腹泻

相忌指数 ▰▰▰▱▱

芒果味甘、性凉，是解渴生津的水果，有养胃止呕、生津解渴及止晕眩等功效。但与大蒜同食易导致腹泻。故二者不宜搭配同食。

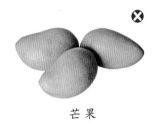

芒 果

人群宜忌

◎ 肺结核患者	◎ 痢疾、肠炎患者	⊗ 口齿喉舌疾病患者
◎ 癌症患者	◎ 伤寒患者	⊗ 便秘患者
◎ 高血压患者	⊗ 胃及十二指肠溃疡患者	⊗ 消化不良患者
◎ 铅中毒者	⊗ 目疾患者	

♦ 食用宜忌

◎ 如果用于辅助食疗，宜选择不发芽的大蒜为佳。

⊗ 大蒜不宜过食，否则会动火、耗血、有碍视力。

🛒 选购宜忌

◎ 大蒜皮色泽鲜艳，蒜瓣饱满而硬实，有沉甸甸的手感；蒜头呈圆形，根基部略微凹陷；蒜瓣大小均匀，水分足，即为优质大蒜，可以选购。

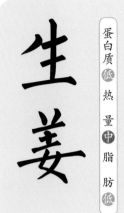

生姜

蛋白质 低 热 量 中 脂 肪 低

**体质宜忌 **
血瘀体质 ✓
痰湿体质 ✓
阳虚体质 ✓
阴虚体质 ✗
湿热体质 ✗

**性味归经 ** 性温，味辛；归肺、胃、脾经

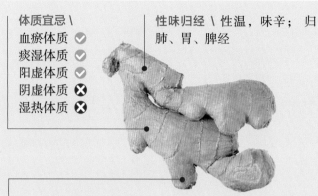

**养生关键词 ** 发表散寒、温胃止呕、解毒

✓ **生姜+甘蔗** 清热生津、和胃止呕

相宜指数 ▮▮▮▯▯

生姜与甘蔗搭配榨汁同饮，可清热生津、和胃止呕，对反胃呕吐、胃虚呕吐有辅助食疗效果。

✓ **生姜+荸荠** 和胃、降逆、止呕

相宜指数 ▮▮▮▯▯

生姜与荸荠榨汁同饮，能够和胃、降逆、止呕，适用于缓解肝胃有热所导致的妊娠呕吐。

✓ **生姜+皮蛋** 延缓衰老

相宜指数 ▮▮▮▯▯

皮蛋中富含维生素E，可抗老化，而生姜中的抗氧化酶则有抗衰老的作用，二者适宜同食。

✓ **生姜+猪肚** 增强营养、缓解溃疡

相宜指数 ▮▮▮▮▯

生姜与猪肚煲汤同食，可为人体提供丰富的营养，对胃及十二指肠溃疡有辅助食疗作用。

✓ **生姜+蜂蜜** 增强体质

相宜指数 ▮▮▯▯▯

生姜与蜂蜜同食，可增强人体机能，对咳嗽、呕吐等有较好的辅助食疗效果。

✓ **生姜+牛奶** 驱寒保暖

相宜指数 ▮▮▮▯▯

生姜与牛奶二者搭配同食，不仅营养丰富，而且能够驱寒保暖，缓解腹痛，有益于人体健康。

✗ **生姜+白酒** 伤害肠胃

相忌指数 ▮▮▮▮▯

生姜性热，白酒性辛温。二者都有一定的刺激性，若同时食用易伤害肠胃。

人群宜忌

✓ 感冒引起的发热头痛、全身酸痛、咳嗽不止者	✓ 产后女性	✗ 糖尿病患者
✓ 胃寒疼痛者	✓ 食欲不振者	✗ 痔疮患者
✓ 经期受寒的女性	✓ 胆结石患者	✗ 肝病患者
✓ 晕车晕船者	✗ 目疾患者	✗ 干燥综合征患者
	✗ 孕妇	✗ 口干、喉痛患者

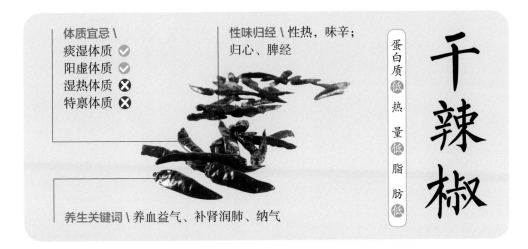

体质宜忌 \
痰湿体质 ✅
阳虚体质 ✅
湿热体质 ❌
特禀体质 ❌

性味归经 \ 性热，味辛；
归心、脾经

蛋白质 低
热量 低
脂肪 低

干辣椒

养生关键词 \ 养血益气、补肾润肺、纳气

✅ 干辣椒+白菜　促进胃肠蠕动

相宜指数 ▰▰▱▱▱

干辣椒与白菜搭配食用，可促进胃肠蠕动，有助于消化，从而促进人体健康。

✅ 干辣椒+苦瓜　健美抗衰、增强体质

相宜指数 ▰▰▰▱▱

干辣椒富含维生素C，而苦瓜有解除疲劳、清心明目、延缓衰老

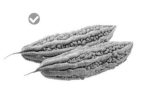

苦瓜

的功效。二者搭配食用，可健美抗衰，增强人体免疫力。

✅ 干辣椒+豆腐干　抗衰美容、健脑益智

相宜指数 ▰▰▱▱▱

干辣椒可益脑、健美、延年，若与营养丰富的豆腐干搭配食用，可抗衰美容、健脑益智。

✅ 干辣椒+虾　开胃消食、壮阳益精

相宜指数 ▰▰▰▰▰

干辣椒与温肾壮阳的虾搭配食用，不仅能为人体提供丰富的营养，增强机体免疫力，还可开胃消食、壮阳益精。

✅ 干辣椒+醋　防止维生素C的流失

相宜指数 ▰▰▱▱▱

干辣椒与醋搭配食用，不仅能中和辣椒碱，去除一部分辣味，还能防止维生素C的流失，有利于人体对营养的吸收。

✅ 干辣椒+茼蒿　预防癌症和动脉硬化

相宜指数 ▰▰▰▱▱

茼蒿中含维生素C，而辣椒中含胡萝卜素，二者搭配同食，可以有效地促进血液循环，帮助人体预防和改善癌症及动脉硬化症状，促进身体健康。

人群宜忌

✅ 肾气不足患者
✅ 食欲不振者
✅ 胃寒患者
✅ 贫血患者

✅ 坏血病患者
✅ 风湿性关节炎患者
❌ 肾炎患者
❌ 肾结石患者

❌ 消化道溃疡患者
❌ 高血压患者
❌ 肺结核患者

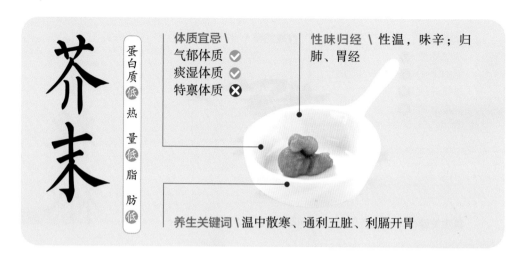

芥末

蛋白质 低　热量 低　脂肪 低

体质宜忌 \
气郁体质 ✅
痰湿体质 ✅
特禀体质 ❌

性味归经 \ 性温，味辛；归肺、胃经

养生关键词 \ 温中散寒、通利五脏、利膈开胃

❌ **芥末+鸡肉** 大伤元气

相忌指数 ▮▮▯▯

鸡肉味甘、性温，入脾、胃经，有温中益气、补精填髓、益五脏、补虚损的功效。但同芥末食用会大伤元气。

❌ **芥末+鲫鱼** 引发水肿

相忌指数 ▮▮▮▯

鲫鱼可补阴血、通血脉、补体虚，还有益气健脾、利水消肿、清热解毒、通络下乳、祛风湿病痛之功效。但同芥末食用可能会引起水肿。

❌ **芥末+鳖肉** 发毒发疮

相忌指数 ▮▮▮▯

芥末气味辛热，过量食用鳖肉则会上火。二者同时搭配食用会发毒发疮，对身体不利。故二者不宜一同食用。

❌ **芥末+白酒** 导致上火

相忌指数 ▮▮▮▯

芥末与白酒相忌。白酒与芥末均为大热之物，若二者搭配食用会导致上火。故二者不宜同食。

❌ **芥末+兔肉** 导致心律不齐

相忌指数 ▮▮▯▯

兔肉性平、味辛、无毒，有补中益气、解热止渴、健脾养胃之功效。同芥末食用可能会导致心律不齐。

人群宜忌

✅ 肺寒咳嗽痰多者
✅ 胸胁胀满者
✅ 胃寒呕吐、呃逆者
✅ 食欲不振者

❌ 胃炎、消化道溃疡患者
❌ 孕妇
❌ 眼疾患者

🔥 烹调宜忌

✅ 在芥末中添加适量的糖或醋，能缓冲辣味。以温水将芥末粉搅成糊状，再焖制1～2小时，有辛辣气味散发出即可。

❌ 当芥末中有油脂渗出并变苦时，不可食用。

🛒 选购宜忌

✅ 芥末以色正味冲、无杂质者为佳。

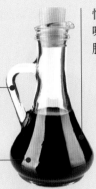

体质宜忌 \
平和体质 ✓
血瘀体质 ✓

性味归经 \ 性温，味酸、苦；归肝、脾经

蛋白质 低 热量 低 脂肪 低

醋

养生关键词 \ 帮助消化吸收、预防肠道疾病、缓解疲劳

✓ 醋+花生（或黄豆） 降脂降压、软坚润燥

相宜指数 ▮▮▮▯▯

用醋煮的花生或黄豆，具有降脂、降压、软坚润燥的食疗功效。是高血脂、肥胖症、高血压和冠心病患者的佳肴。

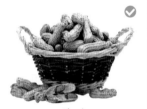

花生

✓ 醋+土豆 避免烧焦、分解毒素

相宜指数 ▮▮▮▯▯

醋与土豆一起炒食，不仅可避免烧焦，而且还能分解土豆中的毒素，有利于人体健康。

✓ 醋+生姜 健胃消食、增进食欲

相宜指数 ▮▮▮▯▯

醋如果与生姜一起食用，可健胃消食、增进食欲，对恶心、呕吐等症状有很好的缓解作用。

✓ 醋+芦荟 修复黏膜、抗炎止痛

相宜指数 ▮▮▮▯▯

芦荟的多糖免疫复活作用可提高机体的抗病能力，还有抗炎、修复黏膜和止痛的作用。与醋同食可缓解紧张情绪，适用于工作压力大的上班族。

✗ 醋+羊肉 生火动血、产生不适

相忌指数 ▮▮▮▯▯

醋与羊肉一起食用，易生火动血，引起身体不适，从而影响身体健康。

✗ 醋+鳗鱼 引起中毒

相忌指数 ▮▮▮▮▮

醋若与鳗鱼一起食用，易引起中毒，损害人体健康。

人群宜忌

✓ 流感患者
✓ 麻疹患者
✓ 输尿管结石患者
✓ 癌症患者

✓ 肾结石患者
✓ 高血压患者
✗ 胃酸过多者
✗ 支气管哮喘患者

✗ 严重胃及十二指肠溃疡患者
✗ 脾胃湿盛者

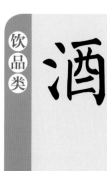

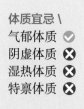

饮品类

体质宜忌 \
气郁体质 ✓
阴虚体质 ✗
湿热体质 ✗
特禀体质 ✗

性味归经 \ 性温，味辛、甘、苦；入心、肝经

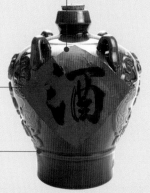

蛋白质 低
热　量 中
脂　肪 低

养生关键词 \ 活血通脉、增进食欲、消除疲劳

◎ 酒+荸荠　清热化痰、消积化食

相宜指数 ▮▮▮▯▯

酒与荸荠搭配同食，不仅可清热化痰，还能消积化食，对消化不良、女性功能性子宫出血及带下等症状具有一定的辅助食疗效果。

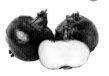

荸荠

◎ 酒+羊肉　增鲜提香、去除膻味

相宜指数 ▮▮▮▯▯

将羊肉泡在酒中，再加入洋葱、芹菜、大蒜及部分中药材作配料，不仅口味佳，而且能去除羊肉的膻味。

◎ 酒+大葱+面粉　改善胃部不适

相宜指数 ▮▮▯▯▯

将大葱白与面粉切碎制成丸子，用温酒送服，对胃部不适，如胃胀、胃脘痉挛、胃痛等均有一定的辅助食疗效果。

✗ 酒+山药　导致肠道疾病

相忌指数 ▮▮▮▯▯

山药中含有大量的鞣酸；酒能刺激胃分泌消化液。鞣酸能与胃液反应生成不易消化的物质，从而导致肠道疾病。

✗ 酒+汽水　促进酒精的吸收

相忌指数 ▮▮▯▯▯

啤酒中兑入汽水后，过量的二氧化碳会促进胃肠黏膜对酒精的吸收，使人易醉。故酒与汽水不宜一同饮用。

✗ 酒+辛辣食物　扩张血管

相忌指数 ▮▮▯▯▯

二者同为大辛大热的食物，刺激性都比较强，同食会刺激神经扩张血管，有麻醉作用，使人疲惫乏力。

✗ 酒+青椒　导致上火

相忌指数 ▮▮▮▯▯

酒味苦、甘、辛、大热、有毒，有通血脉、润皮肤、散湿气、养脾气之

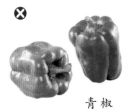

青椒

功效；青椒也是气味辛热之物。二者同食易导致上火。

❌ 酒+熏制食品　促进致癌物质的吸收

相忌指数 ▮▮▮▮▯

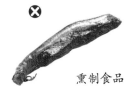

酒中的酒精能将熏制食品中含有的致癌物质溶解于酒中，从而促进致癌物质的吸收。故熏制食品不宜与酒同食。

熏制食品

❌ 酒+柿子　导致肠梗阻

相忌指数 ▮▮▮▮▯

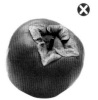

柿子中含有大量的鞣酸，酒能刺激胃分泌消化液，鞣酸能与胃液反应生成不易消化的物质，很有可能会导致肠梗阻。

柿子

❌ 酒+核桃　导致鼻出血

相忌指数 ▮▮▮▮▯

核桃中含有丰富的蛋白质、脂肪和矿物质，但核桃性热，多食燥火；酒甘辛火热。二者同食易致血热，轻者燥咳，严重时会流鼻血。

❌ 酒+牛奶　降低牛奶营养

相忌指数 ▮▮▮▮▯

若酒和牛奶搭配合饮，不仅会降低牛奶的营养价值，而且会对健康产生一定的损害。

❌ 酒+红薯　导致消化不良、腹部胀满

相忌指数 ▮▮▮▯▯

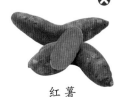

饮酒时和饮酒后3小时内不宜进食红薯，因为红薯和胃酸发生反应能生成不溶于水的坚硬结块，从而影响消化功能。

红薯

人群宜忌

- ✅ 均可饮用，尤其用于风寒湿性关节炎患者
- ❌ "三高"患者
- ❌ 痛风患者
- ❌ 冠心病患者
- ❌ 肝炎患者

⚕ 食用宜忌

✅ 酒宜温喝。因为酒中除了酒精外，往往还会掺杂一些甲醇、甲醛等有害物质，若将酒加热，这些有害物质基本上就能挥发掉。

🏠 储存宜忌

✅ 白酒应在干燥、阴凉、通风处保存，贮存的环境温度不宜超过30℃。葡萄酒应避免阳光直射，储存在阴冷的地方。黄酒的贮存环境以凉爽、温度变化不大为宜，通常不低于5℃，其周围不宜同时存放异味物品。啤酒的最佳贮存温度为0℃～12℃，熟啤酒为4℃～20℃，果酒为8℃～25℃，不能与有异味的物品混杂存放。

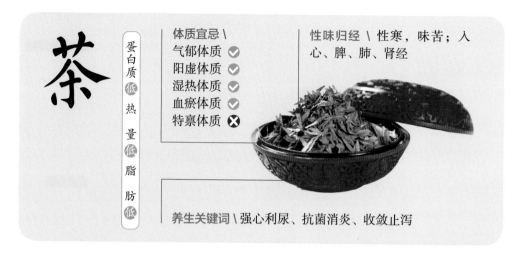

茶

蛋白质 **低** 热量 **低** 脂肪 **低**

体质宜忌 \
气郁体质 ✔
阳虚体质 ✔
湿热体质 ✔
血瘀体质 ✔
特禀体质 ✘

性味归经 \ 性寒，味苦；入心、脾、肺、肾经

养生关键词 \ 强心利尿、抗菌消炎、收敛止泻

✅ **茶+苹果+洋葱**　保护心脏

相宜指数 ▮▮▮▯▯

　　茶与苹果、洋葱均富含有益于人体健康的黄酮类天然化学抗氧化剂。三者若搭配食用，可增强人体免疫力，起到保护心脏的作用。

✅ **茶+马齿苋**　改善不良情绪

相宜指数 ▮▮▮▯▯

　　马齿苋性寒、味酸，具有清热解毒、消肿止痛的作用；绿茶有提神醒脑之功效。二者共用可以改善不良情绪。

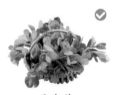

马齿苋

✅ **茶+薄荷**　生津止渴、提神醒脑

相宜指数 ▮▮▯▯▯

　　绿茶和薄荷同食不仅清新爽口，还可生津止渴、提神醒脑，适合学生和工作压力较大的上班族食用。

✘ **茶+白酒**　损害肾脏功能

相忌指数 ▮▮▮▮▮

　　酒后饮茶，茶碱会产生利尿作用，使尚未完全分解的乙醛进入肾脏，对肾脏产生较大的刺激性，从而对肾脏功能造成一定的损害。

✘ **茶+黄豆**　损害健康

相忌指数 ▮▮▮▮▯

　　黄豆中含有丰富的植物蛋白，茶中的鞣酸能与其反应生成对身体健康有害的鞣酸蛋白，损害身体健康。

✘ **茶+红酒**　降低铁的吸收

相忌指数 ▮▮▮▯▯

　　茶与红酒一起食用，会降低人体对铁的吸收，不利于人体健康。

人群宜忌

✅ 大部分均可饮用	✘ 长期失眠者
✅ 口腔异味者	✘ 孕妇
✅ 心烦气躁者	✘ 幼儿
✘ 胃部不适者	

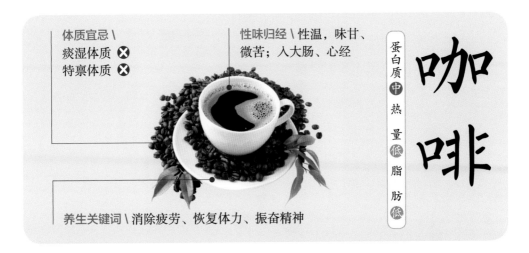

体质宜忌 \
痰湿体质 ✗
特禀体质 ✗

性味归经 \ 性温，味甘、微苦；入大肠、心经

蛋白质 中 热 量 低 脂 肪 低

咖啡

养生关键词 \ 消除疲劳、恢复体力、振奋精神

✔ 咖啡+糙米　镇静、安神

相宜指数 ▓▓▓░░

常食糙米能改善青春痘、雀斑、皱纹、皮肤粗糙等不良皮肤问题。与咖啡同食，具有镇静、安神之功效。爱美的女性不妨多食。

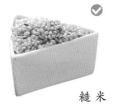

糙米 ✔

✗ 咖啡+豆浆　降低营养价值

相忌指数 ▓▓▓░░

咖啡中含有的咖啡因是一种酚类物质，与豆浆一起饮用时会与豆浆中的蛋白质发生絮凝反应，降低其营养价值。

✗ 咖啡+茶　影响睡眠

相忌指数 ▓▓░░░

茶与咖啡都有活血、醒脑、提神之功效，若二者同时饮用会影响睡眠，从而对身体健康造成一定的损害。所以，睡前不宜饮用茶与咖啡。

✗ 咖啡+黑木耳　降低营养价值

相忌指数 ▓▓░░░

咖啡与黑木耳若同时食用，会降低人体对铁的吸收，从而降低食物的营养价值。故二者不可同食。

人群宜忌

✔ 神疲乏力、精神不振者
✔ 肺气肿患者
✔ 慢性支气管炎患者
✔ 醉酒者

✗ 冠心病患者
✗ 胃病、消化道溃疡患者
✗ 孕妇
✗ 失眠患者

♨ **食用宜忌**

✗ 睡前不宜喝咖啡，以免引起失眠或影响睡眠质量。

🏠 **储存宜忌**

✔ 开封后的咖啡应放入密封罐中，且置于冰箱等温度低、湿度低的地方保存，以保证其原有品质。

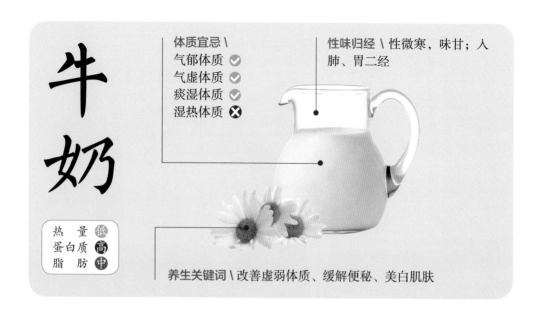

牛奶

**体质宜忌 **
气郁体质 ✅
气虚体质 ✅
痰湿体质 ✅
湿热体质 ❌

**性味归经 ** 性微寒，味甘；入肺、胃二经

热　量 低
蛋白质 高
脂　肪 中

**养生关键词 ** 改善虚弱体质、缓解便秘、美白肌肤

☑ **牛奶+火龙果**　解毒排毒

相宜指数 ▮▮▮▯▯

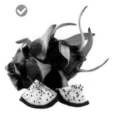

火龙果含有一般植物少有的植物性白蛋白及花青素、丰富的维生素和水溶性膳食纤维，对重

火龙果

金属中毒有解毒的功效。配合牛奶食用疗效更加显著。

☑ **牛奶+红茶**　助消化、养神气、解困乏

相宜指数 ▮▮▮▯▯

牛奶与红茶搭配食用，既可祛油腻、助消化，又能益气提神、利尿解毒、消除疲劳，对消化不良、疲劳乏力、精神不振、肠炎、酒精中毒等有辅助食疗功效。

☑ **牛奶+核桃**　补脾养肾、润燥益肺

相宜指数 ▮▮▮▯▯

牛奶与核桃搭配食用，不仅能补脾固肾，还可润燥益肺，对咳嗽气喘、便

秘、腰痛、病后体虚及性功能减退等尤为适用。

☑ **牛奶+草莓**　清热解毒、生津润燥、养心安神

相宜指数 ▮▮▯▯▯

牛奶与草莓搭配同食，不仅能清热解毒、生津润燥，还有养心安神的功效，对身体健康有益。

☑ **牛奶+椰汁**　促进消化

相宜指数 ▮▮▯▯▯

牛奶脂肪球颗粒小，呈高度乳化状态，易于消化吸收，而且胆固醇含量少。配合椰汁饮用，对中老年人、女性尤为适宜。

☑ **牛奶+山竹**　分解脂肪、美白润肤

相宜指数 ▮▮▮▯▯

山竹对于皮肤粗糙、营养不良的人群有很好的辅助食疗效果，饭后食用还能分解脂肪，有助于消化。山竹搭配牛奶饮用更可美白皮肤。

☑ **牛奶+木瓜** 增强人体机能

相宜指数 �░░░

牛奶营养丰
富，含有人体生长
发育所需的全部氨
基酸，木瓜中也具
有较高的营养价
值。牛奶与木瓜搭

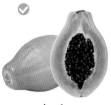

木瓜

配食用，不仅清凉爽口，而且还可为人体
提供丰富的营养，增强人体机能。

☑ **牛奶+鸡蛋** 补充优质蛋白质

相宜指数 ███░

牛奶与鸡蛋是我们生活中常见的食物
搭配。牛奶中含有丰富的蛋白质、钙等；
而鸡蛋也是一种高蛋白的食物。二者同时
食用能为人体补充大量优质蛋白质。

☑ **牛奶+芒果** 保护视力、延缓衰老

相宜指数 ███░

芒果中含有丰富的维生素A、维生素
C，有保护视力、延缓衰老的功效；牛奶
也是美容佳品，不仅可以防止皮肤干燥，
使皮肤白皙、有光泽，还可淡化色素沉
着。二者一同食用效果更好。

☑ **牛奶+大枣** 止渴润肠、养心解热

相宜指数 ████

牛奶与大枣做成的粥有补虚、止渴、
润肠、养心肺和解热毒的功效，适合营养

不良、病后体虚、气血不足、癌症等患者
食用。

✖ **牛奶+果汁** 降低牛奶营养

相忌指数 ███░

牛奶含有丰富的蛋白质，果汁属于酸
性饮料。牛奶和果汁同饮，果汁中的酸性
物质进入人体后会在胃中使牛奶中的蛋白
质凝结成块，从而影响人体对蛋白质的消
化和吸收，降低牛奶的营养价值。故二者
不可同时饮用。

✖ **牛奶+醋** 导致消化不良、腹泻

相忌指数 ███░

醋中含有一种叫醋酸的酸性物质，这
种酸性物质在进入人体后，易与牛奶中的
蛋白质发生变性反应，影响消化和吸收，
易引起消化不良、腹泻等症状，损害人体
健康。

✖ **牛奶+韭菜** 影响钙的吸收

相忌指数 ███░

牛奶中富含钙，钙是构成骨骼和牙齿
的主要成分。牛奶与含草酸多的韭菜混合
食用，会影响人体对钙的吸收。

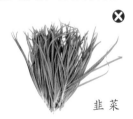

韭菜

人群宜忌

☑ 处于生长发育时期的儿童	✖ 缺铁性贫血的儿童
☑ 吸烟者	✖ 肠胃手术后的患者
☑ 体质差、气血不足、营养不良者	✖ 腹泻便溏者
☑ 糖尿病患者	✖ 溃疡性结肠炎患者
☑ 高血压患者	

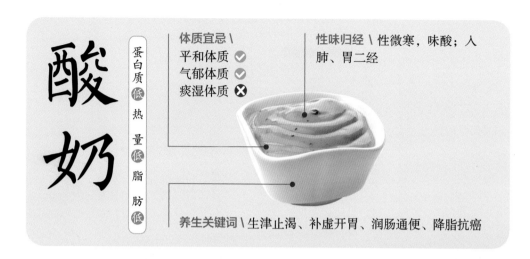

酸奶

蛋白质 低 热量 低 脂肪 低

体质宜忌 \
平和体质 ✓
气郁体质 ✓
痰湿体质 ✗

性味归经 \ 性微寒，味酸；入肺、胃二经

养生关键词 \ 生津止渴、补虚开胃、润肠通便、降脂抗癌

✓ 酸奶+桃子　加强营养

相宜指数

桃子中含有丰富的维生素；酸奶中有优质蛋白质。二者同时食用营养更全面，对身体更加有益。

✓ 酸奶+猕猴桃　美容、减肥

相宜指数

二者均营养丰富，且低脂低热，同食，可以美容、减肥，并且对消化不良、便秘者有良好效果。

✗ 酸奶+腊肉　产生致癌物质

相忌指数

腊肉中含有亚硝酸盐，与酸奶中的蛋白质结合后，会转变为致癌物质亚硝胺，从而危害人体健康。

✗ 酸奶+黄豆　影响钙质吸收

相忌指数

黄豆中所含的化学成分会影响人体对酸奶中钙质的消化和吸收，故二者不宜搭配同食。

人群宜忌	✓ 身体虚弱、气血不足、营养不良者 ✓ 皮肤干燥者 ✓ 肠燥便秘者	✓ 经常饮酒者 ✓ 动脉硬化患者 ✓ 脂肪肝患者 ✓ 消化道癌症患者	✗ 服用抗生素药物者 ✗ 胃酸过多者 ✗ 乳糖不耐受者

○ 食用宜忌

✓ 酸奶最好在饭后2小时饮用。因为饭后胃液的pH值会上升，这时更加适合乳酸菌生长，从而让酸奶的营养充分发挥。

✓ 酸奶中的酸性物质会腐蚀牙齿，很容易造成龋齿，所以喝完酸奶后应及时漱口或刷牙。

✗ 酸奶不宜加热饮用。因为温度一旦过高，酸奶中的有益菌就会失去活性。

🏠 储存宜忌

✓ 酸奶应放在冰箱的冷藏室中储存。

✗ 不宜用玻璃瓶或塑料瓶储存酸奶，以免造成营养价值降低。

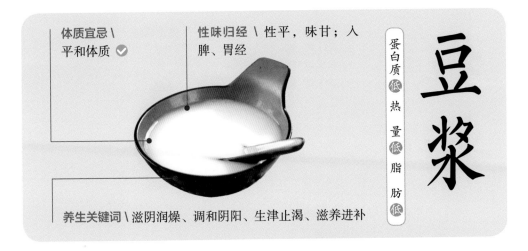

体质宜忌 \ 平和体质 ✓

性味归经 \ 性平，味甘；入脾、胃经

蛋白质 低 热 量 低 脂 肪 低

豆浆

养生关键词 \ 滋阴润燥、调和阴阳、生津止渴、滋养进补

✅ **豆浆+西蓝花** 提供丰富的维生素

相宜指数 ▰▰▰▱▱

豆浆能维持正 ✓ 常的营养平衡，调节内分泌，降血压、血脂；并有平补肝肾、抗癌、增强免疫力等功效。搭配西蓝花食用还可提供丰富的维生素。

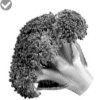

西蓝花

✅ **豆浆+黄瓜** 清热解毒、润燥止渴、降糖降脂

相宜指数 ▰▱▱▱▱

豆浆与黄瓜搭配食用，不仅可清热解毒、润燥止渴，还有降血糖、降血脂等功效。对糖尿病、高血脂、肥胖症等均有很好的辅助食疗效果。

✅ **豆浆+白菜** 有美容功效

相宜指数 ▰▰▱▱▱

白菜中含有较多的微量元素锌，锌具有生血功能，对抗衰老也有一定帮助；豆浆可维持正常的营养平衡，全面调节内分泌系统。二者同食，美容作用明显。

✅ **豆浆+大枣** 补虚益气、安神补肾

相宜指数 ▰▰▰▰▱

豆浆与大枣搭配食用，既可补虚益气、安神补肾，又能改善心肌营养，尤其适用于心血管疾病患者。

✅ **豆浆+胡萝卜** 增强体质、消除疲劳

相宜指数 ▰▰▱▱▱

豆浆与胡萝卜均富含营养，二者搭配食用，不仅能促进人体对钙的吸收，还可增强体质、消除疲劳。

✅ **豆浆+大米+冰糖** 养颜润肺

相宜指数 ▰▰▰▱▱

豆浆与大米、冰糖一起食用，可养颜润肺、增强体质。

人群宜忌

- ✓ 一般人均可食用
- ✓ 尤其适合体质虚弱的老年人
- ✓ 营养不良者
- ✗ 夜尿频多患者

- ✗ 遗精患者
- ✗ 腹泻、腹胀、慢性肠炎患者
- ✗ 脾胃虚寒者

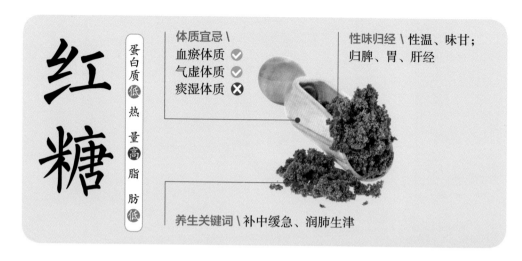

红糖

蛋白质 低 热量 高 脂肪 低

**体质宜忌 **
血瘀体质 ✓
气虚体质 ✓
痰湿体质 ✗

**性味归经 ** 性温、味甘；
归脾、胃、肝经

**养生关键词 ** 补中缓急、润肺生津

✗ **红糖+啤酒**　导致血糖上升

相忌指数 ■■■□□

啤酒中含有酒精，过量的饮用会影响体内糖的代谢，导致血糖上升，容易诱发糖尿病。

✗ **红糖+鲤鱼**　导致中毒

相忌指数 ■■■■□

鲤鱼中含有丰富的矿物质和生物活性物质，能影响糖分的代谢。因此，吃鲤鱼时过量食用红糖极易导致中毒。

✗ **红糖+牛奶**　易使蛋白质凝固

相忌指数 ■■□□□

红糖与牛奶相忌，因为红糖中含有的有机酸比较多，牛奶中的蛋白质在酸性的环境下容易发生凝聚或者沉淀。所以二者不宜同食。

✗ **红糖+蛤蜊**　引发中毒

相忌指数 ■■■■■

蛤蜊中含有多种矿物质，红糖的营养也十分丰富。但是同时食用比较容易引起中毒，故二者不宜同时食用。

✗ **红糖+皮蛋**　引发中毒

相忌指数 ■■■■■

红糖与皮蛋不宜同食，若二者一同食用会引起中毒。我们在日常生活中应极力避免这种食物搭配。

人群宜忌

✓ 低血糖患者
✓ 体虚的孕妇
✓ 月经不调、痛经、腰酸背痛的女性

✓ 产妇
✗ 消化不良者
✗ 肥胖者
✗ 糖尿病患者

🏠 **储存宜忌**

✓ 红糖受潮容易结块，故应放在深色的容器中储存，并置于低温、干燥、密封的地方，以防受潮。

✓ 夏天红糖比较容易融化结块，不常吃的话可以直接放入冰箱中冷藏保存，以免长期不吃而影响红糖的品质。

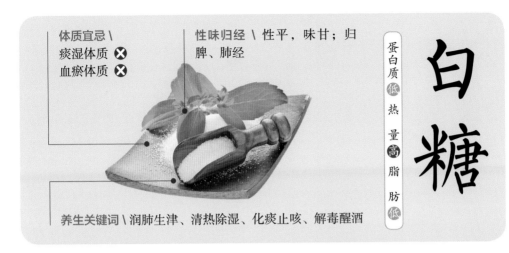

体质宜忌 \
痰湿体质 ✗
血瘀体质 ✗

性味归经 \ 性平，味甘；归脾、肺经

蛋白质 低 热量 高 脂肪 低

白糖

养生关键词 \ 润肺生津、清热除湿、化痰止咳、解毒醒酒

✓ **白糖+皮蛋** 口感独特、调整胃肠

相宜指数 ▉▉▉□□

皮蛋与白糖一起搭配食用，有非常独特的口感，而且还能调整胃肠，对顽固性痢疾有辅助食疗功效。

✗ **白糖+羊肉** 阻碍人体对铜的吸收

相忌指数 ▉▉▉□□

羊肉富含铜，而白糖和羊肉同食后会阻碍人体对铜的吸收，降低羊肉的营养价值，故二者不宜同食。

✗ **白糖+蛤蜊** 损害身体健康

相忌指数 ▉▉□□□

白糖与蛤蜊相忌。虽然蛤蜊的营养很丰富，但是若与白糖一同食用，会对身体产生不利的损害。

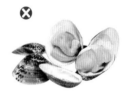

蛤蜊

人群宜忌			
✓ 低血糖患者	✗ 糖尿病患者	✗ 动脉硬化患者
✓ 肺虚咳嗽者	✗ 肥胖者	✗ 胃酸过多者
✓ 口干舌燥者	✗ 高血压患者	
✓ 醉酒者	✗ 冠心病患者	

烹调宜忌

✗不宜用铜锅烹调使用白糖较多的菜。

食用宜忌

✗白糖不宜与含铜多的食物同食。

✗不宜生食白糖，因在其生产、贮存、运输及销售过程中，可能会被微生物污染。

✗甜食为口腔内的细菌提供了生长繁殖的良好条件，故忌嗜食白糖。

医师叮咛

糖是构成组织和保护肝脏功能的重要物质。体内葡萄糖过多时，多余部分将以糖原的形式贮存在肝脏内，当体内缺乏糖时，肝糖原再转为葡萄糖而被利用。当然，过多的葡萄糖还可以转变为脂肪组织，所以多吃糖类食物可以使人发胖。

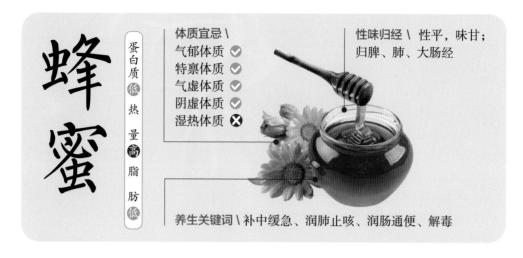

蜂蜜

蛋白质**低** 热量**高** 脂肪**低**

体质宜忌 \
气郁体质 ✅
特禀体质 ✅
气虚体质 ✅
阴虚体质 ✅
湿热体质 ❌

性味归经 \ 性平，味甘；归脾、肺、大肠经

养生关键词 \ 补中缓急、润肺止咳、润肠通便、解毒

✅ **蜂蜜+梨** 清热解毒、润肺止咳、通便

相宜指数 ▰▰▰▰▱

蜂蜜与梨一起搭配食用，可清热解毒，适用于上呼吸道感染、便秘、消化不良、尿道红肿、通风结石等患者。

✅ **蜂蜜+山药** 补中益气、健脾益肾

相宜指数 ▰▰▰▰▱

蜂蜜与山药一起搭配食用，可补中益气、健脾益肾，对脾肾两虚、体质虚弱等患者的辅助食疗效果显著。

✅ **蜂蜜+牛奶** 稳定情绪、抑制疼痛

相宜指数 ▰▰▰▱▱

蜂蜜与牛奶均富含营养，二者搭配同食，可清凉消火、生津润喉，还有益于细胞代谢、神经系统传导及血液凝固等。

❌ **蜂蜜+豆腐** 降低营养价值

相忌指数 ▰▰▰▱▱

豆腐中含有蛋白质和多种矿物质，蜂蜜中含有的多种酶类会与之反应，从而降低营养价值。故二者不宜同食。

❌ **蜂蜜+韭菜** 导致腹泻

相忌指数 ▰▰▱▱▱

蜂蜜中的铁、铜等元素会将韭菜中的维生素C氧化，降低营养价值。而且蜂蜜和韭菜都有通便功效，二者同时大量食用，易引起腹泻。

❌ **蜂蜜+莴笋+豆腐** 破坏胃肠功能

相忌指数 ▰▰▰▰▱

莴笋与豆腐均属寒性之物，它们若与蜂蜜搭配同食，易引起腹泻，破坏人体胃肠功能。故三者不宜搭配同食。

❌ **蜂蜜+大葱** 导致腹泻、腹胀

相忌指数 ▰▰▰▱▱

大葱中含有的多种生物活性物质，遇到蜂蜜中的有机酸和酶类时会产生有毒物质，并刺激胃肠道。

人群宜忌

✅ 肺燥咳嗽者
✅ 肠燥便秘者
✅ 胃及十二指肠溃疡患者
✅ 心脏病患者

✅ 高血压患者
✅ 失眠患者
❌ 糖尿病患者
❌ 婴儿

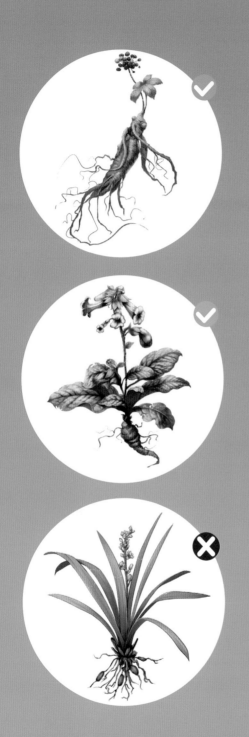

第二章

常用中药

与食物的

搭配宜忌

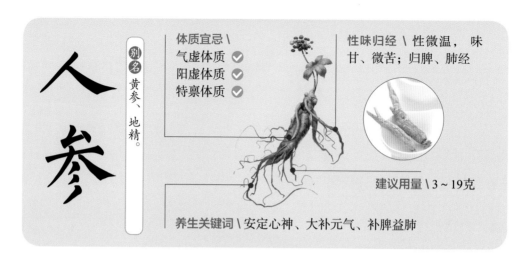

人参

别名 黄参、地精。

体质宜忌 \
气虚体质 ✅
阳虚体质 ✅
特禀体质 ✅

性味归经 \ 性微温，味甘、微苦；归脾、肺经

建议用量 \ 3～19克

养生关键词 \ 安定心神、大补元气、补脾益肺

✅ **人参＋山药**　有益健康

相宜指数

人参是大补之物，同山药食用对于癌症患者治疗后遗症的调理极具疗效。经常食用还能提高免疫力、预防高血压、降低胆固醇、利尿和润滑关节等。

✅ **人参＋甲鱼**　滋阴潜阳

相宜指数

经常食用人参和甲鱼能起到滋阴潜阳的作用，使人体阴阳恢复到相对平衡的状态，达到强身健体、祛病延年的功效，特别适宜于中老年及体质虚弱者进补。

✅ **人参+鸽肉**　补虚扶弱

相宜指数

人参与鸽肉同炖，可补虚扶弱，对于气津不足、虚劳体弱、食少倦怠、虚汗气短、形体消瘦者疗效颇佳。

❌ **人参+白萝卜**　引起身体不适

相忌指数

人参味甘微温，补气；白萝卜味辛性凉，可通气行水。二者性味功用相反，若同食，易引起身体不适，损害人体健康。

❌ **人参+兔肉**　导致上火

相忌指数

人参能大补元气，有补脾益肺、生津、安神益智之功效；兔肉是一种酸性食品，酸能助火。二者同食，可能会导致上火，故不宜同食。

人群宜忌

✅ 气血不足者	✅ 惊悸者	❌ 儿童
✅ 慢性腹泻者	✅ 健忘者	❌ 体质壮实者
✅ 脾胃气虚者	✅ 贫血患者	❌ 便秘患者
✅ 大便滑泄者	❌ 干燥综合征患者	

🔥 **烹调宜忌**

❌ 人参忌铁器，故不可用铁锅等煎煮人参。

🛒 **选购宜忌**

✅ 选购人参时，以参根较大、参形完整、有光泽者为佳。

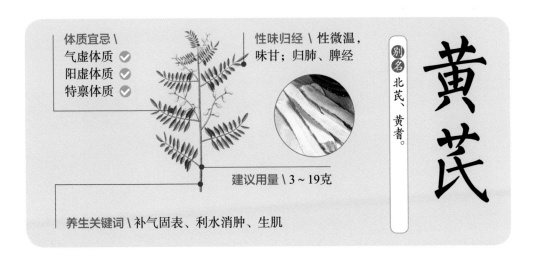

体质宜忌 \
气虚体质 ✓
阳虚体质 ✓
特禀体质 ✓

性味归经 \ 性微温，味甘；归肺、脾经

别名 \ 北芪、黄耆。

黄芪

建议用量 \ 3～19克

养生关键词 \ 补气固表、利水消肿、生肌

✓ **黄芪+芦笋+猪肉** 益气和中、除烦止呕、强身健体

相宜指数

黄芪有很好的补气效果，与鲜芦笋、猪瘦肉二者搭配同食，可益气和中、除烦止呕，有利于人体健康。

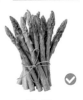
芦 笋

✓ **黄芪+山药+羊肉** 补气升阳、健脾养胃、祛病强身

相宜指数

黄芪与山药一起炖羊肉同食，可补气升阳、健脾养胃，对于脱肛、子宫下垂、

久泻等的辅助食疗效果显著。

✓ **黄芪+鲤鱼+当归** 催乳

相宜指数

当归、黄芪具有补脾健胃的功效，和鲤鱼同用，具有生乳的功效。

✗ **黄芪+大蒜** 影响黄芪的药性

相忌指数

大蒜中含有蒜素，这种物质进入人体后会刺激胃肠黏膜，使黏膜充血，影响黄芪的药用效果，对身体健康有一定损害。

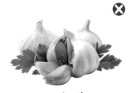
大 蒜

人群宜忌

✓ 脾气虚引起的气短乏力、食欲不振、大便稀薄者
✓ 体虚多汗、表虚自汗者
✓ 气虚水肿、小便不利、尿少者

✗ 疮疡初起者
✗ 阴虚阳亢者
✗ 热毒盛者
✗ 消化不良者

✗ 胸闷者
✗ 表实邪盛者
✗ 高血压患者

🛒 **选购宜忌**

✓ 正品黄芪的横断面皮部为黄白色，木部淡黄色，有菊花心，呈放射状纹理及裂隙，嚼之微有豆腥味。

✗ 伪品一般为圆叶锦葵或药蜀葵根。圆叶锦葵横断面皮部淡黄棕色，木部黄色，嚼之无豆腥味而略带黏性；药蜀葵根皮部白色，木部淡黄色，嚼之无豆腥味。

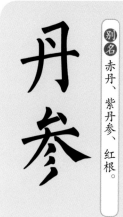

丹参

别名 赤丹、紫丹参、红根。

体质宜忌 \ 血瘀体质 ✓

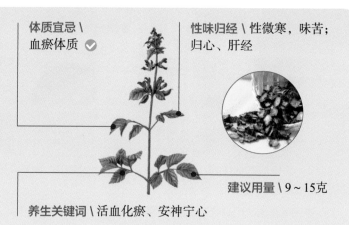

性味归经 \ 性微寒，味苦；归心、肝经

建议用量 \ 9 ～ 15克

养生关键词 \ 活血化瘀、安神宁心

✓ 丹参+白酒　温经活血、散瘀止痛

相宜指数 ■■□□

白酒泡丹参饮服，可温经活血、散瘀止痛，对因气血阻滞、瘀而化热所致的肢体不觉凉反觉灼热不适者有很好的辅助疗效。

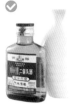

白酒

✓ 丹参+鲫鱼　补虚健体

相宜指数 ■■■□

二者同食，可补阴血、通血脉、补体虚，还有益气健脾、利水消肿、清热解毒、通络下乳、祛风湿病痛之功效。

✗ 丹参+蛋黄　损害身体健康

相忌指数 ■□□□

丹参微寒，可活血化瘀，扩张血管；蛋黄则属温热之物。二者性味不同，若搭配同食，损害身体健康。

✗ 丹参+羊肝　降低药物疗效

相忌指数 ■■□□

丹参含有的羟基、酮基易与羊肝中所含的钙、铁、镁等离子结合形成络合物，从而降低药物疗效。

✗ 丹参+牛奶　降低牛奶营养价值

相忌指数 ■■□□

丹参中有多种生物活性物质，能破坏牛奶中的蛋白质，降低牛奶的营养价值。

✗ 丹参+醋　功效相反

相忌指数 ■■■□

醋性温，味甘、酸，凡酸味之物，在五行属木，木能生火，多属温热之性，又皆收敛；丹参微寒，能活血化瘀，扩张血管。二者性味功效相反，不宜同食。

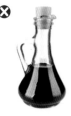

醋

人群宜忌

✓ 月经不调者
✓ 产后瘀滞腹痛、血瘀心痛者
✓ 疮痈肿痛者

✗ 老年人
✗ 孕妇
✗ 婴幼儿
✗ 癌症患者

✗ 低血压患者
✗ 先兆性流产者
✗ 凝血障碍、昏迷及休克患者

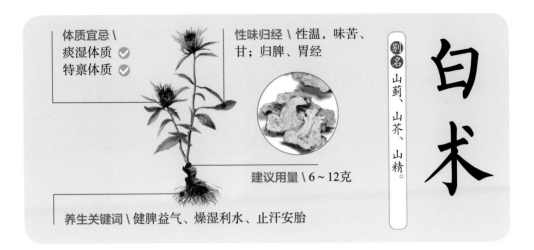

体质宜忌 \
痰湿体质 ✓
特禀体质 ✓

性味归经 \ 性温，味苦、甘；归脾、胃经

别名 \ 山蓟、山芥、山精。

白术

建议用量 \ 6～12克

养生关键词 \ 健脾益气、燥湿利水、止汗安胎

✓ **白术+山药+枸杞子** 健脾养肾

相宜指数 ■■■□□

白术与山药、枸杞子三者搭配同食，可健脾养肾、强壮肌肉，有益于促进人体健康。

✓ **白术+白糖** 健脾摄涎

相宜指数 ■■□□□

白术晒干研末，与白糖和匀，加水调拌成糊状，隔水蒸或置饭锅上蒸熟食用，可健脾摄涎，适用于小儿流涎等。

✓ **白术＋猴头菇** 防癌抗癌

相宜指数 ■■□□□

白术与猴头菇同食，对消化道系统肿瘤有一定的抑制作用，对胃溃疡、胃炎、胃病和腹胀等也有一定的疗效。

✓ **白术＋兔肉** 祛病健身

相宜指数 ■■■□□

心血管病、肝脏病、糖尿病患者以及其他新陈代谢障碍的人常吃兔肉和白术，既可满足营养需求又可祛病健身。

✗ **白术+青鱼** 降低药效、损害健康

相忌指数 ■■■□□

白术中含有苍术酮、苍术炔、苍术醇等物质，易与青鱼中的某些成分发生反应，会降低药效并损害人体健康。

✗ **白术+桃子、李子** 产生不良作用

相忌指数 ■■□□□

桃子味甘酸，性热，多食令人生火；李子味甘酸性温，多食令人腹胀、发虚热。从食物药性看，桃、李

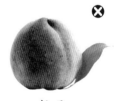

桃子

皆可生热，白术皆苦温燥湿之品。在药方中用白术时，不宜食桃、李，否则温热加燥易干扰药效，可能产生不良作用。

人群宜忌

✓ 高血糖者
✓ 消化不良者
✗ 实热内炽、外感风热者
✗ 大便秘结者

✗ 妊娠胎动不安者
✗ 气机阻滞证者
✗ 胃阴不足者

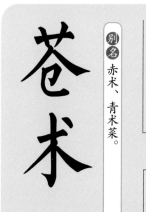

苍术

别名 赤术、青术菜。

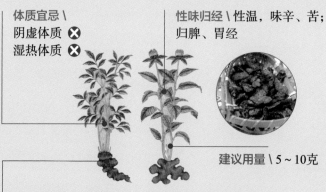

**体质宜忌 **
阴虚体质 ✗
湿热体质 ✗

性味归经 \ 性温，味辛、苦；归脾、胃经

建议用量 \ 5～10克

养生关键词 \ 温暖脾胃、增进食欲、强身明目

☑ **苍术+陈皮**　健脾和胃、消食化滞

相宜指数 ▮▮▮▮▯

苍术与陈皮搭配煎服，可健脾和胃、消食化滞，对慢性胃炎、溃疡病、脘腹胀痛、嗳气饱闷、恶心欲吐、食欲不振等有较明显的辅助疗效。

☑ **苍术＋苹果**　安神消食

相宜指数 ▮▮▯▯▯

二者同食，有安眠养神、补中焦、益心气、消食化积之功效，对消化不良、气滞不通有明显疗效。

☑ **苍术＋绿豆**　利尿止咳

相宜指数 ▮▮▮▯▯

绿豆具有清热消暑、利尿消肿、润喉止咳及明目降压之功效，配合苍术食用还能厚肠胃、润皮肤、和五脏、滋脾胃。

✗ **苍术+香菜**　使药性燥烈

相忌指数 ▮▮▮▯▯

苍术中含有挥发油，而香菜属辛温之物，也含挥发油类。二者若一起食用，易互相融合，使药性更为燥烈，对人体健康不利。

✗ **苍术+猪肉**　引起身体不适

相忌指数 ▮▮▮▯▯

苍术味辛、苦，性温，可燥湿健脾、祛风除湿；猪肉性寒凉，滋腻助湿生痰。二者性味、功用均相反，若一起搭配食用，会引起身体不适。

✗ **苍术+白菜（大蒜）**　不利健康

相忌指数 ▮▮▮▯▯

苍术性温，功用在于燥湿健脾，而白菜性冷，与之相背，所以服苍术时不应食白菜。大蒜含挥发油类，易于同苍术中的挥发油互相融合而干扰，往往改变其药性，使之趋于燥烈，故不宜同食。

人群宜忌

☑ 哮喘者
☑ 呼吸窘迫症患者
☑ 产妇
✗ 便秘者

✗ 痤疮患者
✗ 低血糖患者
✗ 气虚自汗、阴虚盗汗者

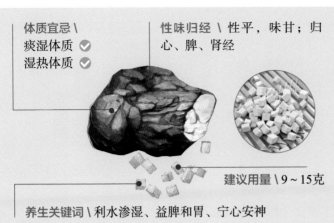

体质宜忌 \
痰湿体质 ✓
湿热体质 ✓

性味归经 \ 性平，味甘；归心、脾、肾经

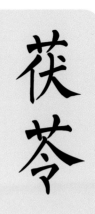

别名 云苓。

茯苓

建议用量 \ 9~15克

养生关键词 \ 利水渗湿、益脾和胃、宁心安神

✓ 茯苓+鲤鱼　提高机体免疫力

相宜指数 ■■■□□

茯苓与鲤鱼二者同炖食，可提高机体免疫力，对肝病或肾病引起的轻度水肿有很好的辅助食疗效果。

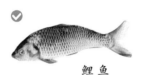

鲤鱼

✓ 茯苓+猪肝　补血明目

相宜指数 ■■■■□

猪肝味甘、性温，有补血健脾、养肝明目之功效，配合茯苓食用，可治疗贫血、头昏、目眩、视力模糊、两目干涩、夜盲及目赤等症。

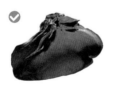

猪肝

✓ 茯苓+山慈菇　有益健康

相宜指数 ■■■□□

茯苓有镇静、利尿、降血糖、抑菌、强心、预防胃溃疡以及抗肿瘤与增强免疫力的作用，配合山慈菇食用，对鼻癌、胃癌、肝癌等有一定疗效。

✗ 茯苓+面包　减弱茯苓的药效

相忌指数 ■□□□□

面包中含有有机酸，易减弱茯苓的药效，不利于症状的缓解。

✗ 茯苓+醋　削弱茯苓的药效

相忌指数 ■■□□□

醋味酸，富含有有机酸，而有机酸易削弱茯苓的药效，不利于症状的缓解。

✗ 茯苓+茶　药性相反

相忌指数 ■■■■■

茯苓与茶的功效相反，同食不利健康，所以不宜同食。

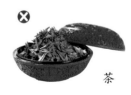

茶

人群宜忌

✓ 贫血者
✓ 头昏、目眩者
✓ 两目干涩、夜盲、目赤者
✓ 鼻咽癌、胃癌、肝癌患者

✗ 低血压患者
✗ 低血糖患者
✗ 青光眼患者
✗ 肾虚多尿者

✗ 津液耗伤者
✗ 虚寒滑精者

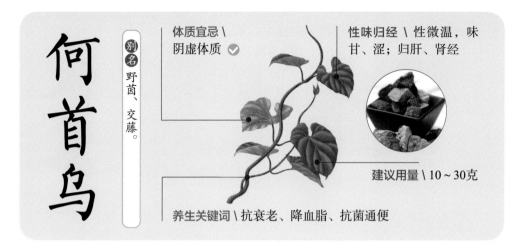

何首乌

别名 野茵、交藤。

体质宜忌 \ 阴虚体质 ✓

性味归经 \ 性微温，味甘、涩；归肝、肾经

建议用量 \ 10～30克

养生关键词 \ 抗衰老、降血脂、抗菌通便

◇ 何首乌+鸡蛋　补肝肾、益精血

相宜指数 ▮▮▮▮▯

何首乌与鸡蛋搭配同食，可补肝肾、益精血、抗早衰，可改善血虚体弱、头晕眼花、须发早白、未老先衰、遗尿、遗精、脱发以及血虚便秘等。

◇ 何首乌+黑鱼　补气健脾

相宜指数 ▮▮▮▯▯

黑鱼具有补气血、健脾胃之功效，同何首乌共用，可治疗疮疡、瘰疬、精血不足、便秘等。

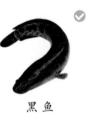

黑鱼

◇ 何首乌+鸡肉　补肝养血、滋肾益精

相宜指数 ▮▮▯▯▯

何首乌与鸡肉搭配炖食，可补肝养血、滋肾益精，对血虚、肝肾阴虚所引起的头昏眼花、脱肛、子宫脱垂、遗尿、自主神经功能紊乱等有辅助食疗作用。

✗ 何首乌+白萝卜+大蒜　降低药效

相忌指数 ▮▮▮▯▯

何首乌可补益肝肾、滋阴养血，白萝卜辛辣破气，大蒜辛辣动火，若三者一起食用会降低药效。此外，大蒜能发表通阳，三者性能相反，也会降低药效。

人群宜忌

◇ 皮肤瘙痒者	✗ 湿痰较重者	✗ 长期腹泻者
◇ 耳鸣者	✗ 外感热病者	✗ 低血糖患者
◇ 神经衰弱者	✗ 外感病邪未解者	✗ 孕妇
◇ 慢性肝炎患者	✗ 大便滑泻者	

🛒 选购宜忌

◇ 何首乌表面凹凸不平，呈红棕色或红褐色，有不规则的浅沟或皱纹，横切面呈黄棕色或浅红棕色。外周皮部有4～11个近圆形异型维管束形成层环状。

✗ 伪品红药子颜色呈棕黄色或棕色，横切面呈红棕色或浅红棕色，异型维管束密集形成层但不呈环状。

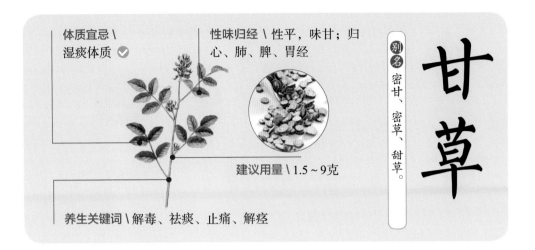

体质宜忌 \ 湿痰体质 ✓

性味归经 \ 性平，味甘；归心、肺、脾、胃经

别名 \ 密甘、密草、甜草。

甘草

建议用量 \ 1.5～9克

养生关键词 \ 解毒、祛痰、止痛、解痉

✓ **甘草＋山楂** 化痰消积

相宜指数 ▮▮▮□□

山楂性微温，味酸甘，入脾、胃、肝经，有消食健胃、活血化瘀收敛止痢之功能。同甘草食用，对肉积痰饮、痞满吞酸、泻痢肠风等均有食疗功效。

✓ **甘草＋花生** 调理脾胃

相宜指数 ▮▮□□□

花生不但可降低血胆固醇，同时对防治动脉粥样硬化和冠心病均有明显效果。同甘草食用，还可调理脾胃功能。

✓ **甘草＋冬瓜** 消肿利湿

相宜指数 ▮▮▮□□

冬瓜和甘草共用，不但能解渴消暑、利尿，还可使人免生疔疮，是慢性肾炎水肿、营养不良性水肿、孕妇水肿的消肿佳品。

✗ **甘草＋猪肉** 功效相背

相忌指数 ▮▮▮□□

猪肉酸冷，有滋腻阴寒之性，且富脂肪，不利于肠胃，如以甘草补益脾胃时，显然不应食猪肉。不仅如此，凡脾胃虚寒服用温补脾胃之中药时，都不宜食猪肉。

✗ **甘草＋菘菜** 功效相背

相忌指数 ▮▮▮▮□

菘菜性味甘冷，气虚胃冷者不可食，此菜与甘草功能相背，所以服用甘草者，不应食菘菜。

人群宜忌

✓ 脾胃虚弱引起的倦怠无力、食欲不振、大便溏稀者
✓ 咳嗽气喘者
✓ 热毒疮疡者
✓ 咽喉肿痛者
✓ 心悸气短者
✗ 湿盛、胸腹胀满者

🛒 **选购宜忌**

✓ 甘草呈圆柱形，外皮松紧不一，有显著的纵皱纹、沟纹、皮孔及稀疏的细根痕。质坚实，断面略呈纤维性，有的有裂隙。选购时以外皮紧实、色红棕、质坚实、断面呈黄白色、粉性足、味甜者为佳。

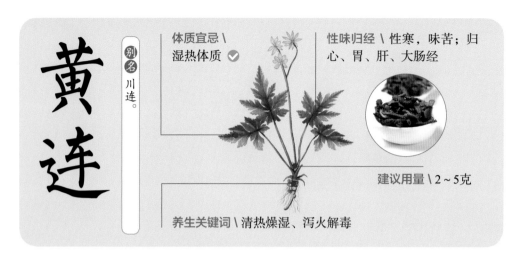

別名 川连。

体质宜忌 \ 湿热体质 ✓

性味归经 \ 性寒，味苦；归心、胃、肝、大肠经

建议用量 \ 2～5克

养生关键词 \ 清热燥湿、泻火解毒

黄连

✓ 黄连+豆腐　清热燥湿、增强体质

相宜指数 ■■□

黄连可清热燥湿，煎取其汁与豆腐搭配同食，可增强人体机能。适用于湿热引起的淋浊带下等。

豆腐

✓ 黄连+芹菜　提供营养、提高免疫力

相宜指数 ■■□

黄连可清热燥湿、泻火解毒。与芹菜用水煎服，可提供营养，提高免疫力，对于胃热呕吐有较好的缓解作用。

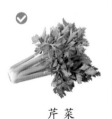

芹菜

✓ 黄连+鲢鱼　效果更佳

相宜指数 ■■□

鲢鱼能缓解胃痛，鱼肉中的蛋白质、氨基酸含量很高，对促进智力发育、降低胆固醇和血液黏稠度、预防心脑血管疾病有帮助。配合黄连食用效果更加明显。

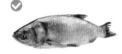

鲢鱼

✓ 黄连+乌鸡　缓解女性更年期综合征

相宜指数 ■■■

乌鸡气味甘微温、无毒，有补中止痛、滋补肝肾、益气补血、滋阴清热、调经活血、止崩治带等功效，配合黄连食用可缓解女性更年期综合征等。

✗ 黄连+猪肉　降低药效、导致腹泻

相忌指数 ■■□

黄连苦寒燥湿，而猪肉酸寒滑腻、滋阴润燥。二者若搭配同食不仅会降低药效，还可能导致腹泻。

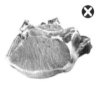

猪肉

人群宜忌

✓ 热盛火炽者
✓ 高热干燥者
✗ 慢性肠炎患者
✗ 慢性腹泻患者

✗ 心功能不全者
✗ 脾胃虚寒者
✗ 肾阳虚衰者
✗ 孕妇

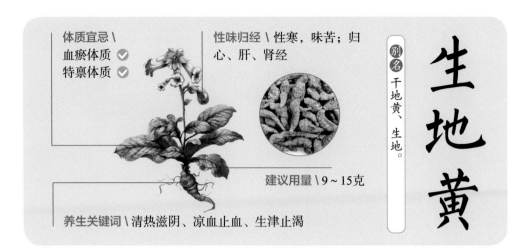

体质宜忌 \
血瘀体质 ✔
特禀体质 ✔

性味归经 \ 性寒，味苦；归心、肝、肾经

别名 \ 干地黄、生地。

生地黄

建议用量 \ 9～15克

养生关键词 \ 清热滋阴、凉血止血、生津止渴

✔ **生地黄+山药+鸭肉** 滋阴养胃、利尿消肿

相宜指数 ▮▮▯

生地黄与山药、鸭肉三者搭配一起炖食，不仅可滋阴养胃，还有利尿消肿的作用，并可增强人体免疫力。

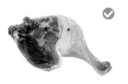

鸭肉

✔ **生地黄+生藕** 滋阴、补气、养血

相宜指数 ▮▮▮

生藕能消瘀清热除烦解渴，止血健胃。熟藕补心生血健脾开胃，滋养强壮。因此，藕同生地黄食用，滋阴、补气、养血作用明显。

✔ **生地黄+芋头** 效果更佳

相宜指数 ▮▯▯

芋头有益胃宽肠、通便解毒、补益肝

肾、散结和调节中气化痰的功用，同生地黄共用，疗效更加明显。

✔ **生地黄+豇豆** 滋阴效果明显

相宜指数 ▮▮▯

生地黄有养阴、润燥生津之功效，豇豆含有丰富的B族维生素，二者共用，滋阴效果明显。

✘ **生地黄+白萝卜** 降低药效

相忌指数 ▮▮▯

生地黄中含有梓醇，可凉血清热，有利尿作用；而白萝卜中含有多种酶类。二者若搭配食用易发生反应，从而降低药效。

✘ **生地黄+动物血** 发生不良的生化反应

相忌指数 ▮▯▯

生地黄中含有生物活性物质，而动物血中含有复杂的有机成分，若二者一起搭配食用，易发生不良的生化反应。

人群宜忌

✔ 热病后期伤阴引起的舌红口干、阴虚内热等患者
✔ 血热引起的湿疹、荨麻疹等患者

✘ 婴幼儿
✘ 老年人
✘ 低血压
✘ 脾虚泄泻者

✘ 胃寒食少者
✘ 慢性胃炎
✘ 慢性肠炎患者

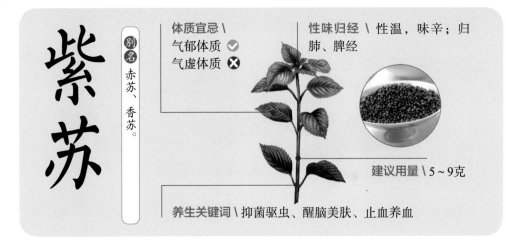

紫苏

别名 赤苏、香苏。

体质宜忌 \
气郁体质 ✅ \
气虚体质 ❌

性味归经 \ 性温，味辛；归肺、脾经

建议用量 \ 5~9克

养生关键词 \ 抑菌驱虫、醒脑美肤、止血养血

✅ 紫苏+蟹　解蟹之寒凉

相宜指数 ▓▓▓▓░

蟹性寒凉，不可多食，否则寒邪损伤脾胃，而紫苏辛温发散，二者同食可解蟹之寒凉，有利于人体健康。

✅ 紫苏+黄连+羊肉　抑肝和胃、止呕

相宜指数 ▓▓▓▓░

紫苏与黄连、羊肉共同炖食，可抑肝和胃、降逆止呕，尤其适用于肝气犯胃、胸闷呃逆等。

✅ 紫苏+蕨菜　安神解毒

相宜指数 ▓▓▓▓░

蕨菜具有利尿消肿、强胃健脾、祛风除湿的功效，与紫苏同食，能清热解毒、扩张血管、安神降压。

✅ 紫苏+白糖　健胃解暑

相宜指数 ▓▓▓░░

将紫苏叶洗净沥水，放入杯中用开水冲泡，放入白糖就成了消凉饮料，具有健胃解暑的功效。

✅ 紫苏+猕猴桃　降低胆固醇，预防疾病

相宜指数 ▓▓▓▓░

二者同食，有降低胆固醇及甘油三酯的作用，亦可抑制致癌物质的产生，对高血压、高血脂、肝炎、冠心病、尿道结石有预防和辅助食疗作用。

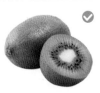

猕猴桃

❌ 紫苏+鲤鱼　阻碍药效的发挥

相忌指数 ▓▓▓▓░

紫苏辛温芳香，忌腥膻气味干扰。另外，鲤鱼中含有的生物活性物质，易与紫苏发生反应，阻碍药效的发挥。

人群宜忌

✅ 痰阻气滞者	✅ 冠心病患者	❌ 血虚、血热、实热或湿热内阻者
✅ 咳嗽痰多者	✅ 高脂血症患者	
✅ 气逆作喘者	❌ 溃疡病患者	❌ 婴幼儿
✅ 肠燥便秘者	❌ 火热内炽者	❌ 老年人
✅ 蛇、犬咬伤者	❌ 阴虚火旺者	

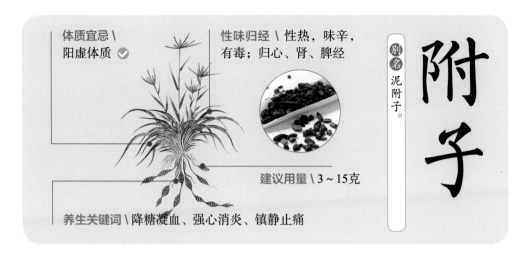

体质宜忌 \
阳虚体质 ✅

性味归经 \ 性热，味辛，有毒；归心、肾、脾经

别名 泥附子。

附子

建议用量 \ 3～15克

养生关键词 \ 降糖凝血、强心消炎、镇静止痛

✅ 附子+洋葱　缓解老年病

相宜指数 ▉▉▉▉▉▉▉□□

洋葱可以降血脂，预防动脉粥样硬化；附子则有除湿祛寒之功效。故二者搭配同食，可有效地缓解多种老年病，对增强体质大有益处。

✅ 附子+香椿　清热利湿、利尿解毒

相宜指数 ▉▉▉▉▉▉□□□

香椿有清热利湿、利尿解毒之功效，是缓解泌尿系统感染等的良药；还含有维生素E和性激素物质，对改善不孕不育症有一定作用，配合附子辅助疗效更佳。

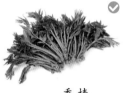

香椿

❌ 附子+豆豉　药性相反、有害无益

相忌指数 ▉▉▉▉▉▉□□□

豆豉苦寒或咸寒，而附子大辛大热，为温里回阳之药，药性相反，故服用附子时，不宜食用豆豉、豉汁、盐豉类等。

人群宜忌

✅ 风寒湿痹者
✅ 四肢厥逆者
❌ 鼻窦炎患者
❌ 实热内炽者

❌ 喉癌、甲状腺癌、肺癌、胰腺癌患者
❌ 急性细菌性痢疾患者
❌ 单纯性鼻炎、鼻出血患者

❌ 阴虚火旺者
❌ 血虚血热者

食用宜忌

✅ 附子内服宜制用，外用多生用。

❌ 附子如果炮制或煎法不当，或者用量过大，可能会引起中毒。

❌ 服用附子后不宜饮酒。

医师叮咛

炮制附子或煎法不当，或用量过大，容易引起中毒，所以，如果食用附子后有轻微的不适，可以用蜂蜜缓解附子的不适症状，若中毒严重者要马上就医，以免耽误病情。

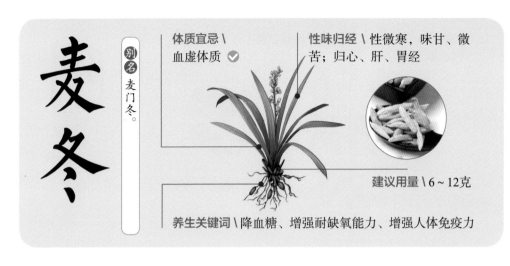

麦冬

别名 麦门冬。

体质宜忌 \ 血虚体质 ✓

性味归经 \ 性微寒，味甘、微苦；归心、肝、胃经

建议用量 \ 6～12克

养生关键词 \ 降血糖、增强耐缺氧能力、增强人体免疫力

✓ **麦冬＋天冬** 滋阴养津

相宜指数 �

二者共用有协同作用，具有增强滋阴养津的效果。

✓ **麦冬＋猪肝** 补血健脾、养肝明目

相宜指数 ▮▮▮▯▯

二者同食，有补血健脾、养肝明目之功效，常用于贫血、头昏、目眩、视力模糊、两目干涩、夜盲及目赤等。

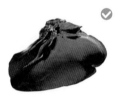

猪肝

✓ **麦冬＋人参** 增强人体免疫功能

相宜指数 ▮▮▮▮▯

二者共用是一种免疫激活剂，可增强人体免疫功能。

✓ **麦冬＋鹿肉** 补五脏、调血脉

相宜指数 ▮▮▮▯▯

二者同食，有补五脏、调血脉之功效，经常食用可强身健体、补肾壮阳、提高机体免疫能力，对腰膝酸痛、阳痿早泄、女性宫寒、崩漏带下等也有明显辅助食疗效果。

✗ **麦冬＋鲤鱼（鲫鱼）** 功效不合

相忌指数 ▮▮▮▮▯

用麦冬者，多为肺肾之阴不足，意在滋养阴液；鲤鱼、鲫鱼则利水消肿，与麦冬功能不合，不宜同食。

人群宜忌

✓ 由肺阴虚引起的干咳痰黏、无痰、痰中带血者
✓ 由胃阴亏虚引起的咽干口渴、大便干燥者

✓ 消渴症患者
✗ 风寒感冒者
✗ 痰湿咳嗽者
✗ 脾胃虚寒泄泻者

♨ 烹调宜忌

✓ 麦冬可以煎汤，泡茶，煎膏滋，入粥。

✓ 清养肺胃去心用，滋阴清心连心用。

🛒 选购宜忌

✓ 选购麦冬时，以硕大、质柔、淡黄白色、嚼之有黏性者为佳。

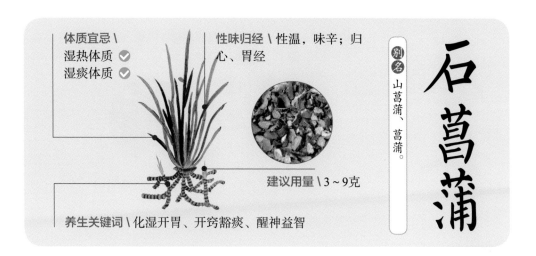

体质宜忌 \
湿热体质 ✅
湿痰体质 ✅

性味归经 \ 性温，味辛；归心、胃经

别名 \ 山菖蒲、菖蒲。

石菖蒲

建议用量 \ 3～9克

养生关键词 \ 化湿开胃、开窍豁痰、醒神益智

✅ **石菖蒲＋丝瓜** 缓解慢性胃炎、胃溃疡

相宜指数 ▮▮▮▯▯

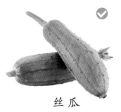

丝瓜性味甘平，有清暑凉血、解毒通便、祛风化痰、润肤美容、通经络、行血脉、下乳汁等功效，同石菖蒲食用，可以缓解慢性胃炎、胃溃疡等。

丝瓜

✅ **石菖蒲＋芹菜** 降血压、降血脂

相宜指数 ▮▮▯▯▯

芹菜清热利水，有降血压、降血脂、镇静、镇痉、调经、健胃的功效，同石菖蒲食用，对高血压、动脉粥样硬化、肺结核有一定的预防和治疗作用。

✅ **石菖蒲＋生姜** 改善痰迷心窍

相宜指数 ▮▮▮▯▯

将二者共同捣汁服下，可以有效改善痰迷心窍。

❌ **石菖蒲＋羊肉** 干扰药性

相忌指数 ▮▮▮▯▯

石菖蒲所具有的开窍醒脑作用，全赖其所含的芳香性挥发油；羊肉其气膻腥，极易干扰石菖蒲药性。故二者不宜同食。

❌ **石菖蒲＋蔗糖** 药性相背

相忌指数 ▮▮▮▯▯

石菖蒲能除痰、化湿，而蔗糖生痰动火，所以不宜同食。

人群宜忌			
✅ 健忘者	❌ 婴幼儿	❌ 烦躁汗多者
✅ 失眠者	❌ 阴虚火旺者	❌ 咳嗽者
✅ 耳聋、耳鸣者	❌ 血虚血热者	❌ 吐血者
❌ 老年人	❌ 腹胀便秘者	❌ 精滑者

🔥 烹调宜忌

❌ 石菖蒲忌使用铁器烹煮，否则易使人呕吐。

🏠 储存宜忌

✅ 石菖蒲宜置于干燥处存放，并做好防霉工作。

155

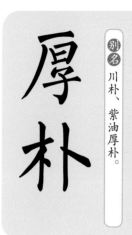

厚朴

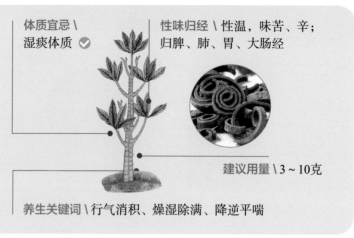

体质宜忌 \ 湿痰体质 ✔

性味归经 \ 性温，味苦、辛；归脾、肺、胃、大肠经

建议用量 \ 3 ~ 10克

养生关键词 \ 行气消积、燥湿除满、降逆平喘

✔ **厚朴 + 苦瓜** 增强抗病毒能力

相宜指数 ▮▮▯▯

苦瓜有消暑、解热、明目、解毒之功效，厚朴可消炎、化食积。二者同食，能增强抗病毒能力。

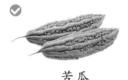

苦 瓜

✔ **厚朴 + 香椿** 清热利湿、利尿解毒

相宜指数 ▮▯▯▯

香椿具有清热利湿、利尿解毒之功效，与厚朴同食，是辅助治疗肠炎、痢疾、泌尿系统感染的良药。

✘ **厚朴 + 豆类** 不易消化吸收

相忌指数 ▮▮▮▯

厚朴中含单宁，豆类中富含蛋白。二者相遇易引起化学反应，形成不易消化吸收的单宁蛋白。此外，二者所含有机成分，甚为复杂，可能还会产生其他不良化学反应。

✘ **厚朴 + 鲫鱼** 影响营养价值

相忌指数 ▮▮▯▯

鲫鱼可补阴血、通血脉、补体虚，还有益气健脾、通络下乳之功效，同厚朴食用，可能会影响鲫鱼的营养价值。

人群宜忌

✘ 肾功能低下者
✘ 肾衰竭者
✘ 寒湿积滞者
✘ 脘腹胀满者

✘ 阴虚者
✘ 血虚者
✘ 孕妇

♀ 烹调宜忌

✔ 厚朴可以内服或者煎汤服用。

✔ 厚朴宜用如下炮制方法：厚朴用水浸泡之后，捞出，润透，刮去粗皮，洗净，切丝，晾干。

🛒 选购宜忌

✔ 在选购厚朴时，以皮厚、肉细、油性大，断面紫棕色、有小亮星、气味浓厚者为佳。

第三章

常见病

饮食宜忌

感冒者饮食宜清淡，应适当补充热量，且需要补充大量水分。喝粥或饮汤时，可适当添加一些蔬菜和水果。忌食油炸、肥腻等食物。

相宜

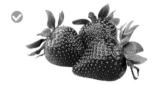
草莓　增强抵抗力

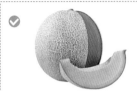
哈密瓜　增强抵抗力

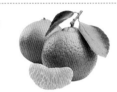
柑橘　减轻感冒症状

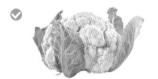
菜花　缩短病期

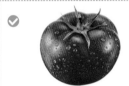
西红柿　减轻感冒症状

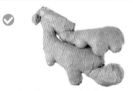
生姜　发汗解表

相忌

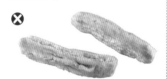
油炸食品　不利于病情

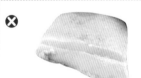
肥肉　助湿生热

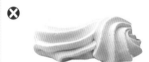
奶油　助湿生热

烈性酒　降低抵抗力

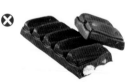
巧克力　助湿生热

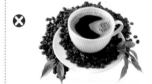
咖啡　降低退烧药的药效

常见小偏方

黄芪方　黄芪10克。黄芪研为细末。以茶送服，每日2次。可减轻感冒症状。
枇杷叶饮　枇杷鲜叶（也可用干品）5片。枇杷叶去毛洗净，入砂锅中加水煎汤。代茶饮，连服3日。可预防流行性感冒。

咳嗽多为肺热引起，因此饮食上宜以清淡为主，多吃有清肺热、润肺止咳、清心化痰作用的食物，同时忌食肥腻、过甜、过咸的食物。

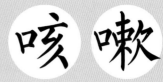

相宜

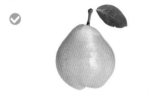

梨　清心润肺、养阴生津

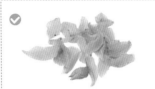

百合　润肺止咳

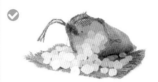

冰糖　清热、止咳、化痰

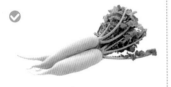

白萝卜　清热、化痰、生津

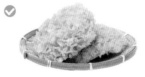

银耳　止渴止咳

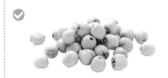

莲子　祛心火，养心止咳

相忌

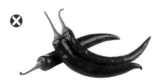

辣椒　加重病情

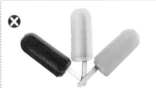

雪糕　刺激咽喉

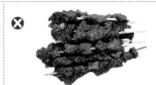

烤肉　损伤脾胃

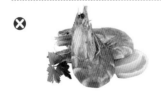

虾　加剧病情

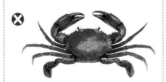

螃蟹　发物，加重病情

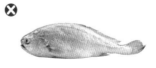

黄鱼　发物，加重病情

常见小偏方

罗汉果方　新鲜罗汉果2个。将罗汉果洗净，掰成数片，放入锅内加冷水煮汤，烧开后用温水熬15分钟，捞出罗汉果留用。饮汤，每日3次，至咳嗽症状消除即止。适用于邪热内侵引起的咳嗽。

支气管炎患者应适时补充必要的蛋白质，多食动物肝、鱼类、豆制品等。在寒冷季节应适当食用一些含热量较高的食品，以增强御寒能力。

相宜

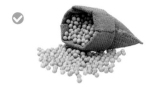
黄豆　补充蛋白质

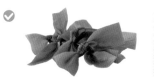
海带　润肺、健脾

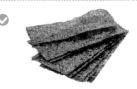
紫菜　清肺、祛痰、健脾

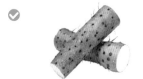
山药　祛痰、润肺止咳

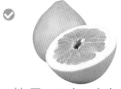
柚子　止咳、平喘

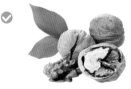
核桃　定喘润肺

相忌

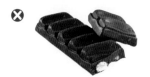
巧克力　极易影响药效

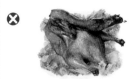
烤鸭　不利病情

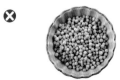
胡椒　加剧支气管扩张

芥末　具有刺激性，引起呛咳

咖喱　引起呛咳，诱发支气管黏膜破裂出血

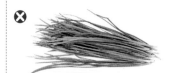
韭菜　刺激性食物，不利于康复

常见小偏方

冰糖麻雀　取麻雀2只，冰糖20克。先将麻雀处理干净，放入碗中，加冰糖和清水，隔水炖熟即可。饮汤吃肉，每日1次，连用5～7日为1个疗程。可益气温肾，宣肺止咳。

哮喘患者在饮食上要保证各种营养素摄入充足，特别要增加抗氧化营养素如维生素C、维生素E及微量元素硒的摄入。哮喘发作时，忌摄入过量的盐。

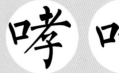

哮喘

相 宜

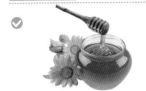

蜂蜜　补肾纳气

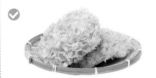

银耳　润肺止咳

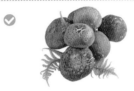

香菇　增强抵抗力

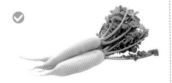

白萝卜　益肾养肺

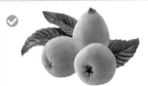

枇杷　止喘，预防哮喘

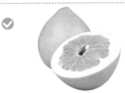

柚子　补肾纳气，化痰

相 忌

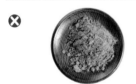

咖喱　引起鼻塞、呛咳

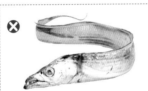

带鱼　瘀阻气道

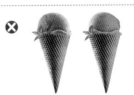

冰激凌　易引起过敏

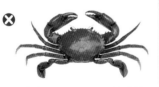

螃蟹　发物，加重病情

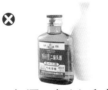

白酒　多饮加重病情

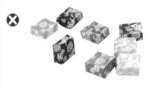

糖果　易使口中黏腻痰多

常见小偏方

银耳南瓜羹　先将150克银耳泡发，放锅中，加水、冰糖100克，用小火煮透，揭开锅盖晾凉。取南瓜50克去皮，洗净，切小丁，放入开水锅中氽烫熟，捞出晾冷；取西瓜50克去皮、去子，切小丁。西瓜、南瓜、银耳搅匀，装碗即可。可润肺平喘。

咯血患者应当多食具有清肺热、养肺阴、润肺燥、滋阴降火功效的食品，例如瓜果蔬菜、豆类等，不能吃熏烤、煎炸之物，更不能抽烟、喝酒。

相 宜

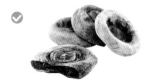

柿饼　润肺止血

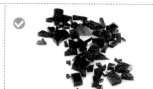

阿胶　养血补血

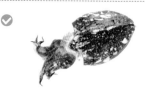

墨鱼　收敛止血

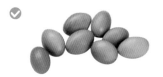

橄榄　润肺滋阴、消痰理气、治吐血

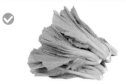

芥菜　对因为肺出血而导致的咯血有益

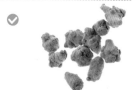

三七　止血良药，对呕血、咯血者尤佳

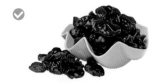

黑木耳　润肺止血

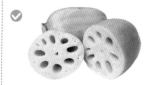

莲藕　凉血止血、清胃

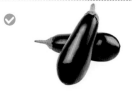

茄子　预防各种出血症

相 忌

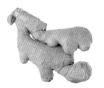

生姜　加重阴虚内热

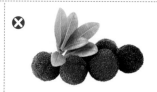

杨梅　易导致上火

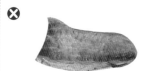

狗肉　助阳，加重病情

常见小偏方

白及粉　白及粉适量。将白及粉用开水冲泡。代茶饮，每次3克，每日3次。适用于肺结核咳嗽、咯血等症。

心肌梗死患者一定要限制高脂肪食物的摄入，并尽量多摄取含膳食纤维丰富的食物。另外，心肌梗死患者最好不要喝酒，不要食过于刺激辛辣的食物。

相 宜

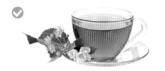

茶 增强毛细血管弹性

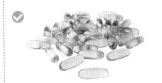

鱼油 有预防作用

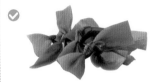

海藻 预防心肌梗死

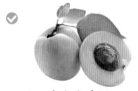

杏 富含类黄酮

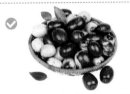

大枣 有益于心血管

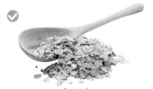

燕麦 降脂护心

相 忌

猪油 含有大量的饱和脂肪酸，会促发心肌梗死

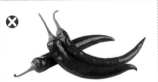

辣椒 助阳化热、耗灼津液

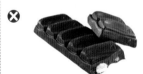

巧克力 导致脂质代谢紊乱，加重冠状动脉缺血

酒 使心跳加快

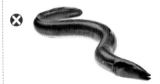

鳝鱼 发物，不利病情

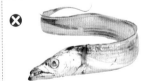

带鱼 发物，会加重病情

常见小偏方

甘菊饮 将菊花6克洗净；甘草3克切薄片；把菊花、甘草片放入锅内，加水300毫升，中火烧沸，改小火煮15分钟，除去药渣，在药汁内放入30克白糖搅匀。代茶饮用。

肝硬化

肝硬化患者可以适当地食用一些具有补血、凝血功效的食物，例如猪瘦肉、鱼肉、大豆、蹄筋等，禁吃刺激性食物及肥腻的食物。

相宜

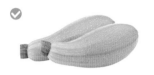
西葫芦　清热利尿

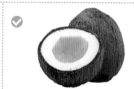
椰子　益气养肝

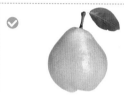
梨　保肝护肝

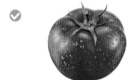
西红柿　清热解毒、凉血平肝，分解脂肪

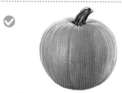
南瓜　增强抵抗力，帮助控制病情

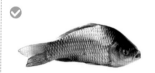
鲫鱼　祛湿利水，适合肝硬化腹水患者

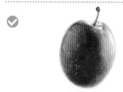
李子　清肝祛热

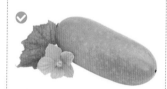
冬瓜　有益病情

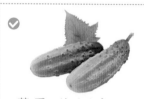
黄瓜　辅助治疗肝硬化

相忌

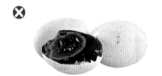
松花蛋　易造成氨中毒

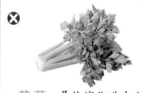
芹菜　易使消化道出血

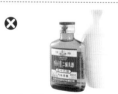
白酒　加重肝硬化

常见小偏方

黑芝麻散　黑芝麻洗净，甑蒸，取出曝干，水淘去沫，再蒸，反复3次。开水烫脱其皮，筛净，炒香为末，白蜜或枣膏为丸，如弹子大。每服6克，温水服下，每日2次。

脂肪肝患者饮食宜均衡，要多摄取高蛋白质、高维生素、低糖、低脂肪食物，同时要严格控制热量的摄入，以促进肝细胞中的脂肪代谢。

脂 肪 肝

相 宜

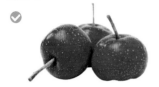

山 楂　富含维生素，可缓解病情

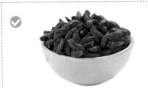

枸杞子　促进脂肪代谢

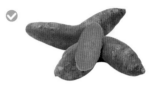

红 薯　含丰富的膳食纤维，有降脂作用

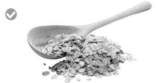

燕 麦　含丰富的亚油酸，帮助脂肪肝患者降脂

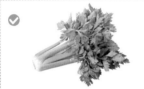

芹 菜　降低血胆固醇，促进体内脂肪的排泄

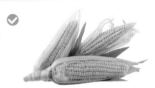

玉 米　含丰富的不饱和脂肪酸，可促进体内脂肪与胆固醇的代谢

相 忌

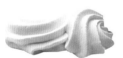

奶 油　脂肪含量高

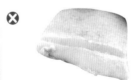

肥 肉　脂肪含量高

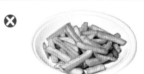

薯 条　高热量食物，不宜食用

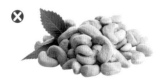

腰 果　油脂含量高，易加重病情

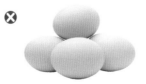

鸭 蛋　高脂肪、高胆固醇食物，多食对脂肪肝患者不利

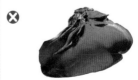

动物肝脏　肝脏含大量的铜，食用后容易导致肝硬化

胆囊炎

胆囊炎患者应当多吃一些富含维生素A的黄色食品、绿色蔬菜。烹调食物时少用煎、炸的方式，而应多采用煮、炖、清蒸等方式。

相 宜

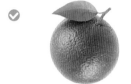

橙子 预防胆囊炎

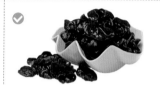

黑木耳 促进消化道腺体分泌

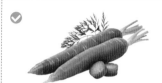

胡萝卜 富含维生素、膳食纤维等

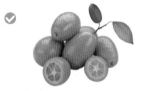

金橘 富含维生素，有利病情

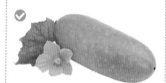

冬瓜 利水渗湿，清火消炎

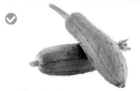

丝瓜 富含膳食纤维，有利病情

相 忌

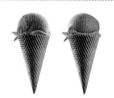

冰激凌 易引起隐痛或绞痛，加重病情

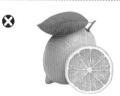

柠檬 引发胆绞痛，加重病情

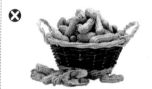

花生 会消耗大量胆汁，加重病情

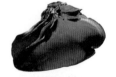

猪肝 易造成肝脏负担，妨碍新陈代谢，影响病情控制

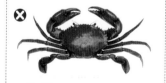

螃蟹 对病情不利

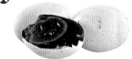

松花蛋 对病情不利

植物蛋白质及钾的过量摄入大多会导致体内代谢产物的增加，增加体内的毒素，对尿毒症患者有害无益。因此，患者须控制其摄入，并适当增加动物蛋白质的摄入。

尿毒症

相宜

 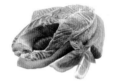

鱼肉 动物蛋白的含量高，适合长期食用

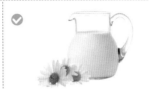

牛奶 含有丰富的动物性蛋白，适宜食用

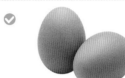

鸡蛋 动物蛋白较丰富，适合食用

相忌

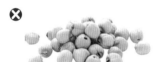

莲子 含钾丰富，对病情不利

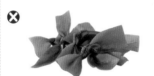

海带 含钾量高，会加重病情

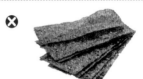

紫菜 钾含量高，不适合尿毒症患者食用

 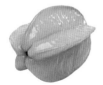

杨桃 易加重病情

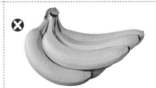

香蕉 含有相当丰富的钾，对尿毒症患者无益

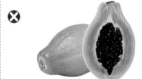

木瓜 富含钾，不利于病情恢复

常见小偏方

八宝蒸蛋 取5个鸡蛋打入碗中，加入盐、味精、白糖和适量油搅拌均匀，入蒸锅蒸6分钟取出备用；取少许猪肉、胡萝卜、香菇、鱿鱼、莴苣，切丁后倒入加水的锅中，再放入少许虾仁和青豆，加入盐、味精、白糖大火烧开，然后用水淀粉勾芡，浇在蒸好的鸡蛋上即可。

三文鱼杯 将150克三文鱼切成小丁，放在大碗内，加入胡椒粉、番茄酱、橄榄油拌匀腌渍10分钟。将三文鱼丁和生菜末、葱末、西红柿丁、红椒丁装入鸡尾杯，放入生菜丝和葱末即可。

尿路结石

尿路结石患者饮食宜以清淡为主，同时要禁食含草酸或钙丰富的食物，如甜菜或豆腐，还应少吃嘌呤含量高的食物。此外，尿路结石患者应增加每日的饮水量。

相宜

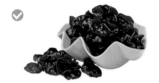

黑木耳 使结石剥脱、分化、溶解而排出体外

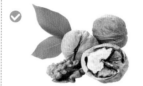

核桃 含有溶解结石的某些物质

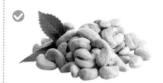

腰果 富含B族维生素，可防治因维生素缺乏导致的尿草酸

相忌

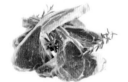

羊肉 含有的嘌呤可在人体内分解成尿酸，从而加重病情

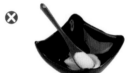

盐 影响治疗结石药物的疗效

芝麻酱 含钙量较高，食用后会加重病情

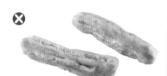

油炸食品 高热量食物，妨碍病情恢复

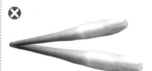

茭白 不利于病情

竹笋 含难溶性草酸盐，加重病情

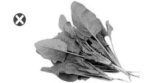

菠菜 含草酸较多，易形成草酸盐结石

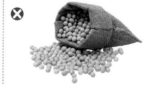

大豆 含有大量草酸盐和磷酸盐，易与钙结合形成结石

可乐 含糖较高，会使患肾结石的机会增加

尿频患者宜多吃有补肾固摄、温暖肾气作用的食品，忌吃生冷寒凉、有渗利作用的食物。此外，尿频患者要注意补充钾元素，同时控制钠元素的摄入。

相 宜

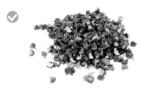

花椒　温补肾阳

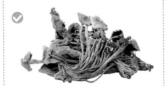

茶树菇　用于肾虚尿频

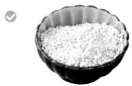

糯米　有收涩功效

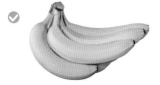

香蕉　富含钾，宜食用

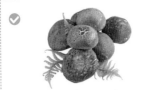

香菇　含钾量极高

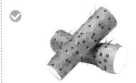

山药　补肺健脾、填精

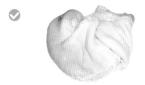

猪肚　补肾益精

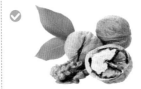

核桃　适用于老人

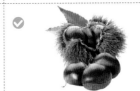

板栗　补肾壮腰

相 忌

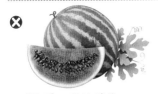

西瓜　顺肠利尿

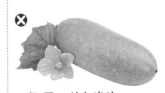

冬瓜　利水消肿

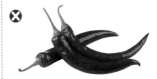

辣椒　加重炎症部位充血

常见小偏方

香菇肉丝粥　猪里脊肉30克洗净，切成细丝；香菇50克洗净，切成薄片。大米50克洗净，加适量水，煮至软烂。放入切好的猪里脊肉丝和香菇片，待肉丝变色后加少许盐、葱花调味即可。

腹泻

腹泻多由体内的细菌感染所致，故腹泻者应多吃些流食，以调理肠道菌群；还应多吃些含有维生素E的水果和蔬菜，多喝水，少吃辛辣油腻食物。

相宜

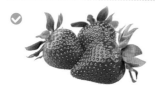
草莓 生津止渴、利水止泻

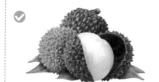
荔枝 补脾益肝，缓解由脾虚引发的腹泻

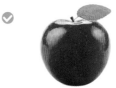
苹果 有"整肠止泻剂"的美誉

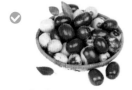
大枣 收敛止泻

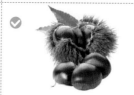
板栗 健脾厚肠止泻

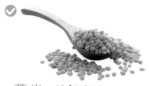
薏米 缓解腹泻

相忌

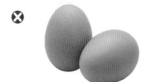
鸡蛋 易加重腹泻

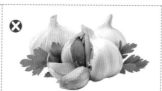
大蒜 使肠道功能紊乱

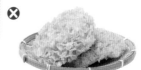
银耳 富含膳食纤维

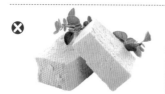
豆腐 加重腹泻

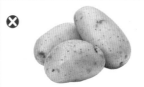
土豆 胀气，不宜多吃

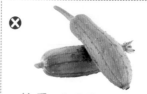
丝瓜 加重腹泻

常见小偏方

金银花方 金银花30克。金银花炒炭，研末，用开水吞服。每日1次，每次1～2匙。
白面方 白面500克。白面炒焦黄。每日空腹温水服1～2次，每次2～3匙。

腹胀患者应少吃高纤维及不易消化的食物，可多吃一些行气散结的食物，同时要避免饮用碳酸饮料，以免加重腹胀。

腹胀

相宜

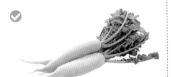

白萝卜　消食、顺气

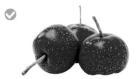

山楂　化食积、行结气

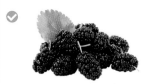

桑椹　促进胃肠蠕动

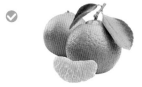

柑橘　理气、消胀

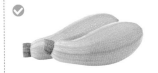

西葫芦　消肿散结

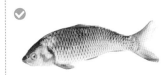

鲤鱼　下气散结

相忌

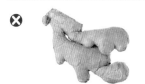

生姜　刺激性强，对缓解腹胀不利

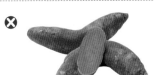

红薯　易导致胀气，加重腹胀

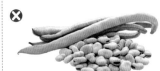

蚕豆　消化过程中会产生大量气体

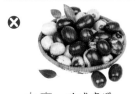

大枣　滋腻壅滞

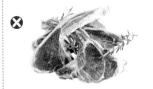

羊肉　加重腹胀

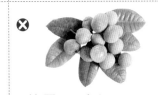

桂圆　不易消化

常见小偏方

龙井山楂茶　洗净的山楂、陈皮各用200毫升冷矿泉水浸泡4小时以上。用盖碗冲泡龙井茶，滤出茶汤，与浸泡山楂陈皮的汤汁一起饮用。代茶频饮。

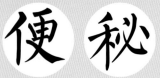
便秘

便秘患者应选择一些高蛋白质、高维生素的食物，并增加膳食纤维的摄入量，宜多饮水，少吃辛辣刺激之物，不易消化的食物也应少食。

相宜

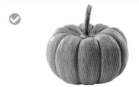
南瓜　有通便作用

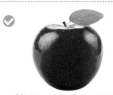
苹果　改善肠胃蠕动

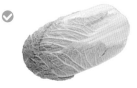
白菜　润肠排毒

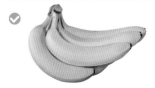
香蕉　刺激肠道蠕动

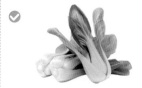
油菜　宽肠通便

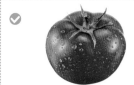
西红柿　助消化、通便

相忌

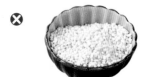
糯米　易使大便坚硬

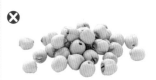
莲子　收敛涩肠

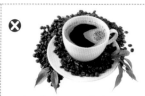
咖啡　加重病情

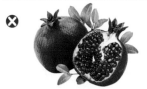
石榴　有收敛、涩肠作用，可加重便秘

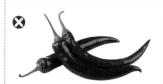
辣椒　刺激肠胃，加重便秘

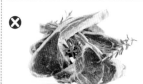
羊肉　使肠道燥热、大便硬结、津液不畅

常见小偏方

麻仁苏子粥　火麻仁、紫苏子各15克，大米适量。火麻仁、紫苏子加水研磨取汁，和大米一起煮粥。分2次服用。适用于津亏便秘。

贫血患者可以在平衡膳食的基础上多摄取高蛋白质、高铁的食物，如瘦肉、动物内脏、动物血、蛋类以及其他具有补铁及补血作用的蔬菜和水果。

贫 血

相 宜

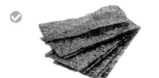

紫菜　富含钙和铁

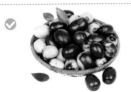

大枣　补血，补铁

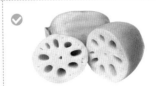

莲藕　补血止泻

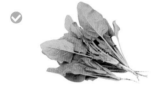

菠菜　富含铁

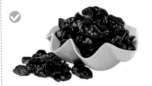

黑木耳　铁含量多

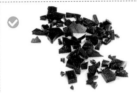

阿胶　有益血红蛋白

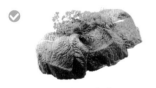

牛肉　含铁丰富

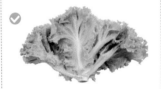

生菜　含铁丰富

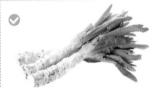

莴笋　预防缺铁性贫血

相 忌

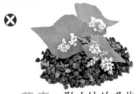

荞麦　影响铁的吸收

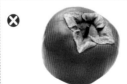

柿子　妨碍铁的吸收

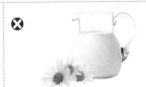

牛奶　不利于铁的吸收

常见小偏方

熟地粥　熟地黄10克，大米100克，白砂糖适量。将熟地黄择净杂质，切细，用水浸泡片刻，与大米一同放入锅中，加清水适量，煮成稀粥，待熟时放入白砂糖，再煮1～2沸即成。每日服1～2剂。滋阴补血，益精明目。

失 眠

失眠患者饮食宜清淡，且要增加蔬菜和水果的摄入量。在饮食上忌食不易消化和刺激性大的食物。另外，睡前半小时宜吃一些淀粉类食物，以促进睡眠。

相 宜

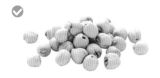
莲子　安神静心

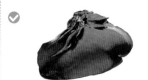
猪肝　提高睡眠质量

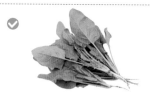
菠菜　缓解失眠

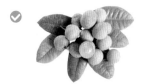
桂圆　安神养血

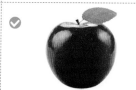
苹果　减缓肌肉疲劳

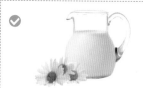
牛奶　有助睡眠

相 忌

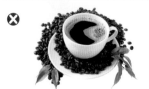
咖啡　兴奋大脑，加重失眠

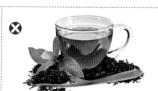
浓茶　含咖啡因，可兴奋大脑，影响睡眠

芥末　刺激性较强，可加重失眠

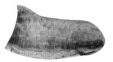
狗肉　加重失眠

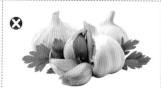
大蒜　加重失眠

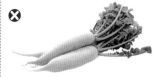
白萝卜　易导致胀气

常见小偏方

莲子瘦肉羹　莲子肉50克，猪瘦肉片250克，盐适量。莲子肉与猪瘦肉片加水炖至熟烂，加盐调味即可。佐餐食用，1日1次。

神经衰弱患者适宜吃一些富含脂类、蛋白质、碳水化合物等的食物，忌食辛辣等刺激性食物，也不宜多吃油腻煎炸的食物，且处理食物时最好采用清淡的方式，如清蒸等。

神经衰弱

相宜

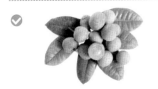

桂圆　养心安神

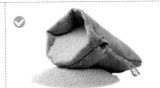

小米　有安眠作用

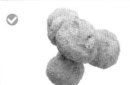

猴头菇　缓解神经衰弱

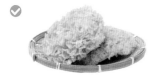

银耳　补脑强心

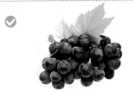

葡萄　缓解症状

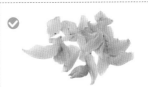

百合　养心安神

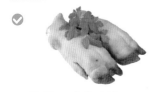

猪蹄　改善病情

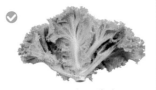

生菜　可催眠镇痛

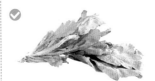

茼蒿　宁心安神

相忌

胡椒　刺激大脑

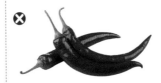

辣椒　加重病情

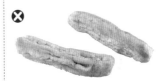

油炸食品　加重病情

常见小偏方

首乌藤粥　首乌藤60克用温水浸泡片刻，加清水500毫升煎至300毫升，加50克大米、白糖、大枣、200毫升水共煮至粥稠，加盖焖5分钟即可。每晚睡前1小时热服，10日为1个疗程。

高血压

高血压患者忌食高脂肪、高热量、高盐分食物，因为摄入过多这类食物可使血液黏稠度增高，血管壁弹性减弱，血液中钠含量增高，从而影响血压稳定。

相宜

✓ **西红柿** 富含有降压作用的黄酮类物质

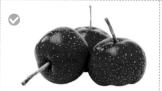

✓ **山楂** 降低胆固醇、软化血管、降低血压

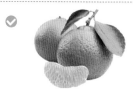

✓ **柑橘** 能够预防血管破裂、减缓血管硬化

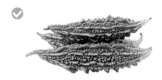

✓ **苦瓜** 富含大量的维生素C，可保护血管壁，有效调节血压

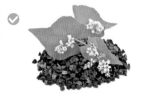

✓ **荞麦** 有很好的降压效果，高血压患者可经常食用

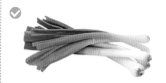

✓ **大葱** 避免血管硬化，增加血压的稳定性，对高血压患者有益

相忌

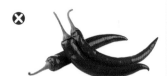

✗ **辣椒** 刺激末梢神经，使心跳加快、血压升高

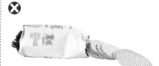

✗ **薯片** 高糖、高热量、高脂肪食品，对控制血压不利

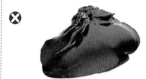

✗ **动物内脏** 加重体内脂质代谢紊乱，对血压控制不利

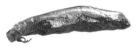

✗ **腊肉** 含盐较高，加重高血压症状

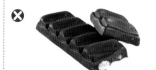

✗ **巧克力** 增加血液黏稠度，使血压升高

✗ **可乐** 加重钙流失，影响血压稳定

糖尿病患者平时宜摄入少糖、少脂肪、低热量、富含植物纤维的食物。忌食甜食，同时要远离辛辣刺激性食物。

糖 尿 病

相 宜

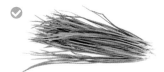

韭菜　降低餐后血糖

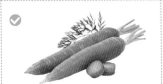

胡萝卜　促进糖代谢

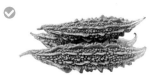

苦瓜　降血脂、血糖

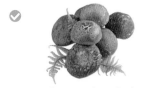

香菇　调节糖代谢、稳定餐后血糖

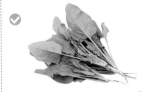

菠菜　对2型糖尿病有食疗作用

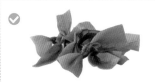

海带　促进胰岛素分泌，改善糖耐受量

相 忌

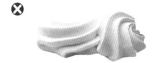

奶油　易引起血糖升高

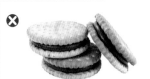

饼干　易使血糖升高

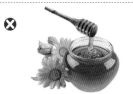

蜂蜜　易导致血糖升高

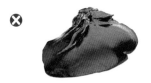

猪肝　胆固醇含量高

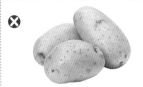

土豆　易使血糖升高

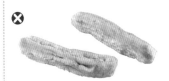

油炸食品　不利于病情

常见小偏方

胡萝卜粥　胡萝卜250克，大米100克，盐适量。胡萝卜洗净切片，与大米一同入锅中煮粥，最后加盐调味即可。空腹食用，且要适当减少其他主食的摄入量。

肥胖症

肥胖症患者应该多吃一些热量低的蔬菜和水果。为了防止营养缺乏，还应适量吃些富含蛋白质的食物。这样既可补充营养，又可防止体重增加。

相宜

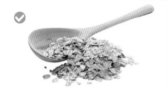

燕麦　有利于肥胖人士生理功能的调节

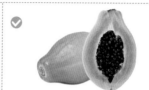

木瓜　健胃消食、分解脂肪

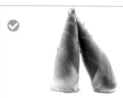

竹笋　富含膳食纤维，可促进脂肪分解与排泄

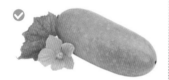

冬瓜　避免脂肪生成

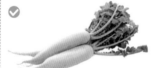

白萝卜　防止脂肪堆积

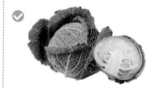

圆白菜　抑制脂肪合成

相忌

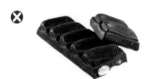

巧克力　易转化成脂肪

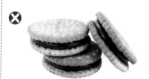

饼干　脂肪含量高

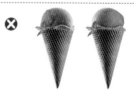

冰激凌　脂肪含量高

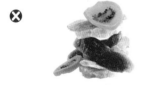

果脯　含糖量高

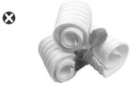

牛油　脂肪含量高

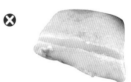

肥肉　脂肪含量高

常见小偏方

燕麦南瓜粥　大米50克在清水中浸泡30分钟，加水大火煮沸，改小火煮20分钟；放入南瓜块，小火煮15分钟；放入50克燕麦，煮10分钟。熟后加盐拌匀，撒葱花即可。

骨质疏松患者可以适当食用一些富含维生素D的食物，以促进钙的吸收。此外，蛋白质是组成骨基质不可或缺的物质，所以每天应保证摄取适量的蛋白质，特别是植物蛋白。

骨质疏松

相宜

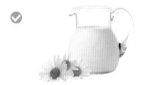
牛奶　缓解骨质疏松

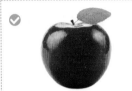
苹果　减少钙和镁流失

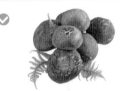
香菇　提高钙的吸收

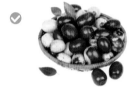
大枣　促进钙吸收

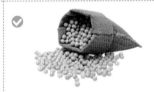
黄豆　富含蛋白质

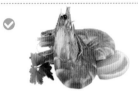
虾　含钙量较高

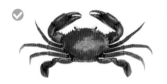
螃蟹　含钙量较高

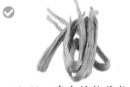
腐竹　富含植物雌激素

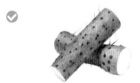
山药　促进新陈代谢

相忌

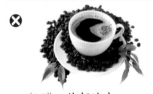
咖啡　使钙流失

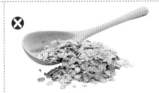
燕麦　易造成钙流失

可乐　含磷，不利病情

常见小偏方

红油香菇腐竹丝　将腐竹100克和香菇50克浸水泡软，分别切成粗丝。锅内倒油微热，放入辣椒粉，炒出红油味，放大葱、生姜、大蒜末焖香。放入香菇丝和腐竹丝翻炒，加白糖、酱油、醋、盐，用小火炒入味即可。

骨折

骨折患者饮食要均衡、多样化、并增加蛋白质、钙质等营养物质的摄入。另外，要多吃一些富含维生素D的食物，以促进钙质的吸收。

相 宜

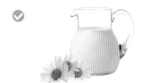

牛奶　促进伤口愈合

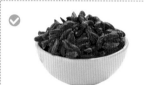

枸杞子　有益筋骨

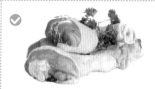

鸡肉　增加钙的吸收

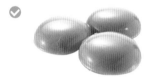

蛋黄　补充镁，有利于钙的吸收

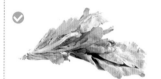

茼蒿　富含多种氨基酸，有益愈合

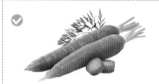

胡萝卜　促进纤维骨痂生长以及伤口愈合

相 忌

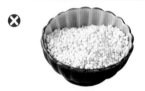

糯米　妨碍钙吸收

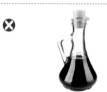

醋　加重疼痛、肿胀

芋头　延缓骨折愈合

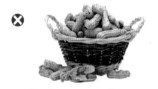

花生　妨碍病情痊愈

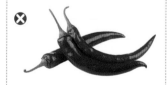

辣椒　扩张血管

酒　不利于伤口愈合

常见小偏方

丝瓜叶方　丝瓜叶适量。清晨丝瓜开花时采摘丝瓜叶，适时阴干研末，以酒调匀。敷患处，用布包扎好。适用于跌打损伤、筋断疼痛者。

慢性鼻炎患者宜多吃蔬菜，急性鼻炎患者宜多喝白开水，萎缩性鼻炎患者宜多食具有补阴作用的食物。所有患者都要忌食辛、辣、炸、炒等热性食品。

相宜

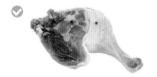

鸭肉　补阴，适合干燥性鼻炎患者

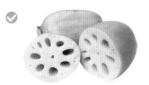

莲藕　去火、除痰浊，缓解鼻炎

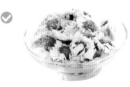

菊花　缓解萎缩性鼻炎患者症状

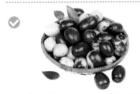

大枣　适宜过敏性鼻炎患者食用

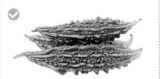

苦瓜　清热降火，缓解症状

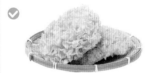

银耳　补阴，适合萎缩性鼻炎患者

相忌

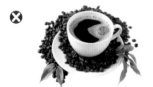

咖啡　刺激呼吸道，加重鼻炎

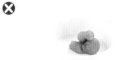

芥末　辛辣食物，具有较强的刺激性，对病情不利

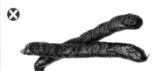

香肠　对病情控制有负面影响

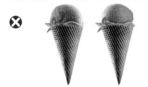

冰激凌　加重鼻炎

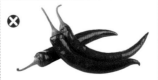

辣椒　对病情控制十分不利

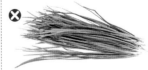

韭菜　加重鼻炎

中 耳 炎

中耳炎患者应该杜绝食用辛辣刺激性的食物，多吃有清热消炎作用的新鲜蔬菜。另外，中耳炎患者也可多吃些性寒味苦的食物，如丝瓜、苦瓜等。

相 宜

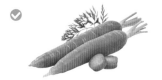
胡萝卜　抵抗病毒感染

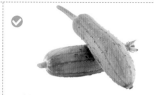
丝 瓜　清热、解毒消肿

茄 子　清热、消肿解毒

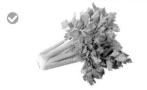
芹 菜　消炎祛火

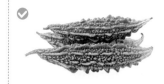
苦 瓜　清热解毒

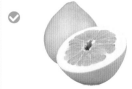
柚 子　抗炎、解热润燥

相 忌

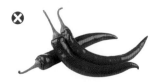
辣 椒　使病情加剧

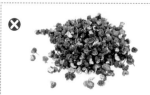
花 椒　加重病情

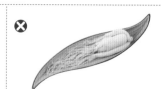
人 参　不利于病情控制

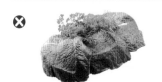
牛 肉　易使人体发生过敏反应，加重病情

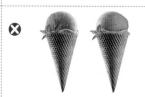
冰激凌　降低人体免疫力，加重中耳炎

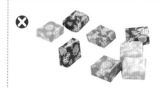
糖 果　含糖量高，易使口中黏腻痰多

常见小偏方

胡萝卜海带条　水发海带200克洗净，胡萝卜100克去根蒂洗净，分别切成粗条。将海带和胡萝卜氽烫过盛出，放入香油、盐、白糖、米醋、胡椒粉，拌匀入味即可。

牙痛的时候要多吃清胃火及清肝火的食物。不可饮酒，更不能吃过酸、过冷、过热的食物，以免刺激牙龈，加剧牙痛。

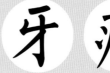

相 宜

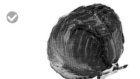

甘蓝　解毒止痛

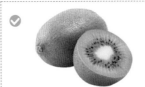

猕猴桃　有效缓解牙痛

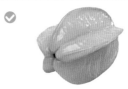

杨桃　消炎止痛

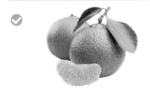

柑橘　可缓解牙痛

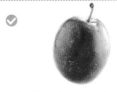

李子　清热、生津、利水

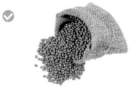

绿豆　清热解毒

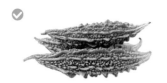

苦瓜　消炎、解毒败火

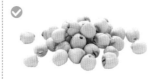

莲子　对牙痛患者有益

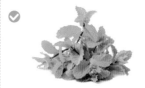

薄荷　发热风寒、牙痛

相 忌

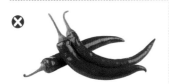

辣椒　加重牙痛症状

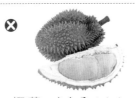

榴莲　多食易致上火

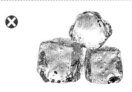

冰冻品　刺激牙龈

常见小偏方

西芹炒杏仁　取200克西芹撕去筋，切小粒，入水汆烫后捞出，立刻冲冰水。胡萝卜50克切丁。热锅下油2大匙，爆香蒜蓉汁，放入100克杏仁，炒至稍泛黄色时加入西芹粒、胡萝卜丁、玉米粒翻炒加少许高汤，下味精、盐调味炒匀即可。

口腔溃疡

口腔溃疡患者饮食宜清淡，同时要多摄入富含锌、维生素B_1、维生素B_2、维生素C的食物，以促进溃疡创面愈合。此外，还要增加饮水量。

相宜

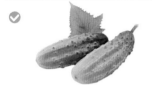

黄瓜　清热解毒，有效减轻口腔溃疡

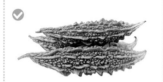

苦瓜　清热解毒，帮助缓解口腔溃疡

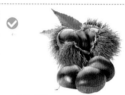

板栗　止痛止血，富含维生素B_2

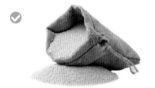

小米　滋阴养血

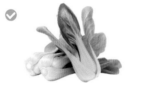

油菜　排毒，缓解症状

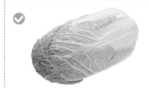

白菜　排毒，清热去火

相忌

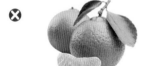

柑橘　刺痛伤口，上火

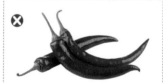

辣椒　加重口腔溃疡

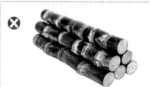

甘蔗　刺痛溃疡面

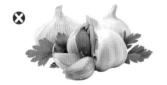

大蒜　刺激伤口

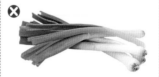

大葱　不利于伤口愈合

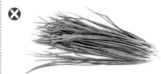

韭菜　辛热之物

常见小偏方

西瓜皮饮　西瓜皮（干品）适量，白糖200克。将西瓜皮洗净，加适量清水煎汁，滤渣取汁，加入白糖搅拌均匀即可。代茶饮，不限次数与用量。适用于口腔溃疡。

近视患者应补充足量的优质蛋白、植物性脂肪以及蔬菜、水果。此外，还要摄入富含钙、磷、锌、铬等营养物质的食物，以巩固虹膜坚韧性。

近视

相 宜

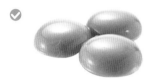

蛋黄　保护眼睛

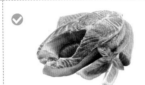

三文鱼　预防视力减退

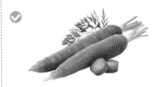

胡萝卜　预防视力衰退

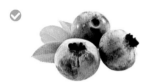

蓝莓　促进视网膜上视红素的再合成

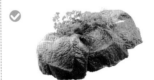

牛肉　补充近视患者所缺乏的铬

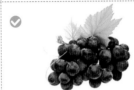

葡萄　含有足量的铬和铁，对近视有益处

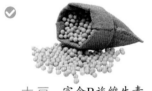

大豆　富含B族维生素

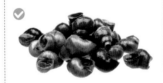

螺蛳　舒缓眼睛不适

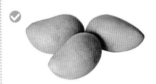

芒果　富含维生素A

相 忌

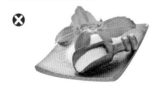

白糖　降低眼球弹性

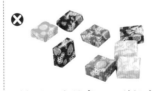

糖果　含糖高，不利视力

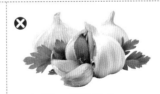

大蒜　刺激视力

常见小偏方

羊肝粥　羊肝1个，大葱1把，大米适量。羊肝去膜切末，葱切末，二者一同入锅中炒至羊肝末变色，加水、大米煮粥即可。佐餐食用。

痤疮与粉刺

痤疮和粉刺患者应多吃一些含维生素B₂、B₆的食物，同时多吃含锌丰富的食物及清凉食物，忌吃辛辣刺激性食物。

相宜

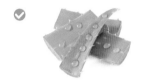
芦荟　排毒疗疮

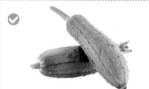
丝瓜　清热解毒

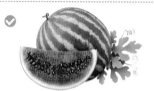
西瓜　清热祛火

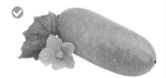
冬瓜　清热解毒，有助于缓解粉刺等症状

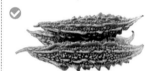
苦瓜　清热解毒，对粉刺、痤疮患者尤为适用

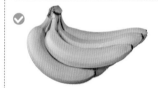
香蕉　清热润燥、解毒生津

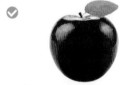
苹果　清热、润肠排毒

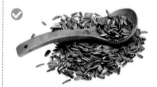
瓜子　滋养皮肤

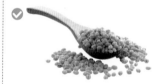
薏米　润肤美容

相忌

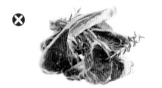
羊肉　上火，加重病情

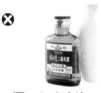
酒　加重病情

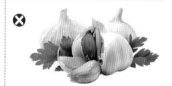
大蒜　易上火，加重病情

常见小偏方

清凉西瓜盅　在西瓜离瓜蒂1/6处锯齿形削开。取出瓜肉，去子、切块。菠萝肉块、荔枝肉、苹果块、雪梨块、西瓜块加沸水中加冰糖略煮，晾凉后倒入西瓜盅中，冷藏。

湿疹患者宜多吃富含维生素和矿物质的蔬果，不宜吃刺激性食物。另外，要保证营养摄入全面均衡，不要为了治疗湿疹而拒绝某类营养素。

湿疹

相宜

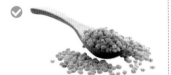

薏米　清热利湿

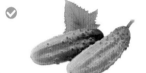

黄瓜　除热利湿、解毒

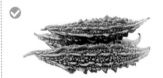

苦瓜　消毒、祛湿止痒

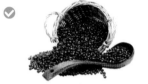

红豆　解毒排脓、利水

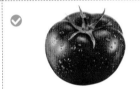

西红柿　生津止咳、清热

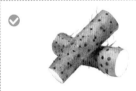

山药　排毒，健脾益胃

相忌

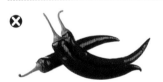

辣椒　加重病情

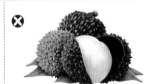

荔枝　易上火，应忌食

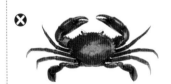

螃蟹　发物，加重病情

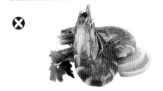

虾　影响病情康复

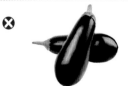

茄子　发物，加重病情

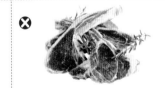

羊肉　大热之物，忌食

常见小偏方

素炒苦瓜　取苦瓜2根洗净，纵向一剖为二，挖去瓤后切片；红辣椒切丝后放入热油锅内爆香，下苦瓜，迅速翻炒，加入盐1小匙，白糖1大匙，炒约1分钟后，加入1小匙味精，翻炒半分钟熄火，淋上少量香油即可。

皮肤瘙痒

皮肤瘙痒患者饮食宜清淡，并要增加维生素的摄入。另外，不要吃鱼、虾、蟹等物，因为这些食物是发物，很可能会加重皮肤瘙痒症状。

相宜

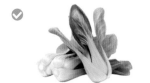

油菜　散血消肿、润肤

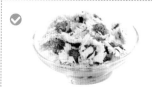

菊花　清热解毒

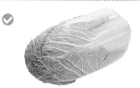

白菜　富含维生素

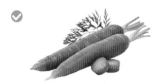

胡萝卜　含有丰富的维生素A，保护皮肤

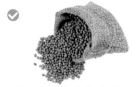

绿豆　富含维生素，对缓解皮肤瘙痒有益

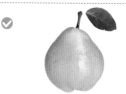

梨　可缓解热病后期耳朵皮肤瘙痒

相忌

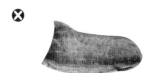

狗肉　温燥助热

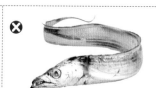

带鱼　发物，加重病情

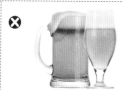

啤酒　刺激皮肤

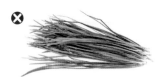

韭菜　加重皮肤瘙痒

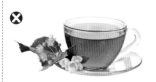

茶　加剧瘙痒

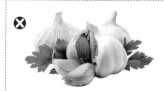

大蒜　加重皮肤瘙痒

常见小偏方

山楂玫瑰茶　玫瑰花9克，山楂15克。将玫瑰花洗净，山楂洗净切片，将二者放入杯中，冲入沸水，加盖闷泡5～10分钟。代茶饮。可活血化瘀，润泽肌肤。

第四章

中医养生 饮食宜忌

补气养血

中医认为人是由气、血、津液等物质构成的，气在人体中不断运动为人体提供活力和能量，血在人体中担任着运输养分的作用。只有将气血调理顺畅，才能达到养生保健的目的。

相宜

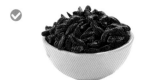
✓ 枸杞子　滋肝补肾、补气活血

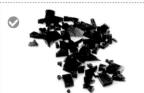
✓ 阿胶　补血、止血、滋阴润燥

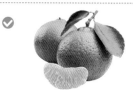
✓ 柑橘　通络化痰、顺气活血

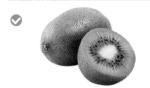
✓ 猕猴桃　调中理气、解热除烦

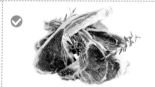
✓ 羊肉　温补气血、益肾强体

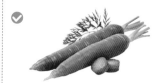
✓ 胡萝卜　益气养血、改善肾虚

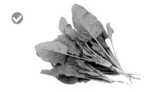
✓ 菠菜　补血活血

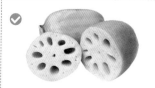
✓ 莲藕　补益气血

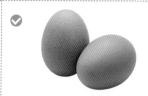
✓ 鸡蛋　补血活血

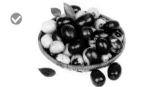
✓ 大枣　补气养血、润泽肌肤

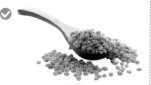
✓ 薏米　健脾补肺、祛湿化痰、补中益气

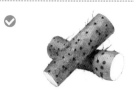
✓ 山药　益肾气、健脾胃、止泄痢、化痰涎

常见小偏方

熟地粥　将熟地10克择净切细，用水浸泡片刻，与大米100克一同放入锅中，加清水煮稀粥，熟时放入白砂糖，再煮1～2沸即成。佐餐用，每日1～2次。滋阴补血。

若日常饮食中坚持合理地食用富含维生素、DHA、蛋白质等物质的食物，不仅大脑的功能可以得以改善，而且智力也会有所提高。

健脑益智

相宜

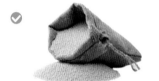

小米　提高记忆力

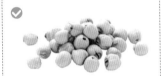

莲子　缓解过度疲劳

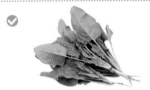

菠菜　防止大脑老化

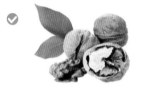

核桃　含有丰富的维生素和DHA

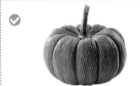

南瓜　治疗头晕、心烦等阴虚火旺病症

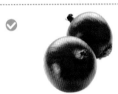

洋葱　可刺激大脑神经，防止大脑疲劳

相忌

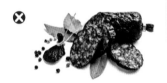

腊肠　使大脑功能衰退

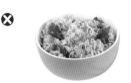

方便面　不利于大脑

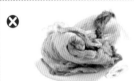

酸菜　会损害智力

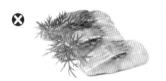

咸鱼　降低记忆力

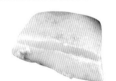

肥肉　使脑部变得迟钝

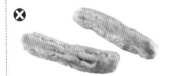

油条　会损害脑细胞

常见小偏方

核桃粥　核桃仁10个，大米100克。将核桃仁捣烂，与大米一同入锅，加入适量水，大火烧沸后转小火煮至粥熟。每天晚饭时食用。肾益气，明目健脑。

健脾开胃

脾能将饮食化成精微，并将其传送到全身各个部位；胃则能消化食物和传输养分。脾胃如此重要，故日常生活中宜常吃富含蛋白质、维生素且有健脾养胃作用的食物，以保持脾胃健康。

相宜

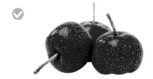

山楂 健脾开胃、消食化滞

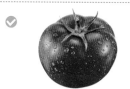

西红柿 健脾开胃、生津止渴

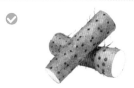

山药 健脾益气、养阴润肺

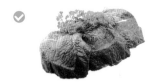

牛肉 安中益气、健脾养胃，能补充人体所需的脂肪酸

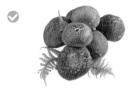

香菇 富含维生素，补脾胃、益气

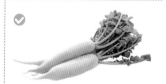

白萝卜 宽中下气、健脾开胃

相忌

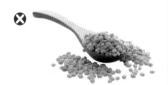

薏米 属寒凉食物，食用过多易损伤脾气，胃功能不佳者更不宜食用

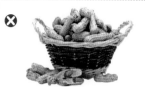

花生 含热量较高，脂肪含量较高，不易消化

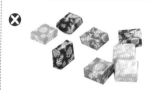

糖果 含有大量的糖分，易引起食欲不振，对脾胃不好

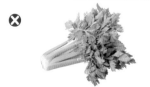

芹菜 含有大量的膳食纤维，食用后摩擦胃壁，不利于胃部保健

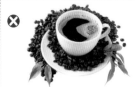

咖啡 刺激性饮料，不利于脾胃

碳酸饮料 含大量碳酸、饮用后会刺激脾胃

易疲劳是亚健康的典型表现和标志，要改善和消除这种状态，可以通过饮食进行调理，如多食用一些富含维生素A、维生素C的食物。

缓解疲劳

相宜

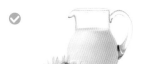
牛奶 消除疲劳，激发身体活力

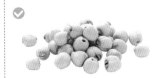
莲子 补气养血、增添活力

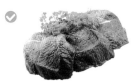
牛肉 消除疲劳

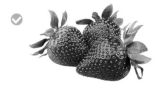
草莓 含有丰富的维生素C，有助于吸收铁质，使人精力充沛

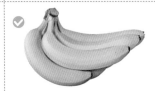
香蕉 帮助维持肌肉和神经的正常功能，从而有效抵抗疲劳

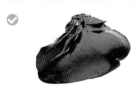
动物肝脏 含有大量的维生素A，可有效缓解眼部疲劳

相忌

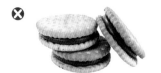
饼干 不利于活血和抵抗疲劳

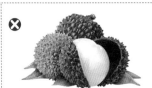
荔枝 助痰生火，易使人疲惫

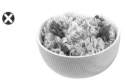
方便面 对健康不利

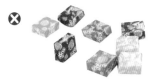
糖果 高糖使机体新陈代谢旺盛，容易使人感到疲惫

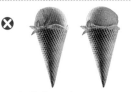
冰激凌 刺激性强，虽短暂让人有活力，但过后更易疲劳

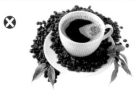
咖啡 虽可短暂性兴奋大脑，但过后更易加重疲劳状态

古人认为，阴阳是两种相对的事物，相互依存、相互为用、此消彼长。这一理论同样适用于人体的各个部位、脏腑、经络。人体内过阴或过阳都需要进行饮食调理，以便于阴阳调和。

滋阴 壮阳

相宜

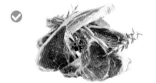
羊肉　滋阴补血

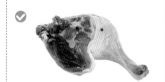
鸭肉　滋阴补血

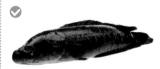
黑鱼　壮阳益阴

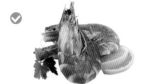
虾　补肝肾、益精气

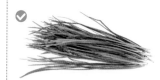
韭菜　理气、温肾壮阳

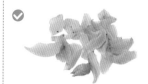
百合　调节阴阳失衡

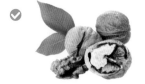
核桃　滋阴壮阳

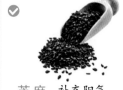
芝麻　补充阳气

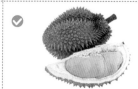
榴莲　补肾壮阳

相忌

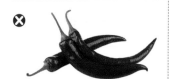
辣椒　损耗津液，不利于阴阳调和

白酒　刺激人体，对补益阳气无益

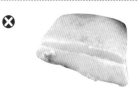
肥肉　易生痰火，使阴阳失衡

常见小偏方

附片炖猪腰　制附片6克，猪腰2个，盐适量。猪腰洗净切开，去掉白膜，切碎，与制附片共炖，加盐调味。饮汤食猪腰。每日1次，连用10日。补肾壮阳。

癌症是人体正常细胞因外在因素或内在基因影响而产生突变的疾病。在饮食上应该保证品种的多样化，同时要多吃含淀粉丰富的食物，并远离烧焦的食物。

防癌抗癌

相宜

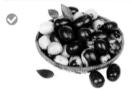

大枣 可以清除体内自由基，降低癌症的发生概率

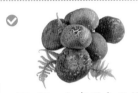

香菇 含有膳食纤维及多种抗氧化剂，帮助人体排出毒素

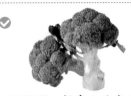

西蓝花 提高人体免疫功能，增强体质和抗病能力

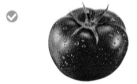

西红柿 营养丰富，具有抗癌作用

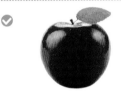

苹果 含有机酸，润肠排毒，降低癌症的发生率

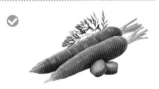

胡萝卜 所含的纤维木质素有较强的防癌作用，可有效预防癌症

相忌

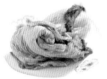

酸菜 含致癌物亚硝酸盐，常食会增加患癌症的风险

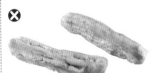

油条 可导致肝炎、肠炎或癌症

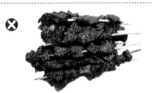

烧烤 含有致癌物质，可能会引发癌症

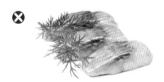

咸鱼 含有致癌物质，提高患癌概率

酒 对癌症患者病情控制不利

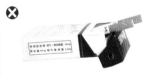

烟 含有致癌物质，可能会引发癌症

丰胸美体

拥有傲人的胸部和完美的身体曲线是许多女性的梦想，而20~30岁是女性丰胸塑形的最佳时期，可在这一段时期内通过食用有食疗作用的食物来丰胸美体。

相宜

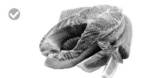

鱼肉 含有大量的蛋白质，可以有效促进乳房发育

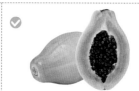

木瓜 促进雌激素的分泌，丰胸美乳

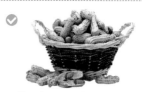

花生 含丰富的卵磷脂，常食可以有效促进胸部丰满

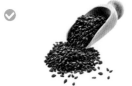

黑芝麻 促使卵巢发育和完善，促进乳腺管增长，丰胸美体

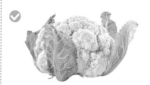

菜花 富含维生素A，可刺激激素的分泌，促进乳房发育

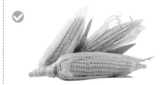

玉米 可促进性腺发育，帮助排除毒素，有丰胸美体作用

相忌

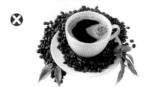

咖啡 有可能会导致胸围变小

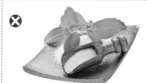

糖类 会使血液中的胰岛素含量增高，诱发乳腺癌

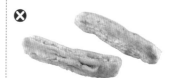

油炸食品 易导致肥胖，容易诱发乳腺癌，对乳房健康不利

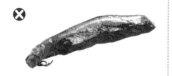

烟熏食品 易增加体内毒素，对瘦身美体不利

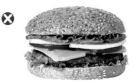

汉堡 易导致肥胖，提高患癌率

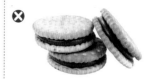

饼干 油脂多、热量高，易导致肥胖

肥胖是困扰许多人的问题。因为肥胖不仅会影响人的美观，同时也会引发很多疾病。为了保持身体健康与形体美，肥胖者平时应吃一些有利于减肥的食物。

减肥
瘦身

相宜

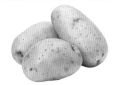

土豆　含有大量膳食纤维，可以有效抑制脂肪的摄入

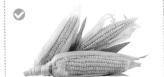

玉米　遏制肥胖者的饥饿感，控制热量的摄入，达到减肥目的

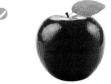

苹果　含有多种酶，促进人体分解多余脂肪

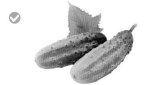

黄瓜　含丙醇二酸，可以有效抑制碳水化合物转变为脂肪

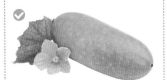

冬瓜　通便利尿、润肠排毒，可促进体内脂肪分解和废物排泄

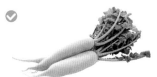

白萝卜　燃烧脂肪、瘦身美体

相忌

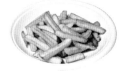

膨化食品　易导致肥胖

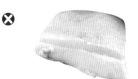

肥肉　含有大量脂肪，容易引起肥胖

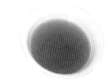

动物油　含饱和脂肪酸，对减肥不利

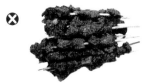

烤肉类　高脂肪、高热量食物，易使人发胖，不利于减肥

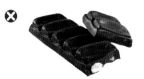

巧克力　含有丰富的脂肪，不利于减肥

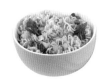

方便面　含有多种添加剂，可增加体内毒素，对瘦身不利

延缓衰老

随着年龄的增长，人体的各个器官会逐渐老化。同样，皮肤也会逐渐变粗糙、变干燥、弹性变差、皱纹增多。如果想抗衰防老，可多食具有抗衰老作用的食物，如猪蹄、坚果等。

相宜

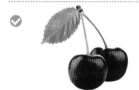

樱桃 富含抗氧化作用的维生素C

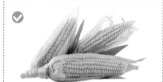

玉米 抵抗衰老，预防老年痴呆

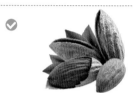

杏仁 美容养颜、抗衰防老

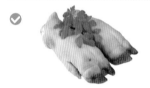

猪蹄 含胶原蛋白，可增强皮肤弹性、延缓衰老

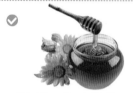

蜂蜜 润肠排毒，有助于缓解内分泌失调，延缓衰老

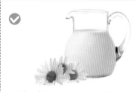

牛奶 促进面部的血液循环，增加肌肤弹性，使人看起来更加年轻

相忌

水果类罐头 含有较高的糖分，会导致血糖上升，加重胰腺负担

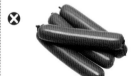

火腿 易导致盐分摄入过高，会损害肾功能，加快脏器衰老速度

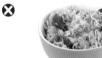

方便面 易损坏肠胃，加快衰老，减缓机体内毒素的排出

可乐 加速身体和皮肤的衰老，容易使脸上出现皱纹

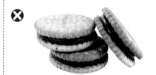

饼干 会对维生素等产生破坏，加速衰老

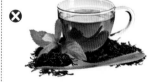

浓茶 刺激体内激素的分泌紊乱，使皮肤发黄发暗，加速衰老

拥有美丽容颜是许多女性的梦想，可是许多女性因内脏功能失调、内分泌失调、遗传因素等，肌肤问题层出不穷。其实，只要选对了食物，由内而外进行调养，便能轻松拥有靓丽容颜。

美容养颜

相宜

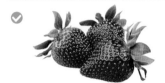

草莓　美容养颜

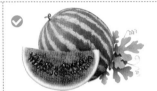

西瓜　减少皱纹

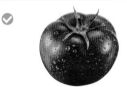

西红柿　美白、抗衰老

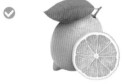

柠檬　减少色斑沉着

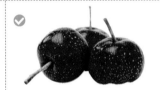

山楂　减肥美白、抗衰

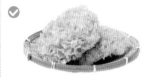

银耳　润肤祛斑、降脂

相忌

咸菜　造成色素沉积

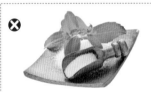

糖类　对美容不利

腌渍类食品　容易长斑

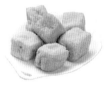

油炸类食品　破坏维生素，不利于减肥、美容

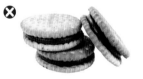

饼干　含食用香精和色素过多，对美容有害处

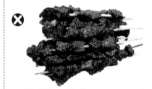

烧烤　易导致上火，出现肌肤问题

常见小偏方

茯苓养颜方　茯苓削如枣大方块，放在新瓮内，用好酒浸泡，然后用纸封起来，百日之后打开，其颜色如饧糖。每日吃1块，久服。

亮眼明眸

眼睛与工作、学习以及一切日常生活密切相关。平时要格外注意饮食调养，多补充维生素A、钙、铁、锌等对眼睛有助益作用的营养物质，尽量避免摄入有损眼睛健康的食物。

相宜

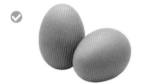

鸡蛋　改善眼部组织状况，防止视力减退

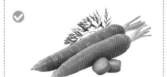

胡萝卜　预防夜盲症，防止眼睛干涩

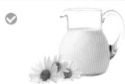

牛奶　富含维生素，可明目护眼

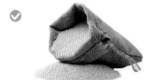

小米　富含维生素，常食可有效预防眼睛干涩、疲劳

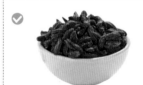

枸杞子　富含的钙、胡萝卜素、铁、维生素A等，均是保持眼睛健康的必需物质

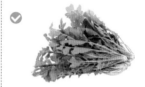

荠菜　含有大量维生素，可明目，常食对眼睛有益

相忌

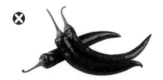

辣椒　刺激眼神经，对眼睛健康无益

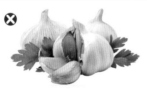

大蒜　对眼睛有不良影响，不宜食用

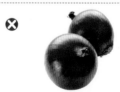

洋葱　刺激性食物，影响眼疾药物的疗效

芥末　刺激性强，食用后会刺激眼睛，不利于视力恢复

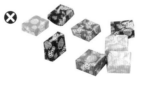

糖果　影响眼睛健康，诱发近视眼、白内障等眼部疾病

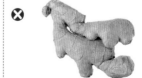

生姜　刺激性食物，对眼睛健康无益

头发乌黑亮丽是健康的标志之一，若头发出现异样，则有可能是身体某个部位出现了问题。要想拥有一头乌黑亮丽的秀发，宜从饮食着手，内外调养，同时多摄入富含铁和铜的食物来护发。

乌 发
养 发

相 宜

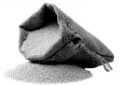

小米 可以健发美发，健脾养胃

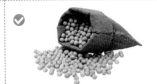

黄豆 抗氧化、防脱发，适合脱发者食用

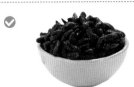

枸杞子 补肾养肝，益发美发

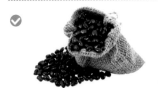

黑豆 使头发乌黑、富有光泽

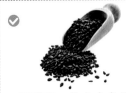

黑芝麻 补充生发和美发所需要的微量元素

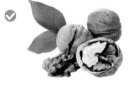

核桃 软化血管、延缓衰老、促进头发生长

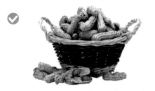

花生 促进头皮血液循环，从而滋养发根

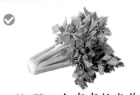

芹菜 含有有护发作用的微量元素

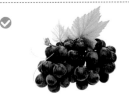

葡萄 可延缓衰老，对治疗脱发、白发有效

相 忌

芥末 若头皮屑较多，头皮伴有刺痒现象，食用芥末会使头痒加重

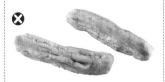

油条 含有大量油脂和致癌物质，长期大量食用损伤大脑和头皮

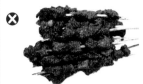

烤肉 含致癌物质，长期大量食用不利于头发的养护

润肠排毒

要想达到润肠排毒的效果，日常饮食宜清淡，且平时要多摄入一些富含维生素、膳食纤维的食物，同时也要远离辛辣刺激性食物以及油炸食品。

相宜

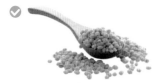

薏米　清热利尿、润肠排毒

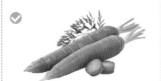

胡萝卜　降低血液中汞离子的含量

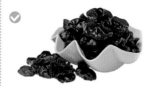

黑木耳　吸附人体内杂质，促进排毒

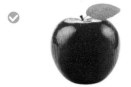

苹果　有利于排毒

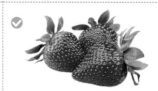

草莓　促进排毒

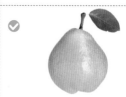

梨　清热解毒、防便秘

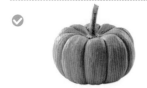

南瓜　润肠排毒

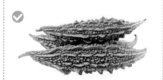

苦瓜　清热、排毒润肠

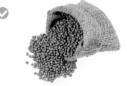

绿豆　预防青春痘、暗疮

相忌

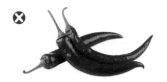

辣椒　不利于排毒润肠

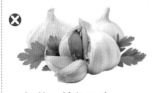

大蒜　刺激肠道

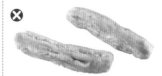

油条　含大量致癌物质

常见小偏方

白菜薏米粥　小白菜500克，薏米60克。将薏米煮成稀粥，加入洗净的小白菜，煮2～3次沸即可食用。感觉味淡的可稍加盐调味。健脾利湿，排毒祛疣。

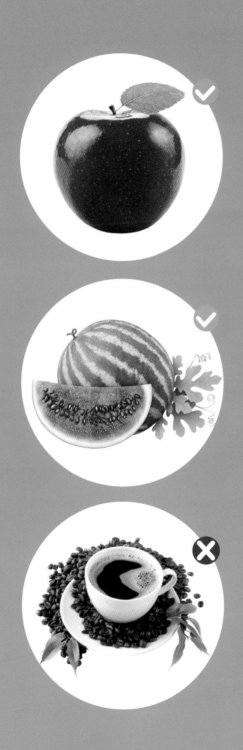

第五章

不同年龄阶段 饮食宜忌

婴儿期

对于婴儿来说，母乳是最理想的食物，但是宝宝长到6个月以后就必须要开始添加奶类以外的辅食，以保证营养的均衡。

相宜

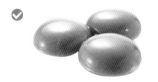
蛋黄　容易消化

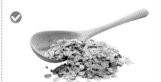
麦片　富含多种营养素

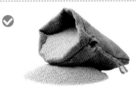
小米　有益生长发育

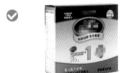
配方奶粉　富含营养素

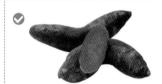
红薯　预防婴儿便秘

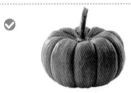
南瓜　含铁丰富

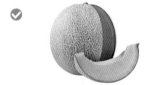
哈密瓜　营养丰富

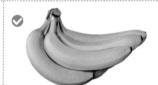
香蕉　预防宝宝便秘

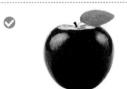
苹果　补充所需营养素

相忌

冷饮　伤害婴儿的肠胃系统

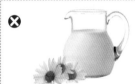
鲜牛奶　含矿物质，会加重婴儿的肾脏负担

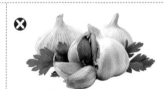
大蒜　易损坏婴儿的胃肠功能

常见小偏方

蛋黄泥　鸡蛋2个放入锅中加水煮熟。剥去蛋壳，除去蛋白，取其蛋黄。加入少量开水，将蛋黄用汤匙搅烂成泥（也可将蛋黄泥用米汤、菜汁等调成糊状）即可。

一般将1岁断乳后到学龄前称为幼儿期。幼儿的胃肠消化吸收功能较年长儿有差距，故幼儿的食物要软硬适中，且多样化、营养均衡全面。

幼儿期

相宜

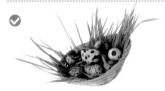

鹌鹑蛋　有益发育生长

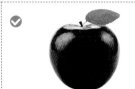

苹果　有利于智力发展

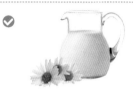

牛奶　促进身体发育

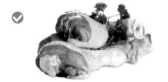

鸡肉　富含动物蛋白

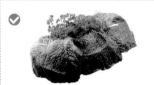

牛肉　强身健体

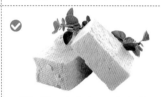

豆腐　富含钙及蛋白质

相忌

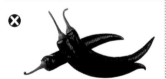

辣椒　易损害幼儿的肠胃

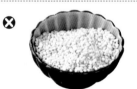

糯米　难以消化和吸收

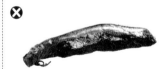

腊肉　幼儿吃后不易消化

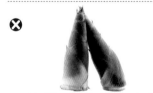

竹笋　妨碍幼儿机体对钙和锌的吸收

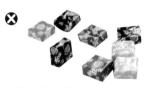

糖果　易导致肥胖，且会损坏幼儿牙齿

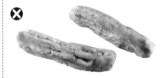

油条　含大量铝，不利于幼儿的大脑发育

常见小偏方

香椿芽拌豆腐　嫩香椿芽50克洗净后入沸水中汆烫至熟，挤出水，切成细末。豆腐100克弄小块盛盘，加入香椿芽末，调入盐、香油拌匀即可。

学龄期

6~12岁的儿童进入学校学习，生活环境及习惯均发生了较大的变化。营养素的缺乏会造成整体营养的失衡，故这一时期应格外注重饮食的均衡搭配。

相宜

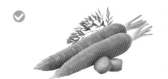
胡萝卜　明目益智

黑米　促进骨骼生长

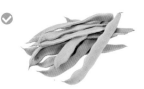
扁豆　促进大脑发育

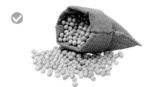
黄豆　提高抗病能力

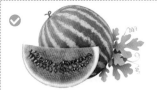
西瓜　有利营养吸收

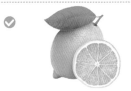
柠檬　促进对铁的吸收

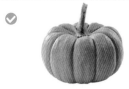
南瓜　对发育有益

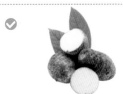
芋头　对发育有益

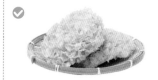
银耳　防止钙流失

相忌

碳酸饮料　导致钙质流失

罐头　伤害肠胃

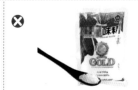
味精　易产生厌食症

常见小偏方

西红柿胡萝卜汤　锅置火上，加适量油烧热，加入姜丝煸炒几下，放入胡萝卜片翻炒片刻。倒入高汤以中火烧沸，待胡萝卜煮熟时，下入西红柿片，加入盐、白糖调味。鸡蛋打散，倒入锅中，撒上葱花即成。

少年时期是长身体、长知识的黄金时期，这个时期全身各部位、器官逐渐发育成熟，而生长速度、智力发育都与营养状况有关，故应注重营养的全面摄入。

少年期

相宜

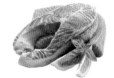
鱼肉　对智力发育有益

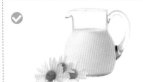
牛奶　促进骨骼发育

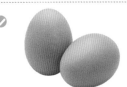
鸡蛋　补充维生素

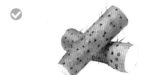
山药　增强免疫力

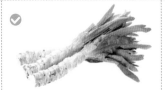
莴笋　促进牙齿健康

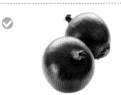
洋葱　杀菌，健胃消食

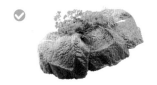
牛肉　促进生长

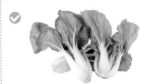
小白菜　增强免疫力

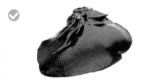
猪肝　预防近视

相忌

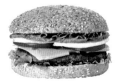
汉堡　多食易肥胖

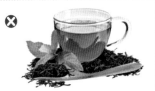
浓茶　易使人体缺钙

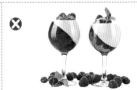
果冻　影响生长发育

常见小偏方

猪肝圆白菜　胡萝卜洗净，煮熟，切碎；圆白菜叶入沸水中氽烫，捞出。将猪肝泥30克和豆腐泥50克混合拌匀，加入碎胡萝卜和少许盐做成馅，放在圆白菜叶中间。将圆白菜卷起，用干淀粉封口，放肉汤中煮熟即可。

青年期女性

青年期女性要经历月经、妊娠、分娩等不同的生理时期，因此要合理安排饮食，适量食用有活血补血、美容养颜、滋阴润燥的食物，使身体保持最佳状态。

相宜

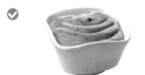
酸奶　减肥佳品

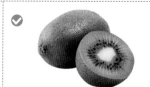
猕猴桃　维生素含量高

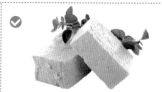
豆腐　改善贫血腰痛等

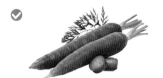
胡萝卜　促进新陈代谢

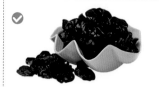
黑木耳　排毒、补铁补血

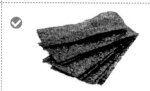
紫菜　有助于补血

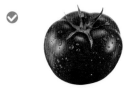
西红柿　美容养颜

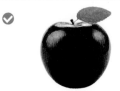
苹果　调节酸碱平衡

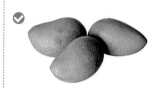
芒果　利水健脾，减肥

相忌

碳酸饮料　热量比较高，饮用过量易导致肥胖

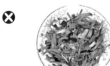
咸菜　加重肾脏负担对健康不利

猪心　会使血液的胆固醇含量升高

常见小偏方

银耳杏仁苹果汤　银耳20克用温水泡发，撕小朵；苹果2个切丁。将杏仁50克、银耳、枸杞子、苹果丁、冰糖放入锅内，加适量清水炖约30分钟，放草莓酱即可。

青年期男性体质较好、精力旺盛，更要注意饮食全面均衡，同时要多吃有抗病作用、能增强体力的营养食物，少吃容易发胖的高脂食品。

相宜

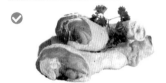

鸡肉　提高抗病能力

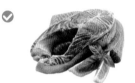

鱼肉　改善免疫力

橙子　缓解男性不育症

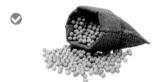

黄豆　改善男性性功能

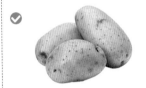

土豆　预防心血管疾病

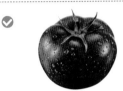

西红柿　增强抵抗力

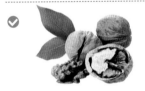

核桃　提高生育能力

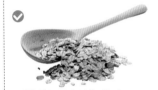

燕麦　增强抵抗力

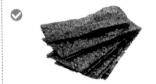

紫菜　调节内分泌

相忌

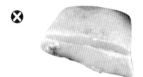

肥肉　容易引起肥胖

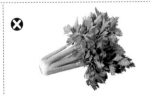

芹菜　有杀精作用

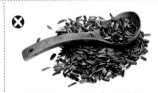

葵花子　引起睾丸萎缩

常见小偏方

鱼丝紫菜粥　大米100克洗净，浸泡30分钟；鱼肉丝75克小火在锅中干炒至生香。大米加入清水大火煮沸后，加入高汤，中火熬煮30分钟。加入紫菜、葱花和盐，搅拌均匀，再将鱼肉丝撒在粥面上即可。

中年女性

科学合理的膳食能帮助中年女性预防和调理各种病症。中年女性应多给自己一些关爱，多吃有排毒美容、健脾养胃、滋阴润燥的食物，把各种不适扼杀在摇篮中。

相宜

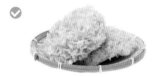

银耳 祛斑养颜

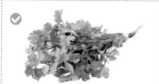

香菜 预防骨质疏松

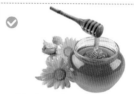

蜂蜜 清肠胃、美肌肤

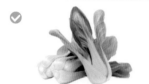

油菜 预防骨质疏松

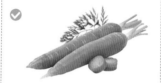

胡萝卜 补充营养

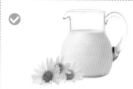

牛奶 补钙，美白

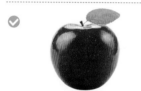

苹果 富含维生素和不饱和脂肪酸，排毒美容

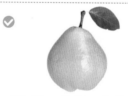

雪梨 补硼，有效预防中老年骨质疏松症

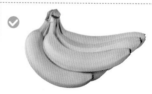

香蕉 护肤美容，缓解沮丧情绪

相忌

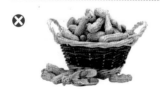

花生 易导致发胖

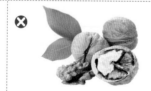

核桃 易造成肥胖

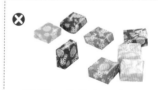

糖果 易导致肥胖

常见小偏方

香蕉牛奶蜂蜜汁　香蕉100克去皮，切块，放入果汁机中加适量水打成糊状，加入低脂牛奶1杯和蜂蜜10克，以及少许水打成汁（300～500毫升），加入冰糖调匀即可。

35～50岁为中年期，人到中年以后，生理功能逐渐衰退，不可避免的衰老现象也悄然而至，故中年男性此时要注意利用膳食进行养生，将各种慢性疾病如糖尿病、高血压等"吃掉"。

相宜

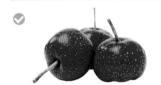

山楂　促进脂肪类食物的消化，降血脂

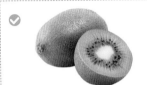

猕猴桃　补充足够的维生素C，降压降脂

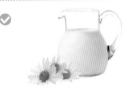

牛奶　减少胆固醇的吸收，预防高血压

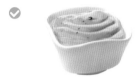

酸奶　降低胆固醇

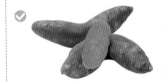

红薯　保持动脉血管弹性

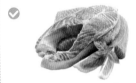

鱼肉　抑制暴躁情绪

相忌

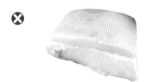

肥肉　损害大脑

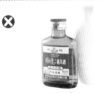

酒　可加速心肌衰老

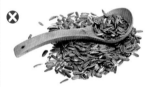

葵花子　影响性功能

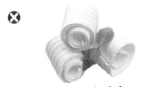

牛油　脂肪含量高

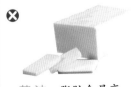

黄油　脂肪含量高

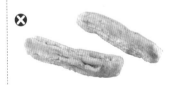

油炸食品　易引起高血脂

常见小偏方

核桃仁山楂汤　将核桃仁100克、干山楂50克用水浸至软化。用搅拌机将干山楂打碎，再加适量水，过滤去渣。将滤液与核桃仁一同煮沸，加入白糖调味即可。

老年期

进入老年，人体的生理机能减退、腺体分泌功能下降、咀嚼能力变差，所以应根据自己的身体状况，选择合适的食物进行养生，以增强身体对疾病的抵抗能力。

相宜

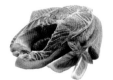
鱼肉　含有丰富的蛋白质和多种维生素

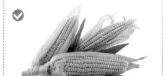
玉米　可预防肠胃老化，促进肠胃健康

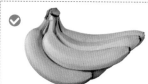
香蕉　含丰富的膳食纤维，可改善消化功能

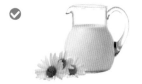
牛奶　改善骨质疏松

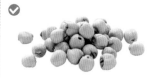
莲子　补肾，降血压

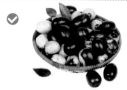
大枣　增强抵抗力

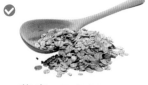
燕麦　促进消化

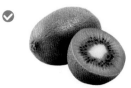
猕猴桃　补充维生素

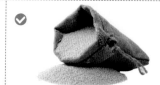
小米　补充B族维生素

相忌

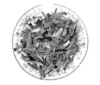
咸菜　易引发高血压

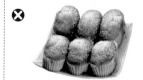
甜点　易引发糖尿病

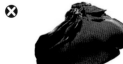
动物肝脏　不利心血管

常见小偏方

黑木耳大枣粥　大米100克清水浸泡30分钟。黑木耳100克去蒂，撕成瓣状；大枣100克洗净，去核。所有材料放入锅内，加适量水，大火烧开，转小火炖熟成粥即可。

新婚期应注意科学合理地搭配饮食，以便及时补充所需营养来供给身体各方面的需要，减轻疲劳症状。其中，蛋白质和维生素的补充不可或缺。

新婚期

相 宜

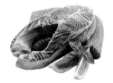

鱼肉 补充蛋白质和热量

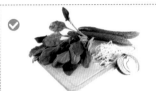

蔬菜 补充身体所需的多种维生素

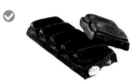

巧克力 补充体力、缓解疲劳

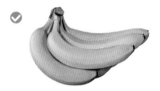

香蕉 减轻或消除抑郁情绪，使人心情愉快

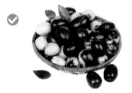

大枣 使细胞产生效应，促进性激素合成

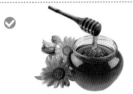

蜂蜜 调节肠胃、滋养皮肤

相 忌

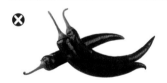

辣椒 易上火，不利于正常代谢

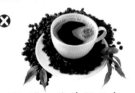

咖啡 使神经兴奋，造成过度疲劳

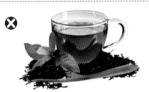

红茶 使神经兴奋，造成过度疲劳

常见小偏方

洋葱黑木耳炒苦瓜 将苦瓜200克洗净，去子，切斜片，用淡盐水泡约10分钟，捞起，冲净，沥干水分；干黑木耳10克用清水泡发，洗净，切块；洋葱15克切块。油锅烧热，下入洋葱块和苦瓜片煸炒1分钟，然后下入黑木耳块，调入盐、味精、白糖快速翻炒均匀，最后淋入香油即可。

凉拌四季豆 四季豆段350克放入沸水中余烫至熟，捞入凉开水中浸泡冷却，捞出沥干水分，加红椒末、蒜泥、盐、辣椒酱、白糖、花椒油，搅拌均匀即可。

妊娠期

妊娠期的饮食营养不仅会影响胎儿的发育，也关系到出生后婴儿的体质和智力发育。因此，要科学地搭配妊娠期的营养，如多吃富含铁、钙的食物等。

相宜

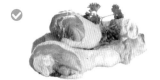
鸡肉　补肾，活络行血

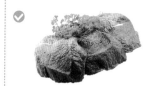
牛肉　含铁丰富

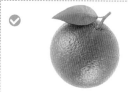
橙子　促进铁的吸收

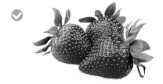
草莓　促进铁的吸收

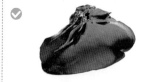
动物肝脏　补充蛋白质

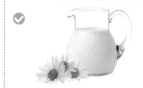
牛奶　补充蛋白质及钙

相忌

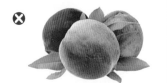
桃子　可能引发流产

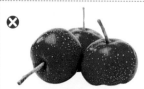
山楂　可能导致流产

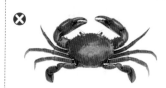
螃蟹　对孕妇不利

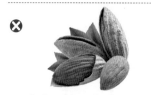
杏仁　有小毒，宜少吃

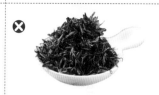
红花　易致出血、流产

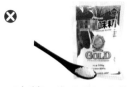
味精　导致孕妇缺锌

常见小偏方

胡萝卜炒牛肉　胡萝卜200克切片；牛肉片200克，加干淀粉拌匀，腌3～5分钟。油锅烧热，放入牛肉片炒散，捞出沥油。烧热余油，放入胡萝卜片，加牛肉片和少量水翻炒，加盐，用水淀粉勾薄芡即可。

少女青春期应保证钙和磷供应充足，满足骨骼正常需求，确保身体各部位均衡发育。此外，还应摄取含铁丰富的食物，以补足因月经而丢失的铁。

少女青春期

相宜

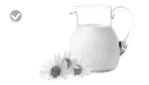

牛奶　促进青春期少女的骨骼成长

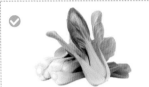

油菜　对青春期少女的骨骼发育有好处

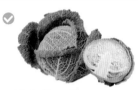

圆白菜　补血，减肥，预防骨质疏松

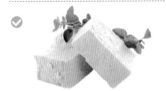

豆腐　补钙，清热排毒

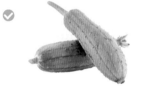

丝瓜　调理月经，通便

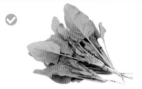

菠菜　补血，养肝明目

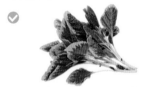

苋菜　补钙，强壮骨骼

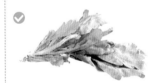

茼蒿　补充磷和铁元素

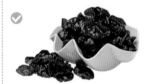

黑木耳　补血，排毒

相忌

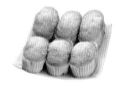

甜食　诱发青春痘

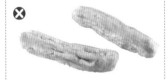

油炸食品　易导致肥胖

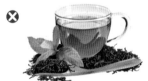

浓茶　可抑制铁的吸收

常见小偏方

胡萝卜菠菜粥　胡萝卜10克切小丁；菠菜50克用沸水氽熟，切碎末。大米100克洗净，加水煮开后转小火煮至软烂。加入胡萝卜丁，续煮30分钟，放入菠菜稍煮即可。

女性 月经期

中医认为，血得热则行，得寒则滞。故女性月经期可多吃些牛肉、羊肉、乌鸡、桂圆、枸杞子等温补食物，尤其在冬季更应该多吃这些食物。

相宜

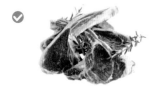

羊肉　活络血脉

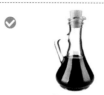

醋　缓解经期疼痛

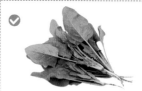

菠菜　补充流失的铁

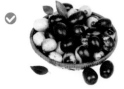

大枣　补血养血

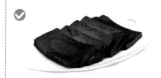

鸭血　补血及蛋白质

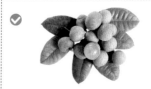

桂圆　补肾，活络行血

相忌

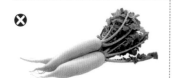

白萝卜　使精血生成受损，经血之源而致闭经

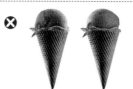

冰激凌　能加重血液凝滞，使经血闭而不行

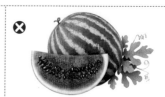

西瓜　性寒，加重血液凝滞

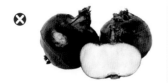

荸荠　易致痛经

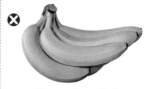

香蕉　性寒，易痛经

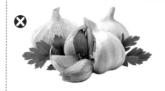

大蒜　不利经血

常见小偏方

红糖老姜汤　老姜5克加水小火煮20分钟。将火关小，将鸡蛋2个轻轻磕入姜水中保证其成荷包蛋，煮至鸡蛋浮起。加红糖拌匀即可。经期前1天服用至经期结束。

母乳是婴儿生长发育最佳食品，母亲的膳食营养直接影响乳汁的质量。若营养素供给不足多半会动用母体的营养储备，使乳汁减少，故这一时期应高度重视营养的全面均衡。

女性哺乳期

相宜

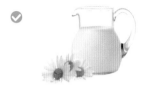

牛奶　多喝对婴儿有益

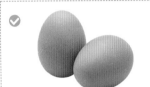

鸡蛋　补充大量营养素

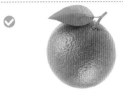

橙子　预防产后便秘

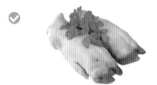

猪蹄　促进乳汁分泌

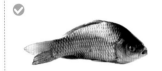

鲫鱼　促进乳汁分泌

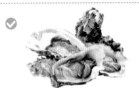

牡蛎　增加乳汁营养

相忌

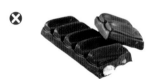

巧克力　所含物质容易进入乳汁，对婴儿不利

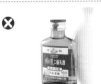

酒　可抑制乳汁分泌，影响子宫收缩

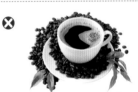

咖啡　使人体的中枢神经兴奋，对母亲无益

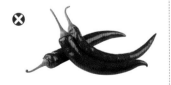

辣椒　易引起便秘

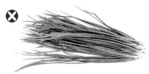

韭菜　抑制乳汁分泌

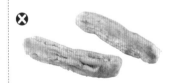

油炸食品　不易消化

常见小偏方

樱桃甜粥　大米100克加水煮沸，转小火煮1小时，加入1小匙冰糖，冰糖融化后加入50克银耳，再煮10分钟，投入30克樱桃及1小匙糖桂花，煮沸即可。

女性更年期

更年期女性会出现以自主神经功能紊乱及情感障碍为主的综合征。此时的女性适宜食用富含B族维生素、维生素C的食物，以增强抵抗力，并调理身心。

相宜

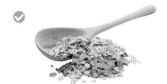
燕麦片 缓解头昏、失眠、情绪不稳定等症状

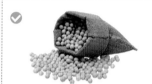
黄豆 富含卵磷脂，缓解更年期症状

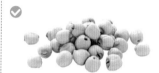
莲子 益肾气、养心气、补脾气

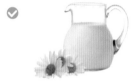
牛奶 镇静安眠

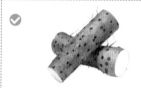
山药 调节内分泌

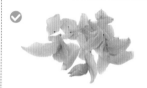
百合 清心安神

相忌

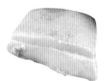
肥肉 易导致肥胖

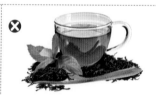
浓茶 易使人兴奋

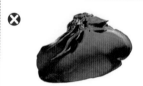
动物肝脏 不利于心血管

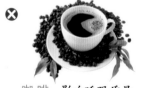
咖啡 影响睡眠质量

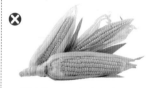
玉米 不利更年期女性

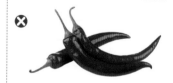
辣椒 易上火，影响睡眠

常见小偏方

枸杞子肉丝冬笋 植物油放入炒锅烧热，投入猪瘦肉丝100克和冬笋丝30克入锅中炒至熟，放入枸杞子、盐、味精、酱油炒匀即成。佐餐食用，每日1次。

第六章

特殊人群

饮食宜忌

脑力工作者

大脑是整个身体的指挥中心，如果无节制地增加大脑负担，超出其承受力，大脑会感到不适，甚至引发病症。因此，平时应增加脑部营养，多吃富含蛋白质、维生素、DHA的食物。

相宜

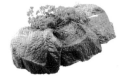

牛肉 富含蛋白质，对长期从事脑力工作的人群有益

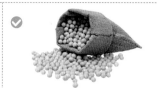

黄豆 富含的卵磷脂，是维持大脑健康所必需的营养物质

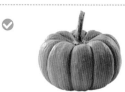

南瓜 有清心醒脑之功效，对脑力工作者十分有益

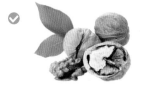

核桃 防止细胞老化，增强记忆力

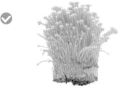

金针菇 富含必需氨基酸，对维持大脑健康有益

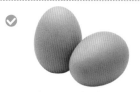

鸡蛋 健脑益智、保护肝脏

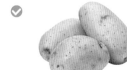

土豆 富含钾元素，使精力集中

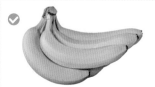

香蕉 富含钾元素，健脑益智

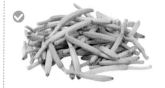

黄花菜 健脑清心，对脑力工作者有益

常见小偏方

豆沙香蕉 香蕉2根，豆沙、面粉、鸡蛋液、面包末各适量。香蕉剥皮，先竖切成两半，放入豆沙，再将两半合起来，横切成小段。香蕉段逐一粘一层面粉，然后裹一层鸡蛋液，再粘一层面包末。将香蕉段放入油锅中以小火炸至表面金黄即可。可缓解头晕目眩、健脑益智。

百合炒南瓜 南瓜半个削去外皮，挖出内瓤，切成薄厚适中的片；百合剥成瓣，洗净，并入沸水中汆烫片刻，捞出，沥干。油锅烧热，放入南瓜片，翻炒均匀，加入适量水，大火煮开后以小火焖7~8分钟，至南瓜片熟软。待锅中还有少量汤汁时，放入百合焖2分钟，加入盐，大火翻炒2分钟，收干汤汁即可。

体力工作者消耗的热量通常高出脑力劳动者4185千焦左右，因此，在日常饮食中应选择高热量的食物，通过适当的饮食调理来补充体力的消耗。

体力工作者

相宜

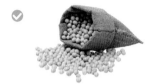
黄豆　增强体力

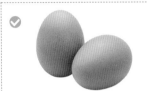
鸡蛋　补充体力

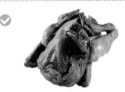
乌鸡　提高抗疲劳能力

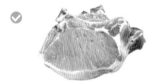
猪肉　含有大量的脂肪，可快速恢复体力

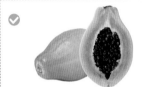
木瓜　活血通络、强身健体

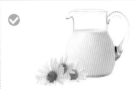
牛奶　含有丰富的营养物质，可缓解腰酸腿疼

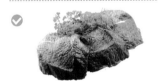
牛肉　高蛋白食物，益气血，强筋骨

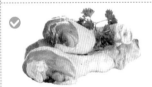
鸡肉　增强体力，强壮身体

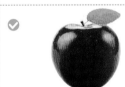
苹果　增强体力和抗病能力

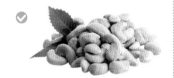
腰果　补充体力，消除疲劳

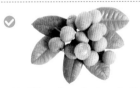
桂圆　补血安神，恢复体力

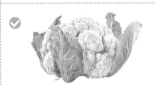
菜花　保护呼吸道黏膜，增强体力

常见小偏方

枸杞子牛肉汤　决明子、枸杞子、黄精各15克，生姜2片，分别用清水洗净；牛肉60克洗净，切块。将所有材料（枸杞子除外）放入锅中，加适量的清水，大火煮沸后，改小火慢煲，2小时后，放入枸杞子煮开，用盐、味精调味即可。

电脑
工作者

电脑在给人们带来方便的同时，也对人体健康有一定的危害，如影响视力、引发腰背疼痛等。因此，电脑工作者宜多吃可明目补钙、抗辐射的食物。

相 宜

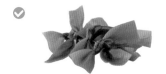
海带　可以防辐射

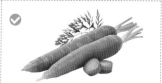
胡萝卜　改善眼睛疲劳

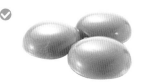
蛋黄　明目、防近视

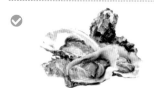
牡蛎　改善腰酸背痛

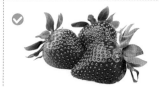
草莓　促进代谢

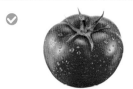
西红柿　防辐射，促排毒

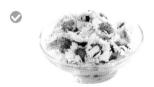
菊花　明目清肝

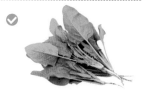
菠菜　护眼通便

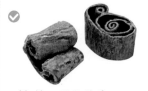
杜仲　强壮筋骨

相 忌

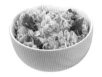
方便面　长时间放置，会生成有毒物质

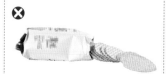
薯片　含有大量的化学成分，不利于防辐射

可乐　易影响身体对其他营养物质的吸收

常见小偏方

姜汁拌菠菜　菠菜段250克放入沸水锅中氽烫，捞起，漂凉，盛盘。姜末、红椒末加盐、陈醋、花椒油、香油，用少许凉开水调匀，淋在菠菜段上即可。

放射性物质的最大特点就是看不见、摸不着，并在不知不觉中对人体产生损害。因此，长期接触辐射的工作者要多吃些新鲜蔬果，以促进体内毒素排出。

相 宜

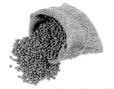

绿豆　促进放射性物质及毒素排出体外，维持机体代谢正常

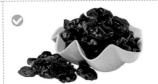

黑木耳　可以有效促进有毒物质的分解和排泄，补血补铁

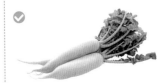

白萝卜　含碱性成分，可使血液呈碱性，并溶解沉淀于血液中的毒素

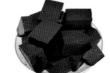

猪血　可与放射性物质发生反应，生成沉淀物并排出体外

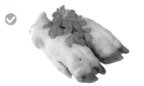

猪蹄　修复受伤的肌肤，改善辐射对皮肤的伤害

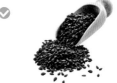

黑芝麻　益肾，增强身体细胞免疫、体液免疫功能

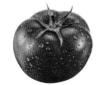

西红柿　抗辐射，美白嫩肤

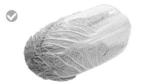

白菜　富含膳食纤维，促进排毒

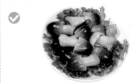

草菇　增强免疫力，促进排毒

相 忌

碳酸饮料　降低人体抵抗力

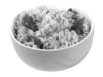

方便面　易导致毒素在体内沉积

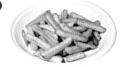

膨化食品　易导致毒素沉积

长期熬夜者

长期熬夜者不仅要增加蛋白质、维生素等营养物质的摄入，还要多食有保肝固肾、益智明目、促进生长激素分泌的食物，以维护身体各脏器的正常功能。

相宜

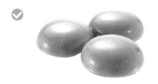

蛋黄 含有丰富的维生素A，可提高人体对昏暗光线的适应力

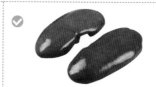

猪腰 动物蛋白含量高，提供人体所需的氨基酸

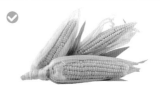

玉米 长期熬夜者易便秘，玉米可以促进肠胃蠕动，防止毒素沉积

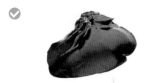

动物肝脏 富含维生素A，对熬夜族视力有益

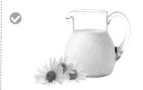

牛奶 富含蛋白质，对熬夜者有益

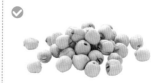

莲子 富含B族维生素，可缓解疲劳

相忌

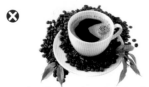

咖啡 咖啡虽然能提神，但会消耗大量体力

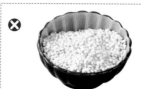

糯米 不易消化，会增加肠胃负担

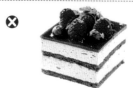

蛋糕 高热量食品，对身体不利

常见小偏方

玉米排骨汤 猪排骨300克洗净切块，放入沸水中汆烫，捞出，用冷水洗净，备用。玉米200克洗净，切段。冬笋去皮，洗净，切块；香菜择洗干净，撕段；百合剥开花瓣，泡水洗净，备用。锅中加800毫升大骨高汤煮沸，放入玉米段、猪排骨块、冬笋块，大火煮沸后改小火煮40分钟，加入百合、枸杞子和盐、鸡精煮沸，熄火盛出，撒香菜段即可。

高温环境下工作者每天都要面临高温考验，故高温工作者要多饮水，以补充身体流失的水分，同时要增加维生素、蛋白质等营养物质的摄入。

高温环境

相宜

  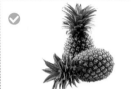

盐茶 维持体内钾钠的平衡

菠萝 缓解高温导致的人体内维生素消耗过量

玉米 补充矿物质与维生素

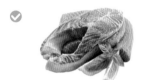 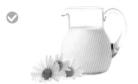 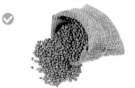

鱼肉 蛋白质含量丰富，可增强抵抗力

牛奶 可补充水分、钠、钾等元素

绿豆 熬制成汤，消暑解渴

相忌

 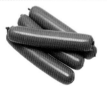 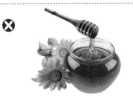 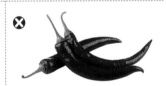

火腿 加重高温工作者肝脏的负担

蜂蜜 食用后血液的黏稠度会增高

辣椒 易加重高温工作者燥热感

常见小偏方

鳕鱼鸡蛋羹 鳕鱼1块洗净，切小块，然后放入搅拌机中打碎。将鸡蛋1个打散，加入等量凉开水，搅匀，备用。加入做法1的鳕鱼肉碎，并加盐、白胡椒粉搅匀，放入小蒸盅中，移入沸水锅隔水蒸熟，撒葱末即可。

木瓜烧带鱼 带鱼300克处理干净，切成段；木瓜200克洗净，去皮及瓜瓤，切成块；生姜洗净，切片；大葱洗净，切段。锅置火上，放入葱段、姜片、带鱼段、木瓜块，倒入适量清水，调入盐、醋、米酒、酱油，烧至材料熟软后即可。

低温环境

低温环境是指10 ℃以下的工作、生活环境，这种环境对营养的摄取有特殊要求：如及时摄取高热量食物，以维持体温正常；增加蛋白质、维生素等的摄入，以增强抵抗力，保护皮肤等。

相宜

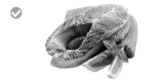
✓ 鱼肉　补充蛋白质和钙

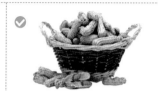
✓ 花生　抵御寒冷

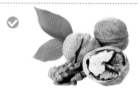
✓ 核桃　温身、抵御寒冷

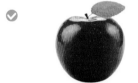
✓ 苹果　预防皮肤干燥

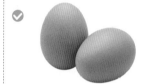
✓ 鸡蛋　预防皮肤干燥

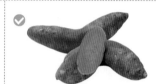
✓ 红薯　可释放大量热量

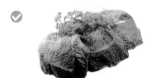
✓ 牛肉　增强体力

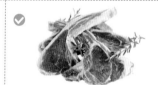
✓ 羊肉　可温补身体

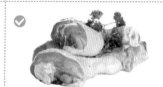
✓ 鸡肉　高蛋白食物

相忌

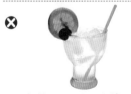
✗ 冷饮　不利于维持体温

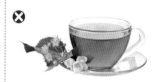
✗ 茶水　不利于维持体温

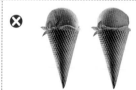
✗ 冰激凌　易刺激肠胃

常见小偏方

滑蛋牛肉片　将鸡蛋4个打入碗中，放入葱末、盐、胡椒粉和植物油，调成鸡蛋浆。油锅烧热，下入300克牛肉片翻炒，滑熟，捞出，沥油，加入鸡蛋浆拌匀。净锅中倒入牛肉片，边炒边淋入植物油和香油，炒匀即可。

在高原环境下工作，人体所需的营养和能量远比在平原多。尤其高原缺氧时，人体所需热量高出海平面时所需热量的10%，因此，要多吃高热量的食物。

高原环境

相宜

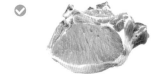

✓ 猪瘦肉　增强抵抗力

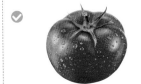

✓ 西红柿　缓解缺氧症状

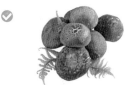

✓ 香菇　改善缺氧症状

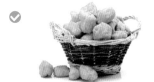

✓ 豆制品　预防高原反应

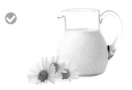

✓ 牛奶　预防高原反应

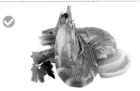

✓ 虾　有效预防高原反应

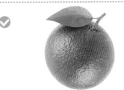

✓ 橙子　促进铁的吸收

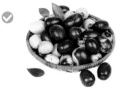

✓ 大枣　补充铁元素

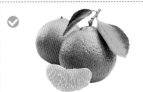

✓ 柑橘　预防高原反应

相忌

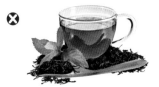

✗ 浓茶　易导致呕吐和腹泻

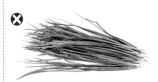

✗ 韭菜　易生燥热，引发高原反应

✗ 酒　增加耗氧量，易致凉感冒

常见小偏方

西红柿西柚汁　西柚200克去皮，切成小块。西红柿250克洗净去皮，切成小块。把切好的西红柿、西柚和2克薄荷一起放入榨汁机中榨汁即成。

矿工及粉尘环境

经常处在含有大量有害物质的粉尘环境中进行工作的人群平日在保证营养全面的同时，要多吃有排毒作用的食物，促进毒素的排泄。

相宜

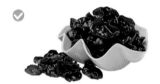

黑木耳 清洁血液，具有解毒功效，常食能有效清除体内污物

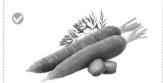

胡萝卜 与人体内存留的重金属汞结合，生成新的物质排出体外

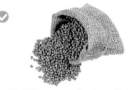

绿豆 可以有效促进体内毒素排出，清热凉血

茶 加快体内有毒物质的排泄

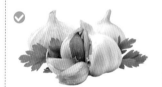

大蒜 可使体内的铅浓度下降，促进健康

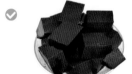

猪血 含有较多血浆蛋白，可产生具有解毒滑肠作用的物质

相忌

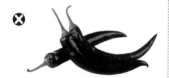

辣椒 多食会上火，不利于有毒物质的排出

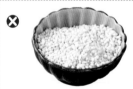

糯米 不利于消化，妨碍毒素排出

芥末 刺激性强，易上火，妨碍毒素排出

常见小偏方

绿豆百合汤 绿豆200克淘洗干净，除去杂质，加清水放入锅中煮。干百合100克泡发，洗净；大枣、枸杞子洗净。待绿豆煮至七分熟时放入泡发百合、大枣、枸杞子，用大火煮沸后改小火煮至绿豆绽开，百合熟透，再加白糖调味，煮10秒后熄火，盖上盖再闷片刻即可。

久坐者和职业司机大多肠胃功能不好、患有痔疮、经常腰酸背痛等，因而这类人群要多吃可促进消化、防治便秘、强健骨骼的食物。

久坐者及职业司机

相宜

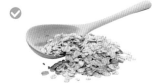

燕麦 预防痔疮，对久坐族有益

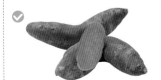

红薯 含膳食纤维，促进消化，促进胃肠蠕动，防治便秘

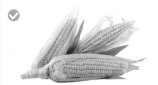

玉米 富含B族维生素，促进胃肠蠕动，预防因久坐引起的便秘

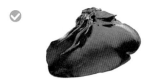

猪肝 提高神经系统的灵敏性，对职业司机十分有益

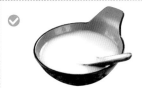

豆浆 可以补钙、防治便秘，适合久坐者食用

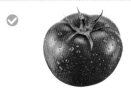

西红柿 预防便秘，可以有效减轻噪声对耳膜产生的损害

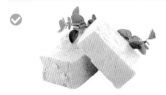

豆腐 碱性食品，减缓疲劳

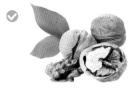

核桃 健脑，提高神经系统灵敏性

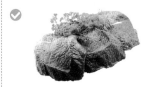

牛肉 补充蛋白质和维生素A

相忌

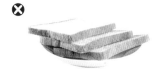

面包 富含氨基酸，代谢后有催眠作用

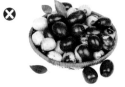

大枣 镇定、催眠，易致困乏

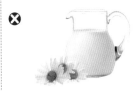

牛奶 具有催眠的作用，夜间司机不宜食用

经常运动者

运动时，身体内的糖原储备会大大减少，能量消耗也比一般人大很多，因而运动量偏大者可适量多进食高热量的食物，还应补充一些高糖食物。

相宜

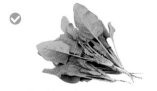

菠菜 有利于机体新陈代谢

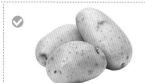

土豆 富含碳水化合物，能提供能量

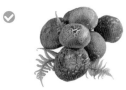

香菇 运动前食用可减轻运动后的疲劳感

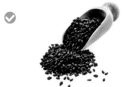

芝麻 含有维生素C与维生素E，是大量运动者的必需品

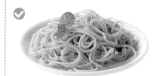

面食 食用后产热速度快，且耗氧量少，可补充热量

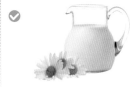

牛奶 营养丰富，运动后喝一点有镇定、平喘的作用

相忌

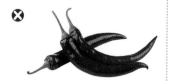

辣椒 会伤害肠胃，若运动前食用，大量运动后会给肠胃带来负担

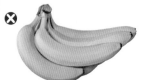

香蕉 大量食用后会产生饱腹感，运动时会产生不适

碳酸饮料 加重运动后的口渴感

常见小偏方

西红柿炒香菇 西红柿150克放沸水中余烫，撕去皮，切成厚片。鲜香菇350克去蒂洗净，切成片。油锅烧至六成热，下蒜片炒香，放入香菇片翻炒，加少许水煮至香菇软熟，再下入西红柿片，加少许盐、甜菊糖、鸡精、葱段翻匀，用水淀粉勾芡，淋入香油，起锅装盘即可。

野外工作者多指从事地质、勘探、钻井、采矿、测绘等工作的人群。这类人群的饮食要注意多摄入高热量、高蛋白的食物，以提高人体的抵抗力。

野外
工作者

相 宜

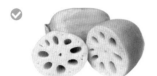

莲藕　矿物质较为丰富，能补充野外工作者易缺失的钙

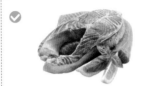

鱼肉　富含蛋白质，可以快速补充营养，提供人体所需热量

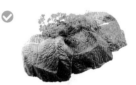

牛肉　含大量脂肪，对消耗热量较大的野外工作者有益

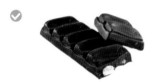

巧克力　富含糖分，可帮助维持体温

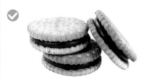

饼干　方便快捷，为人体提供大量的热量

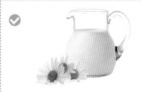

牛奶　富含蛋白质，提高人体对环境的耐受力

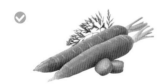

胡萝卜　补充人体所需的矿物质

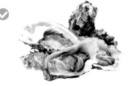

牡蛎　补钙，提高机体御寒性

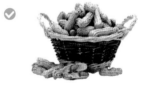

花生　适合野外低温环境工作者食用

相 忌

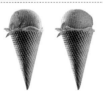

冰激凌　刺激肠胃，引起腹泻

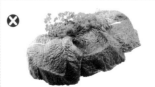

生肉　野外条件差，而生肉易携带细菌，食用易引起肠胃不适

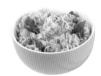

方便面　营养单一，不利于野外工作者的身体健康

语音 工作者

对语音工作者而言，嗓子尤其重要。饮食与嗓音有着密切关系，故语音工作者最好多吃富含水分、维生素且有润喉清嗓作用的食物。

相宜

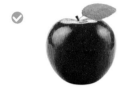
苹果　生津润喉

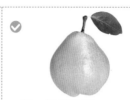
梨　解渴除烦

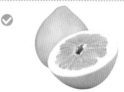
柚子　化痰、止咳定喘

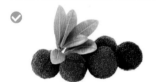
杨梅　生津润燥

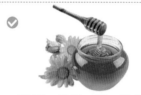
蜂蜜　缓解口渴、润喉

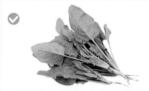
菠菜　润喉清嗓、开音

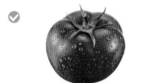
西红柿　补充维生素C

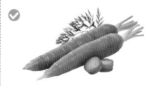
胡萝卜　补充胡萝卜素

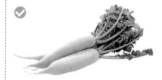
白萝卜　止渴，保护咽喉

相忌

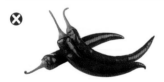
辣椒　加重嗓子发炎

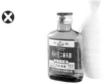
白酒　增加嗓子疼痛感

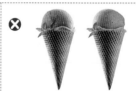
冰激凌　影响声带功能

常见小偏方

苹果银耳杏仁汤　将银耳50克泡发至软，洗净后撕成小朵；甜杏仁20克洗净。将苹果2个洗净，削皮去核，切丁。将银耳、甜杏仁、苹果丁、适量冰糖放入锅内，加适量清水炖30分钟后放入草莓酱调味，拌匀即可。